精准医学出版工程·精确麻醉系列

丛书主审 罗爱伦 曾因明 **总主编** 于布为

儿科
精确麻醉

主编 魏 嵘 石学银 姜丽华

PRECISION ANESTHESIA
IN PEDIATRICS

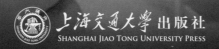

上海交通大学 出版社
SHANGHAI JIAO TONG UNIVERSITY PRESS

内容提要

儿科麻醉作为麻醉学的分支学科，既与成人麻醉有共同之处，又有其特殊之处。本书重点阐述了儿科麻醉近年来的新技术与新进展，共17章，第1~5章为儿科精确麻醉概论，包括麻醉前评估、麻醉监测、精确麻醉的实施部位、围术期输液输血治疗等，第6~17章分别从儿童临床各科、新生儿、胎儿麻醉等方面对儿科麻醉的实施及精确麻醉评估与管理进行了详细阐述，包含了大量的前沿麻醉技术和知识，同时紧密结合临床实际。全书层次清晰，内容丰富，具有科学性、实用性与可操作性的特点。本书可供麻醉科、儿科临床医师及相关研究人员阅读参考。

图书在版编目（CIP）数据

儿科精确麻醉 / 魏嵘，石学银，姜丽华主编 .
上海：上海交通大学出版社，2024.12. -- ISBN 978-7-313-
31602-8

Ⅰ. R726.14

中国国家版本馆 CIP 数据核字第20243MY818号

儿科精确麻醉
ERKE JINGQUE MAZUI

主　　编	魏　嵘　石学银　姜丽华			
出版发行	上海交通大学出版社	地　　址	上海市番禺路 951 号	
邮政编码	200030	电　　话	021-64071208	
印　　制	上海万卷印刷股份有限公司	经　　销	全国新华书店	
开　　本	787 mm × 1092 mm　1/16	印　　张	19.75	
字　　数	459 千字			
版　　次	2024 年 12 月第 1 版	印　　次	2024 年 12 月第 1 次印刷	
书　　号	ISBN 978-7-313-31602-8			
定　　价	138.00 元			

本书编委会

主　编

魏　嵘　上海市儿童医院

石学银　上海交通大学医学院附属新华医院

姜丽华　郑州大学第三附属医院

副主编

王　芳　国家儿童医学中心　首都医科大学附属北京儿童医院

王玉霞　郑州大学第三附属医院

李玮伟　上海交通大学医学院附属新华医院

柏　林　重庆医科大学附属儿童医院

童易如　上海市儿童医院

编　委（按姓氏笔画排序）

王　伟　上海交通大学医学院附属新华医院

王　炫　复旦大学附属儿科医院

叶　平　重庆医科大学附属儿童医院

朱昌娥　上海市儿童医院

任璐璐　上海市儿童医院

刘洪涛　中国医科大学附属盛京医院

刘　超　国家儿童医学中心　首都医科大学附属北京儿童医院

孙　丹　中国医科大学附属盛京医院

杨立群　上海交通大学医学院附属仁济医院

杨丽芳　西安市儿童医院

李　婵　西安市儿童医院

吴秀英　中国医科大学附属盛京医院

张成密　上海交通大学医学院附属新华医院

张建敏　国家儿童医学中心　首都医科大学附属北京儿童医院

周志坚　复旦大学附属儿科医院

赵　平　中国医科大学附属盛京医院

贾继娥　复旦大学附属眼耳鼻喉科医院

徐　颖　重庆医科大学附属儿童医院

郭海娟　首都儿科研究所附属儿童医院

黄　悦　上海交通大学医学院附属上海儿童医学中心

程慕樵　上海交通大学医学院附属新华医院

潘守东　首都儿科研究所附属儿童医院

总　序

　　无论中西方，医学发展的早期都基于朴素的自然主义哲学思想。在远古时期，人类的生存主要依赖于狩猎活动。由于生产力低下，那时人类还无法制造高效率的生产工具和武器，只能依赖人海战术去围猎动物，因此受伤乃至死亡都是不可避免的，这就促使人们探索如何去救治这些伤者。人们发现，指压身体某个部位会产生酸麻胀感，以及镇痛作用，因而萌发了经络学说的基础。而在采集野生植物以果腹的同时，人类又对其药用价值有了体会，产生了中医药学的基础。在几乎同一时期，中国出现了扁鹊而古希腊出现了希波克拉底，这显然不是偶然。后来，火的发现以及冶炼技术的发展，使医疗器械的发展迈上了快车道。我在希腊博物馆里看到的据称是希波克拉底用过的手术器械，已与现代手术器械几无二致。这些都说明，在医学发展的早期，东西方走的几乎都是相同的路。

　　然而，在随后的历史岁月中，中医逐渐趋于以针灸、汤药、外敷为主要治疗手段，更加强调调理机体内部各脏腑间的功能平衡以及维持与外界的平衡关系。而西方医学的发展之路，则更加偏重于基于理论指导的所谓科学化的发展之路，如对人体解剖结构的研究，魏尔肖细胞病理学概念的提出，培根科学方法论的建立，基于解剖学的外科手术技术的发展，以及现代医院组织形式的确立及在全世界范围的推广。这些都使得西医这种所谓现代医学，在近代逐渐发展成为医学的主流。而在中华人民共和国成立后，有感于西医人才匮乏和广大农村地区缺医少药的现实，毛泽东特别强调要努力发掘中医药这座宝库，大力培养中医人才，把医疗卫生工作的重点放到农村去。这一系列的指示，使得中医药的发展得到了保证。尽管如此，相较于西医系统而言，中医中药学的发展仍然滞后，特别是在麻醉学领域更是如此。以上对中医和西医这两个大类系统进行了简单的比较。

其实，从医学发展的趋势来看，无论西医还是中医，目前大体上仍然都处于经验医学为主的阶段，处于由经验医学向精准医学转化的进程中。精准医学，就我的理解而言，是一个相对于经验医学的概念；其需要被准确地定义，仍有待发展和完善。仔细回忆，"精准"这个词，在20年前，中国大陆是不太常用的。那时常用的词是什么呢？是精确。随着两岸交流的日益增多，一些来自中国台湾的惯用词开始在大陆流行，精准就是其中之一。特别是在美国前总统奥巴马提出发展"precise medicine"后，大陆的医学专家就将其译为精准医学。相对于以患者的症状体征和主诉为主要诊断依据的经验医学，精准医学更加强调客观证据的获取，这样的进步与循证医学的兴起不无关系。其实，精准医学也有不足的一面，很多问题有待进一步厘清。比如，我们经常需要抽取患者一定量的血液来做检查，将化验结果当作患者当前的状态，殊不知这个化验结果，不过是患者抽血时的状态而已。再比如，我们给患者口服用药，每日口服三次的药物，本应间隔8小时，却分别在白天的早、中、晚用药，这样真的合理吗？但大家很难改变现状。毕竟在半夜叫醒患者服药，对于患者和值班护士都是折磨。千里之行，始于足下，我们应当从最细微之处做起。

长久以来，麻醉界一直以心率、血压是否平稳，或者再加上苏醒是否迅速等，作为评判麻醉好坏的标准。这就导致在麻醉诱导后，使用小剂量血管收缩药来维持血压成为一种普遍的做法。近年来，以美国为代表的所谓干派麻醉，更是要求麻醉诱导后的整个手术期间都不允许输入较大量的液体，以避免体内液体超负荷，影响术后恢复；随着循证医学的强势崛起，以及国内规范化培训的全面铺开，这种理论和做法成为每一个接受培训的年轻医生都必须掌握的权威。但从结果来看，很多规培毕业生在临床麻醉的实践中"险象环生"，科室不得不对他们进行再培训，甚至强制他们短期脱岗接受再培训。因而，欧美主流麻醉理论在临床科学性方面是有待商榷的。

关于精确麻醉，1999年，我首次提出了"理想麻醉状态"这一中国麻醉的独创理论。理想麻醉状态，是对麻醉过程中所有可监测到的人体指标，都规定它们的正常值范围；在麻醉和手术过程中，只要将这些指标都控制在正常值范围内，就能杜绝患者发生意外的可能性。"理想麻醉状态"理论和欧美主流麻醉理论的最大区别，就在于前者是以人体各脏器的良好灌注为目标，而并非仅以血压这一相对表象的指标为判断标准。在1999年到2009年，我担任中华医学会麻醉学分会第十届委员会主任委员的十年间，就"理想麻醉状态"这一理论进行了全国巡讲，并举办了几十期的县级医院麻醉科主任培训班。约有数千人参加了这些培训，使得中国麻醉的整体安全水平得到迅速改善。在2018年国家卫生健康委新闻发布会上，国家卫生主管部门领导就中国何以能在短短十几年的时间里，将医疗可及性和医疗质量指数排名从110位快速提升到48位做了回答，其中就特别提到麻醉学科的进步所做的贡献。这是卫生主管部门领导对我们努力的高度肯定。在新冠病毒流行期间，应用这一理论指导新冠肺炎危重症患者的救治，也取得了良好的成绩。以上是精确麻醉在临床实际应用方面的贡献。

"精确麻醉系列"是"精准医学出版工程"丛书的一个组成部分。本系列目前已有13个分册，其内容涵盖了产科、儿科、骨科、胸外科、神经外科、整形外科、老年患者、肿瘤患者、手术室外及门诊手术的精确麻醉，以及中西医结合的精确麻醉、疼痛精确管理、精确麻醉护理、精确麻醉中的超声技术等。各分册的主编均为国内各相关麻醉领域的知名专家，均有扎实的理论基础和丰富的临床实践经验，从而保证了本系列具有很高的专业参考价值。本系列可作为临床专科医生工作中的参考书，规培医生和专培医生的自学参考书，对于已经获得高级职称的专业人员，也有望弥补经验方面的某些不足。总体而言，这是一套非常有意义、值得推荐的参考书籍。

精确麻醉今后将走向何方？以我个人之愚见，大概率有两个目标。其一是以人工智能为基础的自动化麻醉，这一突破，可能就在不远的将来。其二则是以遗传药理学为基础、完全个体化的、基于患者自身对药物不同敏感性所做出的给药剂量演算以及反馈控制计算机的给药系统，真正实现全自动的精确麻醉管理。只有完成了这两个目标，我们才真正意义上实现了完整的精确麻醉。

于布为

2024 年 6 月 20 日

草于沪上寓所

前　言

众所周知，小儿不是成人的缩影。从胎儿到儿童，不仅仅是体重的增加，也是一个从生理到心理逐渐成熟和长大的过程，不同年龄阶段有其相对应的解剖、生理以及心理等特点；小儿所面临的外科疾病与成人也不完全相同，以先天性疾病为主，不同疾病也有其病理学特点；要做好小儿麻醉工作就必须了解这些特点。

近些年随着新技术、新设备和新理念在麻醉学的应用，小儿麻醉也得到了快速发展，超声引导技术和可视喉镜的应用使临床操作可视而精确；麻醉深度及心输出量等的监测为精准麻醉提供了可能；大量新药物应用于临床，使小儿麻醉医生有了更多的选择；微创技术的推广，使气腹和单肺通气对小儿的影响成为临床面临的问题；随着舒适化医疗逐步深入人心，术前镇静和术后镇痛也已成为小儿麻醉工作的重要组成部分。如何更好地了解小儿麻醉的特点并将新技术和新知识应用于临床，需要有经验的专家进行介绍和推广。

《儿科精确麻醉》一书是于布为教授主编的"精准医学出版工程——精确麻醉系列"的儿科麻醉部分。本书从小儿麻醉临床工作出发，以常见病、多发病为基础，结合小儿麻醉的新知识、新方法，对术前评估、术前准备、合理的麻醉方案制订和实施以及术后多模式镇痛等从术前到术后的每个环节进行了详细分析。本书邀请了国内在小儿麻醉方面有丰富临床经验的专家执笔，集各家所长，理论联系实际，从而保证了本书具有很高的专业参考价值，希望本书能够为小儿麻醉临床工作提供帮助。

魏　嵘

2024 年 10 月

目　录

第一章
儿科精确麻醉概论

　　自 20 世纪 40 年代起，随着儿科复杂手术和门诊检查的开展，儿科麻醉在一系列关键技术，如气道管理、液体管理、药物的优化等方面取得长足的发展。这个过程中有许多标志性的事件。以呼吸管理为例，在 20 世纪 80 年代中期推出的脉搏血氧仪显著提高了围术期的安全性；几年后推出的呼气末二氧化碳波形监测提供了更多有关呼吸的信息；英国麻醉学者 Archie Brain 在 20 世纪 80 年代后期引入的喉罩气道对儿科麻醉实践产生了重大影响。除了麻醉相关技术和药物的发展外，儿科麻醉医师的培训是提高麻醉质量和降低并发症和病死率的重要因素。目前，儿科麻醉已形成体系完整、技术成熟的麻醉亚学科，服务儿科患者手术或检查中的监测、镇痛、镇静和麻醉。

　　尽管如此，对于儿科麻醉的发展来说，我们仍面临着许多挑战：① 近年来手术室外检查和门诊短小手术地广泛开展，使得对麻醉的需求快速增长，而人力资源保障短期内难以成比例增加。② 随着外科技术的进步，越来越多的手术禁区被攻克，对麻醉管理的要求也越来越高。为了改善救治效果，许多疾病从新生儿甚至胎儿期就开始进行外科干预，如脊髓脊膜膨出、先天性膈疝、先天性心脏病和气道异常等。③ 麻醉的发展从"关注安全为主"向"关注安全的基础上关注患者的转归"转变。儿科麻醉面临着同样的发展问题。如何使常规手术在安全完成的基

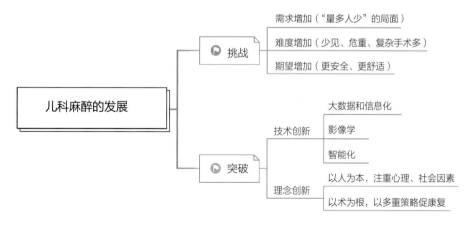

图 1-1　儿科麻醉的发展与挑战

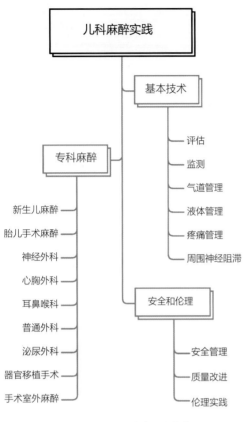

图1-2　儿科麻醉的实践内容

础上，让儿科患者围术期更舒适、心理更健康、康复更快速，需要技术和理念上的创新。

儿童不是成人的缩小版，儿科麻醉也不是单纯地根据成人的剂量相应减少或缩小。儿科麻醉医师不仅需要具备在手术麻醉期间照料新生儿和婴幼儿的专业技能，还需要掌握儿童随着年龄的增长而产生的心理、生理、药理学变化和解剖学差异，了解儿童比较常见的先天性疾病的特殊情况以及对麻醉的影响。为了应对儿科麻醉新挑战，突破发展瓶颈，让更多儿科患者从医学发展中获益，积极探索以床旁超声为代表的影像学技术、以临床决策支持和预警系统为代表的大数据和信息化技术，以及人工智能和机器学习等智能化技术，将是支撑和促进儿科麻醉发展的研究和实践方向。儿童患者围术期心理应激同样是不可忽视的挑战。除了医生、患儿和家长的三方有效沟通外，围术期情绪引导、情感转移和药物镇静等措施也可提供一定的帮助。除陪伴、玩具、音乐等传统方法外，手机、表演和游戏等正成为缓解患儿围术期焦虑和恐惧等情感障碍的新选择。

儿童的生理特点和所处的发育阶段决定了与麻醉相关的临床实践的差别。从技术角度看，麻醉专业技术（评估、监测、液体管理、镇痛、区域麻醉等）、专科麻醉实践（神经外科、心胸外科、耳鼻咽喉科、普外科等）以及特殊疾病的麻醉如新生儿、胎儿等均有其特殊的技术要点和管理方法。从围术期管理角度看，与伦理、安全等相关的实践同样也与其生理特点和发育阶段密切相关。本书的后续章节中会针对儿童麻醉技术、专科管理等阐述麻醉的精确技术要点和精确管理内涵。本章简要概述与麻醉管理有关的伦理、安全等实践的特点和处理策略。

一、儿科麻醉安全及质量改进

现有证据表明，儿童麻醉，特别是年龄较大的儿童，围术期麻醉风险和成人类似。麻醉直接导致的围术期死亡发生率极低，国外的统计结果为1/100 000～1/50 000。近年来，3岁以上患者的围术期风险已显著降低。但是婴儿，尤其是新生儿，麻醉的风险仍然较高。患儿围术期风险增加的可能因素包括：① 患儿既有的并发症；② 生理功能的不稳定性和发育不全导致的脆弱性；③ 手术类型的复杂性以及手术的紧迫性。这些因素中大部分都不能在手术前改善以降低围术期风险。尽管如此，我们仍应识别这些危险因素，做好相应的准备和预案，以期能降低风险或改善预后。

通常在儿童专科医院配备有儿童患者专科麻醉医师、专用的设备和设施，以及相关的管理流程。在非专科医院中应参照专科医院进行配置和规范。例如，除了具备成人麻醉的基本设备外，适合儿科麻醉的设备与成人有明显不同。例如适合尺寸的呼吸回路、气道设备和监护仪，适合被麻醉儿童年龄的麻醉机和呼吸机，合适的输液装置（可能包括滴定管），复苏药物和设备（包括适合儿童使用的除颤器和护垫），控制手术室温度的能力，适合容纳儿童并防止跌倒的床，等等。

儿科麻醉应由经过培训的麻醉医师、麻醉助手、恢复室护士等在内的专业团队实施。研究表明，麻醉医师的儿科麻醉临床经验与围术期风险相关。例如，年儿科工作量不足 100 例的儿科麻醉医师围术期并发症的发生率约为 7/1000，而年工作量大于 200 例的并发症发生率下降至 1.3/1000。在英国，更有经验的专职儿科麻醉医师管理的高风险患者，术后患者心血管和呼吸系统并发症的发生率较低。澳大利亚和新西兰学院（ANZCA）指南 PS29（2019）和英国学院指南（2018）讨论了非儿科医院儿童护理的人员配备。指南要求儿科麻醉医师应接受相关年龄组患者的麻醉实践培训。并明确指出如果因缺乏经验或参与培训的病例数量不足，则不应开展儿科麻醉工作。对于 ASA3 级或以上的婴儿和儿童，应考虑让有经验的上级麻醉医师提供帮助。

我国儿科专科医院以及儿科手术较多的三级医院大多有足够的条件培养有经验的麻醉医师。非专科医院或儿科手术较少的医院应有完善的评估、会诊和转诊机制。并非所有儿童患者都能在非三级儿童医院得到合适的治疗，高风险手术患者应有确定的机制协助转至有条件的三级专科医院或相应水平的医院进行手术。提倡建立儿科麻醉联盟和网络，既包括同级儿科专科医院和儿科医疗实力较强的综合性医院之间的平行网络，也包括儿科医疗实力强的上级医院和下级医院之间的辐射网络。通过这些联盟和网络，可以共享流程、规范以及培训等信息。

质量改进是进一步降低围术期风险的重要途径。组织结构、医疗过程和临床效果是医疗质

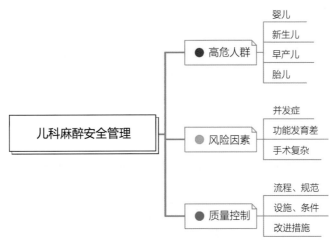

图 1-3　儿科麻醉围术期安全管理

量的三个基本要素。儿科麻醉的质量改进也应从这三个方面入手，通过持续地监测和评估发现需要改进的环节，找出改进的方法，付诸临床实践，改善临床救治效果。围术期不良事件和危急重症的评估和处理是改进医疗质量的重要突破口。具体的措施包括：① 完善不良事件的报告制度。为了方便总结和分析，对于儿科麻醉出现的不良事件，特别是严重的关键事件的定义应标准化和合理化，如儿科最常见的呼吸道不良事件。同时也应制订规则鼓励、引导或强制对不良事件进行报告。通过分析不良事件的报告，可讨论改进的具体措施，最终能降低不良事件的发生率以及完善不良事件发生后的补救措施。② 制订管理严重危急事件的循证依据，并开展定期培训。儿科危急重症是发生围术期不良事件的重要原因。妥善处理好围术期的危急重症可有效减少围术期不良事件甚至恶性结果的发生。因此，在知识不断更新的今天，有必要根据循证依据制订和更新严重危机事件的处理流程和措施，提供儿科麻醉的最佳实践指南。③ 强化儿科手术围术期麻醉风险评估。识别和评估围术期的可能风险是评估的主要目的。细致的术前评估可预见或警示围术期风险。做好有针对性的准备和预案可帮助我们做出更为准确合理的决策。例如，是否需要推迟手术以更好地做好术前准备，降低围术期风险；是否超出个人或医院的能力或条件，需要转院治疗；是否需要多学科协助评估和处理等。

二、儿科麻醉伦理相关问题

儿科麻醉的伦理问题有较多争议和不确定因素，给临床实践带来困难和挑战。儿科麻醉中伦理实践的核心是以对待自己孩子和家人般的谨慎体贴的态度来对待每一位患儿及其家庭。以这样的理念考虑、权衡、讨论、处理临床实践中的相关伦理问题，包括知情同意、隐私权、科研伦理等，从而有助于我们解决临床实践中的挑战。

1. 儿科患者的麻醉知情同意

自我决定权是医学伦理的核心问题。通常麻醉医师通过向成人患者解释麻醉的优点、麻醉过程中存在的风险以及可选择的麻醉方案，获得患者的知情和主动配合，帮助患者实现在该次医疗过程中的自我决定权。但在儿科临床实践中，由于未成年人在法律上没有权利对自身是否接受医疗服务做出决定，通常由父母作为孩子的决策代理人，而代理人对医疗服务的知情同意并非真正意义上的知情同意。未成年人确实有一定的决策能力，因此代理人的认可不等同于患者本人对治疗方案的认可，也应考虑到未成年人的个人意愿。尽管如此，一般还是建议代理人拥有患儿的知情同意权，承认由监护人决定儿童的治疗方式这一伦理现实。

儿童对医疗服务的自我决定权取决于年龄和智力发育水平。通常主要参考其年龄，特殊患儿应评估其智力水平。一般可采用"七分法"，以7岁为一个阶段。年龄7岁以下或者智力发育水平低于7岁的儿童没有决策能力，8~14岁的儿童拥有决策能力的可能性较小，14岁以上儿童拥有决策能力。参照此标准可帮助我们决定在临床决策中是否应该考虑患儿的自我决定权。事实上，受家庭、社会和遗传等多方面影响，患儿的个体化差异较大，临床实践应灵活应对。

为帮助儿童患者实现医疗决策，可从以下几个方面入手：① 帮助患儿适当认识到病情的本质；② 告诉患儿接受检查和治疗后会发生什么；③ 评估影响患儿对自身处境理解及反应的因素；④ 就给予患儿的医疗建议主动询问儿童的意愿。年长的学龄前儿童可以逐步理解他人的动机和周围环境情况。

2. 儿科患者隐私

保护患者隐私是医生的义务，也是医患之间建立信任的基础。对于成人患者，这是没有争议的问题。但是对未成年人来说，隐私不是绝对的，尊重青少年的隐私和自主权可能和确保他们做出合理的决定之间存在矛盾。在这种两难境地中，医生在遵守法律法规，或为防止对患儿及他人造成严重伤害的情况下，违反保密原则是合乎规定的。但是隐私权得不到充分保障的未成年人患者常拒绝提供相关信息，并推迟必要的治疗。即使是应用止痛药，可能他们也希望保密。医生也可能希望在患者父母不在场的情况下询问敏感话题，这样可促进医患之间开诚布公地交流。解决这类冲突的主要策略在于沟通，医生应主动澄清获取隐私的必要性以及关于麻醉和手术的误解，缓解儿童和家长的焦虑情绪。

3. 特殊情形下的伦理问题

（1）输血：当青少年拒绝围术期输血时，医师应了解未成年人是否有清楚充分的理由，是否与宗教信仰有关，是否理解自己的决定对自己和家人可能造成的影响。为评估其是否出自真实意愿而非被他人控制，甚至需要医师与其进行私人谈话。此时进行伦理咨询对解决这类问题也是有用的。一旦明确青少年拒绝输血的意愿，必须制订周密的计划确保手术安全和患者意愿得到尊重，告知术中相关人员及术后主管医师，并可采取术前血液稀释、术中控制性降压等方式避免可能需要输血的情况。

（2）紧急情况：紧急情况包括可能导致患者死亡、残疾和增加未来并发症风险的所有情况。对青少年患者在取得监护人知情同意前进行紧急救治是合理的。如果一个近似成熟的青少年此时拒绝治疗将会使问题复杂化，他们可能由于短视、冲动、高估自己身体素质而做出不合理的决定。麻醉医师必须评估患者的自我决策能力。无论如何，应以患者最佳利益原则指导治疗。

（3）基因检测：尽管基因检测可以在明确诊断、确定携带者状态或监测迟发性疾病方面提供实质性好处，但如果在未征得患者同意或未进行充分准备的情况下告知其遗传谱系，也会造成伤害。是否对儿童进行基因检测应尤其慎重。基因检测可能会对个人心理发展、购买商业保险等多方面造成潜在影响。只有在对儿童或家庭成员有医疗利益且对儿童没有预期伤害时，才应进行基因检测。

（4）患儿参与的科学研究：由于研究干预发生于儿童的生长发育期间，儿科研究可能使儿童暴露于未知的长期危害之中，增加伤害风险，而无直接益处。在儿科临床研究中，在经济条件较稳定的环境中生活的孩子更可能从研究中获益，而社会经济弱势儿童参与比例更高，他们更愿意参与研究的动力可能在于通常能得到小礼物。

（5）未成年人怀孕：当麻醉医师在麻醉前发现存在青少年患者妊娠试验阳性时，从保护患者隐私的原则上来讲，仅将结果告知患者本人是符合伦理要求的。但很多时候情况更加复杂。掌握敏感信息的医师应鼓励青少年与家人交流相关信息，让儿科医师、妇科医师、青少年专家或社会工作者参与，促进青少年与父母的沟通，让她们便于接受未来的照顾。医师也应当为堕胎的青少年保密，工作中注意措辞委婉、谨慎，避免看似平常的话语让青少年感到受伤害和羞辱。

（6）虐待儿童：麻醉医师在实施麻醉的过程中，不可避免地会注意到患者的头面部、手臂等部位情况，可能会比其他人更容易辨认某些形式的身体虐待，比如四肢的软组织挫伤，原因不明的嘴和牙齿损伤，符合生物力学模型的伤害（手印等），婴儿骨折，异常的陈旧性伤痕，以及一些不能解释的其他损伤。患有认知障碍或身体缺陷的儿童更容易受到虐待。麻醉医师应当对这些情况保持敏感，一旦发现疑似虐待儿童的事件应立即向有关部门报告。

4. 伦理咨询

儿科伦理问题是一个广泛而多变的领域，解决伦理问题需要专业的知识、经验和技能。设想这样一种情况，一位患儿由于处在上呼吸道感染恢复期而被推迟手术，错过了手术的患儿的下次手术时间是否该灵活安排，该如何回应家长的要求。临床医生可能时常面临伦理困境，在上述例子中，医生应基于患儿最佳利益选择手术，即上呼吸道感染的影响和患儿及时手术的可能性。

法律并不是解决困境的理想代替品，法律是可接受行为的底线，粗略的法规和条款并不能解决复杂的医疗问题，伦理则明确了我们该追求的标准。任何参与儿科患者诊疗过程中的人员均可能需要伦理咨询。

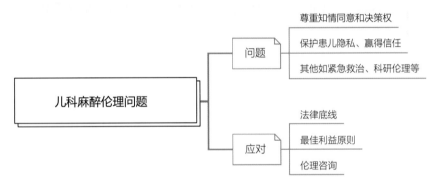

图 1-4　儿科麻醉相关伦理问题及应对

胜任儿科麻醉的医师首先需要有在围术期照料患儿的技能，给患儿和家长带来安全感和温暖。当然，只有掌握与患儿有关的特殊生理学、药理学、病理学、儿科学和麻醉学等多学科知识才能更好地为围术期患儿提供最佳的临床实践，帮助他们战胜病痛。除了技术要求外，做好儿科患者的麻醉，要从儿童和家长的角度出发，尊重患者及家长的关切和诉求，多一分耐心与爱心。

（李玮伟　石学银）

参考文献

［1］ ENGELHARDT T, VIRAG K, VEYCKEMANS F, et al. Airway management in paediatric anaesthesia in Europe-insights from APRICOT (Anaesthesia Practice In Children Observational Trial): a prospective multicentre observational study in 261 hospitals in Europe［J］. Br J Anaesth, 2018, 121(1): 66-75.

［2］ BAILEY CR, AHUJA M, BARTHOLOMEW K, et al. Guidelines for day-case surgery 2019: Guidelines from the Association of Anaesthetists and the British Association of Day Surgery［J］. Anaesthesia, 2019, 74 (6): 778-792.

［3］ BRINDLE ME, HEISS K, SCOTT MJ, et al. Embracing change: the era for pediatric ERAS is here［J］. Pediatr Surg Int, 2019, 35(6): 631-634.

［4］ SÜMPELMANN R, BECKE K, BRENNER S, et al. Perioperative intravenous fluid therapy in children: guidelines from the Association of the Scientific Medical Societies in Germany［J］. Paediatr Anaesth, 2017, 27(1): 10-18.

［5］ DRAKE-BROCKMAN TF, RAMGOLAM A, ZHANG G, et al. The effect of endotracheal tubes versus laryngeal mask airways on perioperative respiratory adverse events in infants: a randomised controlled trial ［J］. Lancet, 2017, 389(10070): 701-708.

［6］ GÖRGES M, ANSERMINO JM. Aμgmented intelligence in pediatric anesthesia and pediatric critical care ［J］. Curr Opin Anaesthesiol, 2020, 33(3): 404-410.

［7］ HABRE W, DISMA N, VIRAG K, et al. Incidence of severe critical events in paediatric anaesthesia (APRICOT): a prospective multicentre observational study in 261 hospitals in Europe［J］. Lancet Respir Med, 2017, 5(5): 412-425.

［8］ ENGELHARDT T, AYANSINA D, BELL GT, et al. Incidence of severe critical events in paediatric anaesthesia in the United Kingdom: secondary analysis of the anaesthesia practice in children observational trial (APRICOT study)［J］. Anaesthesia, 2019, 74(3): 300-311.

［9］ FEINSTEIN MM, PANNUNZIO AE, LOBELL S, et al. Informed Consent in Pediatric Anesthesia: A Narrative Review［J］. Anesth Analg, 2018, 127(6): 1398-1405.

［10］ FORTIER MA, CHORNEY JM, RONY RY, et al. Children's desire for perioperative information［J］. Anesth Analg, 2009, 109(4): 1085-1090.

［11］ TAIT AR, VOEPEL-LEWIS T, GAμGER V. Parental recall of anesthesia information: informing the practice of informed consent［J］. Anesth Analg, 2011, 112(4): 918-923.

［12］ PERATE AR, OLBRECHT VA. Pediatric Anesthesia［M］. Amsteydam: Elsevier, 2020.

［13］ HOLZMAN RS, MANCUSO TJ, POLANER DM. A Practical Approach to Pediatric Anesthesia［M］. LWW, 2008.

［14］ ELLINAS H, MATTES K, ALRAYASHI W, et al. Clinical Pediatric Anesthesiology［M］. McGraw-Hill, 2020.

［15］ ANDROPOULOS DB, GREGORY GA. Gregory's Pediatric Anesthesia［M］. 6th ed. WILEY Blackwell, 2020.

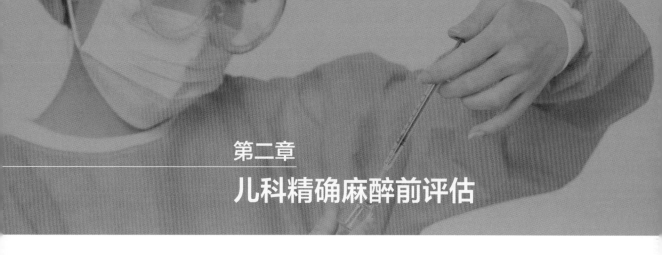

第二章
儿科精确麻醉前评估

　　临床上大部分择期手术的小儿无特殊情况，但有部分小儿病情复杂，因此对小儿的身体状况进行精确的评估是患儿手术顺利进行以及术后身心尽早康复的前提。由于小儿与成人无论在解剖、生理、病理还是疾病类型等方面都有着明显的不同，所以小儿麻醉前评估应由具有小儿麻醉资质的麻醉医师来进行，评估时采用与成人相同的原则，但方法、内容与成人术前评估存在明显的不同。

　　麻醉前评估的过程包括麻醉前访视、麻醉风险评定及签署麻醉知情同意书3个部分。

一、麻醉前访视

　　麻醉前访视包括病史回顾、体格检查及术前常规检查的评估。

　　（1）病史的回顾：一定是包括现病史、既往史、个人史以及家族史等在内的完整的系统回顾。小儿麻醉医师应着重关注现病史、既往史及个人史。

　　现病史中患儿的患病时间、起病的形式以及在此期间给予的相关检查与治疗等内容可以直接地反映外科疾病的进展情况，以及间接显示疾病对身体整体情况的影响，麻醉医师可以根据这些内容对麻醉手术过程中可能出现的情况做出预判。访视时要尽可能地关注所有的手术信息，包括手术目的、部位、切口大小、切除脏器的范围、术中可能的出血量、手术的难易程度及手术时间等，以判断是否需要专门的麻醉技术，如经鼻气管插管、低温、控制性降压及自体血回收等。

　　对既往史的了解可以判定目前患儿对手术麻醉的耐受性。儿科麻醉医师要重点关注近期的上呼吸道感染及哮喘病史。上呼吸道感染虽然是小儿常见病，但与感染相关的气道高反应可持续到症状消失后的数周，增加围术期呼吸道不良事件发生率。大多数学者认同在急性症状缓解及初步评估后3周安排手术，麻醉医师应根据手术的类型、手术的紧急程度，与外科医生商讨决定是否延期手术。对于既往有哮喘史的患儿要了解发病年龄、症状的严重程度、喘鸣发作频率、先前的皮质激素治疗情况、急诊就诊的次数以及由于肺部问题住院治疗的次数和是否需要行机械通气等情况。上呼吸道感染是诱发婴幼儿哮喘加重的最常见因素。合并上感的哮喘患儿应严格地推迟手术。近期有哮喘发作、加重需住院治疗或急诊就诊的患儿，应推迟择期手术。对于存在早产、先天畸形、反复的呼吸道感染、活动后发绀、胸痛以及日常运动减少和家族猝死史等病史的患儿要重点关注先天性心脏畸形或心律失常。在询问病史时，不同年龄段患儿需采取不同方法，新生儿及婴儿主要询问其喂养情况、正常运动情况下是否会出汗、生长发育是否落后等；儿童日常时是否淘气，能否和同龄人游戏，以及患儿平日口唇是否变蓝或黑，哭闹和进食时是否出现或加重等，这些都可以为患儿心脏的情况提供良好的信息。呼吸系统中对可能存在困难通气的患儿，要有针对性地询问睡眠情况以及深睡眠下的通气是否顺畅，包括张口呼吸、打鼾、呼吸暂停以及被动性体位等。神经系统要关注患儿是否具有嗜睡、昏睡、癫痫发作、恶心呕吐、视物模糊等症状的病史，对于癫痫应详细询问发作的类型、发作的频率、发作的严重程度以及发作后的状态等，并详细询问药物治疗以及抽搐控制情况。内分泌系统最主要是肾上腺、甲状腺以及血糖等方面的问题。高血糖和低血糖的麻醉围术期风险均较高，尤其是低血糖，可以危及生命，对新生儿的危害极大，故要关注患儿的血糖情况。代谢性疾病中有些对麻醉影响非常明显，例如糖原贮积症、线粒体细胞病等。

大多数患儿的用药史非常简单，仅仅使用过治疗上呼吸道感染、腹泻等的常用药。需要关注神经系统的用药，例如治疗癫痫的药物，这类药物会干扰麻醉药物的代谢。肿瘤患儿经常接受一种或多种化疗方案，常用化疗药物与心、肺、肝、肾的毒性相关。在用药史中除了了解各种药物的不良反应和药物过敏反应情况外，也要询问化学物质及食物过敏的情况。对于既往患过哮喘、过敏性鼻炎、结膜炎和湿疹的患儿要给予关注，这类患儿通常属于特应性体质，与麻醉期间的过敏性休克相关。既往的麻醉和手术史要重点关注气道管理以及呼吸、心血管系统的不良事件，特别是是否因为气道建立困难引起并发症或更改麻醉方法，甚至改期手术等问题。还要重点询问既往手术麻醉后的并发症情况以及既往手术的转归问题。

小儿的个人史更多关注的是生长发育史及并发的先天性疾病，包括出生史、喂养史、生长发育史及预防接种史。对于早产儿、足月新生儿及婴幼儿来说，出生史至关重要，在出生史中要了解是否存在难产、早产，是否住过新生儿重症监护室（neonatal intensive care unit, NICU）、在 NICU 的时间和患病及治疗情况。由于患儿的胎龄和矫正胎龄与很多并发症的发生都有着紧密的关系，所以要明确患儿的胎龄和目前的实际年龄。早产儿所有器官系统均未成熟，在评估上应着重关注与早产以及对麻醉和术后监护有影响的疾病。早产儿肺支气管发育不良（bronchopulmonary dysplasia, BPD）、反应性气道疾病、肺动脉高压（pulmonary artery hypertension, PAH）的发生风险更高。另外，早产儿易出现呼吸暂停和颅内出血，尤其是脑室出血，对于手术的患儿，麻醉期间要给予格外的关注。先天性心脏病在早产儿中也很常见，需要同新生儿外科医师和小儿心脏外科医师共同评估心功能状况，以及根据手术的轻重缓急来决定手术顺序。儿童尤其是婴幼儿经常会面临疫苗接种是否与手术冲突的问题，评估时要了解患儿疫苗接种的时间及名称，如无法提供疫苗全称，为安全起见，接种疫苗后应推迟择期手术至2周后，全麻术后推迟1周再接种疫苗为宜。

（2）体格检查：小儿麻醉医师应熟悉儿童各年龄段生理指标的正常值，才能对病理状况做出正确判断。各年龄段儿童正常的心率、血压值及呼吸频率见**表2-1**、**表2-2**、**表2-3**。

表 2-1　各年龄段儿童不同状态下心率的正常值（次/min）

年龄	清醒	睡眠	活动/发热
新生儿	100～180	80～160	＜220
1周～3个月	100～220	80～200	＜220
3个月～2岁	80～150	70～120	＜200
2岁～10岁	70～110	60～90	＜200
＞10岁	55～90	50～90	＜200

表 2-2　各年龄段儿童正常血压值

年龄		收缩压(mmHg)	舒张压(mmHg)	平均压(mmHg)
新生儿	早产儿（750g）	44	24	33
	早产儿（1 000g）	49	26	35
	足月儿	60	35	45
	30～100天	70～75		
6个月		95		
4岁		98	57	71
6岁		110	60	77
8岁		112	60	77
12岁		115	65	82
16岁		120	65	83

表 2-3　不同年龄小儿的呼吸频率

年龄	呼吸频率(次/min)
0～6周	45～60
6周～2岁	40
2～6岁	35
6～10岁	25
＞10岁	20

体格检查的方式应根据患儿年龄而异。对于小婴儿，应灵活对待，充分利用睡眠或安静时期以及安抚奶嘴及色彩艳丽的玩具分散其注意力，达到配合检查的目的。幼儿通常是最难以沟通和配合检查的，所以对待这一部分患儿，要从具有一定距离的简单观察开始；对极其不合作的患儿，也可以在其哭闹的状态下评估其张口度、呼吸音是否清晰，是否具有咳嗽、咳痰现象

等。较大的患儿通过简单的言语沟通，一般都会配合评估检查。但对于处于青春期的患儿，要注意体格检查时的隐私保护，是否需要家长陪同，要征得家长及患儿的同意。

进行体格检查时，针对心血管系统除观察发育情况、体格强弱和对日常活动的耐受力外，应注意观察皮肤黏膜的颜色，是否有苍白、青紫等情况以及严重程度，呼吸频率和是否有呼吸困难，有无水肿、杵状指及颈静脉扩张等。检查脉搏的强弱、频率和节律。听诊过程中要注意心音强弱和心脏杂音的情况，50%～72%的心脏杂音为正常或非病理性的。对于存在心脏杂音的患儿应进行全面细致的临床检查，包括外周动脉搏动、血压、血氧饱和度及心电图等。

呼吸系统的检查结果与患儿全身麻醉安全息息相关。首先，特殊的外貌往往会存在气道问题，评估患儿是否存在下颌发育不良、张口受限、面部不对称、瘢痕以及有喘鸣或阻塞性睡眠呼吸暂停的病史，判断是否存在困难气管插管。所有准备手术的患儿都要评估呼吸频率和潮气量、呼吸的方式以及呼吸的顺畅度，同时要注意是否存在端坐呼吸、喘息以及哮喘等情况，另外，患儿睡眠时经常保持的体位对存在困难通气的患儿诱导时的通气安全有很重要的指导意义。听诊时注意呼吸音是否清晰，是否存在干、湿啰音，并评估呼吸做功情况。对于有咳嗽、咳痰症状的患儿，如果是可以合作的，应嘱其主动咳嗽，来预判气道感染的程度以及分泌物的多少。活动的牙齿在麻醉和手术时有脱落的风险，对处于换牙阶段的小儿，要格外关注。

神经系统的检查应观察患儿的意识状态、咽喉部反射是否存在以及颈椎的活动度、全身的肌张力和有无颅内压增高的体征。检查患儿在相应的年龄是否达到了相应的运动水平，另外，要警惕存在吸入性肺炎且需要进行神经外科手术的患儿，可能提示运动性肌无力及吞咽机制受损。

体格检查时判断患儿是否存在肥胖，肥胖患儿患糖尿病、代谢综合征的风险增加并且可能存在通气问题。另外，肥胖患儿阻塞性睡眠呼吸暂停（obstructive sleep apnea，OSA）的发生率是正常儿童的4～5倍，要关注血压及心功能情况。向心性肥胖提示糖皮质激素过量，这部分患儿除了注意激素替代治疗和电解质情况外，还要评估血管通路建立的情况。如果患儿有大囟门、颅缝增宽的特征性表现，并伴有表情淡漠、发育迟缓、低血压、体温偏低等情况，则提示患儿可能存在先天性甲状腺功能低下。血压异常增高，伴有恶心呕吐、视物模糊等症状和身体的异常消瘦，提示可能存在肾上腺髓质病变。高危新生儿出现易激惹、肌张力低下、嗜睡、喂养困难、发绀及癫痫样发作等症状时，要小心有低血糖，最常见原因为先天性高胰岛素血症。

（3）术前常规检查的评估：小儿术前常规检查项目一般包括血常规、出凝血检查、生化检查（肝功能、肾功能、心肌酶及电解质等）、传染病指标以及胸部X线片及心电图检查。

不同医院的实验室检查结果的参考值可能存在差异，而且由于患儿不同年龄的参考值区间也存在不同，所以任何实验室检查结果都要结合患儿年龄、病史及临床体征来综合判断。血常规中主要关注的指标为血红蛋白、白细胞和血小板。不同的年龄阶段，正常值不尽相同。新生儿、婴儿及儿童的正常血液指标见表2-4。贫血是术前普遍关注的问题，对于年龄较大且无其他疾病的患儿，血红蛋白应至少维持在8 g/dL以上，但对于早产儿和一般情况较差的患儿，应维持较高的血红蛋白水平，有研究显示早产儿的血红蛋白维持在10 g/dL比较合理。一般情况下，轻度的贫血并不会影响手术的决策。白细胞在患儿出生时最高值可达20×10^9/L，新生期维持在 12 × 10⁹/L，所以在小婴儿的感染判定上不要应用成人的正常值标准。《ASA 指南》推荐外科手术患儿血小板计数小于 50 × 10⁹/L 时应输注血小板，血小板计数在（50~100）× 10⁹/L 可以考虑输注血小板。也有的资料显示血小板计数低于 50 × 10⁹/L 时，要小心自发性出血，低于 20 × 10⁹/L 时要进行预防性血小板输注，高于 50 × 10⁹/L 且血小板功能正常的患儿是可以接受手术而不存在活动性出血的情况，但对于神经外科手术，血小板计数应大于 100 × 10⁹/L。目前公认的对于有凝血功能障碍史和（或）出血风险高的手术患儿，要进行凝血功能筛查，例如：腺样体、扁桃体手术及神经外科手术等。凝血系统的检查结果一定要结合病史及体征进行综合判断。心肌酶检查中肌酸激酶同工酶（CK-MB）的结果是特异性和灵敏度比较高的指标，如果 CK-MB 有异常升高，要评价升高的程度，并且需要结合病史、心电图及心脏超声来判断是否存在心肌损伤。血糖的正常值为 3.9 ~ 6.2 mmol/L，血糖异常都代表着患儿可能存在病理状况。90% 的高血糖患儿为 1 型糖尿病，血糖浓度控制的目标应维持在 6.1 ~ 10 mmol/L，目前不建议强制把血糖控制在 6.1 mmol/L 以下，因为会增加患儿患低血糖的风险。无论早产儿还是足月儿，术前血糖都应维持在 2.2 mmol/L 以上，防止神经系统及全身症状的发生。

表 2–4　新生儿、婴儿和儿童的正常血液指标

年龄	血红蛋白(g/dL)	红细胞比容(%)	白细胞(个/毫升)
1 天	19.0	61	18 000
2 周	17.3	54	12 000
1 个月	14.2	43	
2 个月	10.7	31	
6 个月	12.3	36	10 000
1 岁	11.6	35	
6 岁	12.7	38	
10 ~ 12 岁	13.0	39	8 000

　　大部分健康状况良好的患儿，胸部 X 线片结果没有任何临床意义。但偶尔也可以发现某些患儿家长并不知晓的严重疾病，如纵隔肿瘤、肺囊肿以及先天性心脏病等，这些需要通过进一步的检查确诊。普通心电图仅仅是初步筛查，各年龄段的患儿都应进行心电图检查。不同程度的心脏传导阻滞、室上性或室性心动过速、预激综合征等都能通过心电图检测发现。以往的观念是对新生儿和小婴儿（小于 6 个月）不必进行心电图检查，但实际上通过心电图可以发现新生儿和婴儿的传导异常，如 QT 间期延长综合征和预激综合征。在出现心脏异常的症状或体征时，一般都会申请做超声心动图以协助诊断。对于新生儿和小婴儿强烈推荐在初次手术的术前进行心脏超声检查，以排除先天性心脏病。24 小时动态心电图通常在普通心电图出现异常的情况下申请，以明确心律失常的诊断以及严重程度。一般对限制性疾病，如先天性心脏病、肺囊性纤维化、脊柱侧弯、肥胖等患儿及阻塞性肺疾病，术前要进行肺功能检查。肺功能检测标准

大多限制在 7 岁以上儿童，可以理解和配合检测步骤。

二、麻醉风险的评估

ASA 身体状况评分（American Society of Anesthesiologists' Physical Status，ASA-PS）是最为常见的术前评估系统，共分为 5 级，具体情况见表 2-5。如果手术为急诊手术，在病情评级后标注 E。ASA-PS 系统的主要优点是简单，这是其被大范围使用的原因，但也由于其过于简单，使得这种评估方法无法对专科情况进行详尽的评估。NARCO-SS（neurological、airway，respiratory、cardiovascular、other-surgical severity）风险评分系统是针对成人开发的评分，近年来已经改良用于儿科，具体评分内容见表 2-6。相比 ASA-PS 分级，NARCO-SS 系统预测不良事件、监护级别、发病率和病死率的准确性更高。

表 2-5　ASA-PS 评估表

分级	表现
Ⅰ级	正常健康患者
Ⅱ级	有轻度系统性疾病患者
Ⅲ级	有严重系统性疾病，日常活动受限，尚未丧失工作能力
Ⅳ级	有严重系统性疾病，已丧失工作能力且经常面临生命威胁
Ⅴ级	无论手术与否，生命难以维持24小时

表 2-6　NARCO-SS 评分表

		0	1	2
N（神经肌肉）		无神经系统异常，行为、警觉度和定向力发育与年龄相符	癫痫发作、轻度认知障碍、痉挛或肌张力减退、抑郁状态，但可唤醒	癫痫持续状态、严重认知障碍、痉挛或肌张力减退；对疼痛刺激没有反应?主动姿态，眼神反常
A（气道）		正常气道解剖、颈部活动自如	气管插管可能存在困难但是预估面罩通气容易，例如：小口畸形、颈椎活动受限、肥胖、气管切开	已知或可能存在的困难面罩通气和（或）困难气管插管，例如：面部创伤、颈椎不稳定、上颌或下颌发育不全、喉狭窄、气道不对称、近期的气管切开。
R（呼吸）		无呼吸系统疾病的症状和体征	轻症的呼吸道疾病、当前或近期有呼吸道感染、控制良好的未发作的哮喘	肺支气管发育不良（BPD）、COPD、限制性肺部疾病、下呼吸道感染、类固醇依赖性哮喘、活动性X线征象和听诊阳性体征、睡眠呼吸暂停、呼吸支持

		0	1	2
C（心血管）		无心脏疾病	非复杂先心病、矫正后的先心病、代偿性心力衰竭、控制良好的高血压、稳定的非窦性心律	未矫正/部分矫正的先心病、心室功能差、心力衰竭、肺动脉高压、单心室病理、明显的心律失常、高血压控制不佳、需要血管活性药
O（其他）		无肝肾或骨骼肌肉异常、足月出生、无反流或控制良好	肝肾功能或骨骼肌肉系统轻度异常、可控的代谢或内分泌轻度紊乱、轻度凝血缺陷、早产但孕后龄（PCA）大于50周、轻度反流、呕吐或上消化道症状	严重肝和（或）肾功能不全、严重肌肉骨骼异常、不受控制的代谢和内分泌疾病、重度贫血或严重凝血缺陷、DIC、早产且PCA小于50周、严重反流及误吸、饱胃、体重指数＞35
手术严重程度评分	A无创诊断性操作、表面的或外周的预期失血很少的手术	B有创诊断或治疗操作、气道手术、预计有中度失血的操作、紧急手术	C预期有过度失血的主要的腹腔内、胸廓、颅内、心脏或气道手术	D脑死亡器官捐献

评分方法		
I	总分0～3分且无单项评分＞1	低风险，如果手术允许，适合门诊手术
II	总分4～5分且无单项评分＞1	中度风险，可能不适合门诊手术，手术后可能需要在PACU或入院监护下密切观察
III	总分6～8分或任意单项评分为2	风险高，需要高度警惕，术后可能需要有创监测和（或）ICU病床，平衡临床状态和风险优化的需求
IV	总分9～10分	麻醉风险极高，需要仔细考虑风险和受益，可能存活，也可能无法存活手术

　　患儿自身情况、麻醉本身及手术的危险程度决定了患儿手术和麻醉的风险程度。患儿年龄越小，承受的风险越高，也就是早产儿＞足月新生儿＞婴儿＞幼儿。另一个与患儿麻醉手术风险相关的重要因素是合并症，包括：先天性或后天性心脏病、困难气道及困难通气、上呼吸道感染、哮喘等。麻醉本身对患儿造成风险的因素很多，包括麻醉设备和器械、药物、操作以及麻醉医师的等级与专业等。设计简陋和缺乏实用性的麻醉设备、不能保证绝对安全的麻醉操作都具有相当大的风险。另外，麻醉医师的专业水平、精神状态也决定了患儿的麻醉与手术安全，由经验丰富的小儿麻醉医师实施小儿麻醉，其安全性更高。

　　手术的不良后果与患儿病情、并发症和手术的类型等多种因素相关。NARCO-SS评分中对手术的风险给予了相关的评估。急诊手术是患儿心搏骤停的主要危险因素。

三、麻醉知情同意

　　麻醉知情同意书的签署是麻醉评估过程中重要的部分。签署知情同意的过程也是与较大患儿或家长交流的过程，要让家长了解医生会尽最大可能保障患儿的安全，但发生意外的风险也是存在的，良好的沟通可以缓解患儿及家长的焦虑情绪，并对手术和麻醉结果有一定的预估。麻醉知情同意是患儿病历中的重要文件，必须要在麻醉前签署，获得家长或监护人的同意后才能实施与麻醉相关的任何操作。

（王芳　张建敏）

参考文献

［1］　张马忠. 小儿麻醉与围术期医学［M］.上海：上海世界图书出版公司，2018：7.

［2］　KENNRTH RG, DAVIDSON AJ, WITTKMGEL EP, et al. Clinical pediatric anesthesia: a case-based handbook［M］. New York：Oxford University Press，2012.

［3］　陈煜. 实用小儿麻醉技术［M］.北京：科学出版社，2011：2.

［4］　王东信. 牛津临床麻醉手册［M］.北京：人民卫生出版社，2006：3.

［5］　DAVIS PJ, CLADIS FP. Smith's anesthesia for infants and children［M］. 9th ed. Philadelphia：Elsevier，2017.

3

美国麻醉医师学会（American Society of Anesthesiologist，ASA）制订了麻醉管理期间的监测标准，目的是为了降低麻醉相关并发症。监测内容不仅包括观察胸廓运动、呼吸球囊活动和呼吸音听诊等简单、客观的指标，还特别规定了氧合、通气、循环和体温的"连续性"评估指标，并极力推荐定量方法，如脉搏氧饱和度（saturation of peripheral oxgen，SpO_2）、呼气末二氧化碳分压（partial pressure of end-tidol carbon dioxide，$P_{ET}CO_2$）等。另外，强烈推荐使用经心前或食管进行持续听诊监测。推荐在所有患者中进行体温监测，除非在几乎不可能发生体温变化的情况下。在使用肌松药的患者中应使用四个成串刺激肌松监测。麻醉基本监测的 ASA 标准见**表 3-1**。

表 3-1　麻醉基本监测的 ASA 标准

标准	氧合	设备
氧合	全麻期间呼吸回路内氧浓度的定量测量 患者氧合的定量测量	具有低浓度报警的氧分析器 脉搏血氧饱和仪
通气	充分通气的定性评价 核实气管导管或喉罩的正确位置	在麻醉监护（MAC）、区域麻醉和全麻期间监测 $P_{ET}CO_2$ 在镇静水平/麻醉状态下，持续观察定性的临床症状 插管时的临床评估或二氧化碳描记图或血气监测
循环	心电图 血压 循环功能的其他评价	ECG 检测仪（具有 ST 段分析功能） 血压袖带 脉搏血氧饱和仪
体温	推荐持续监测体温	温度探头

上述监测标准在儿童和成人中是相同的，但是小儿的各项生理功能与成人差异甚大（见表3-2），需要制订严密的监测计划，因此本节重点介绍小儿麻醉监测方面的不同之处。小儿的监测设备通常与成人相似，但稍有改良，报警范围也应适当进行调整。

表 3-2　新生儿和婴儿与成人的不同特征

生理学
心率依赖的心输出量；心率快；血压低；呼吸频率快；代谢率高；肺顺应性低；胸壁顺应性高；功能残气量低；单位体重下的体表面积大；体内水分含量多

解剖学
左心室顺应性差；胎儿循环残存；动静脉置管困难；头部和舌头相对较大；鼻腔狭窄；喉的位置偏向前侧和头侧；会厌长；气管和颈部短；腺样体和扁桃体肥大；肋间肌和膈肌薄弱；通气阻力高

药理学
肝生物转化功能不成熟；药物与血浆蛋白的结合率低；吸入麻醉剂 FA/FI 升高迅速，诱导和复苏迅速；最低肺泡有效浓度高；水溶性药物分布容积增大；神经-肌肉接头发育不成熟；

一、基础监测

1. 脉搏氧饱和度

脉搏氧饱和度（SpO_2）对麻醉和镇静后的儿童来说是一个重要的监测指标，从麻醉诱导到离开恢复室的整个麻醉相关过程均应监测 SpO_2，它可在发绀前早期发现缺氧，并能使麻醉医师对婴儿缺氧保持警惕；但由于 SpO_2 的滞后现象，在血氧快速变化的情况下，小儿嘴唇颜色、肤色的变化在脉搏血氧仪检测到变化之前就会首先被观察到，这种测量值滞后于实际值变化的情况可能造成发现缺氧的延迟。总体来讲，探头位置靠近中心（如口腔）较上肢延迟减少，上肢较下肢延迟减少。相反，在出现 30 s 以上的低血氧值时，正常血氧测量值将会重建。

需要注意的是儿童的肺组织通常是健康的，所以即使存在严重换气不足，血氧饱和度仍可能处于正常范围内。新生儿和极小婴儿所具有的胎儿血红蛋白并不影响 SpO_2 监测的精确度。

对于小儿而言，常选用小型的环绕式探头，如果使用和成人一样较大的探头，脉搏血氧仪的一部分光会绕过人体组织而被直接检测到，而一些弹簧夹探头如果过多地压迫儿童的手指，也会影响读数或造成压痕。SpO_2 探头须置于透光度良好的位置，如耳垂、手指、手掌、脚趾等，一般耳垂的反应性较手指快。临床上常推荐将饱和度探头放置在上肢，而上肢应屈曲并放置于头部之上。对新生儿而言，其探头应优先放置在右手或耳垂，因为新生儿有动脉导管未闭和恢复胎儿循环的风险。在婴幼儿手术中，外科医生常无意地依靠在患儿的手脚上，影响探头工作，应注意避免。

虽然在儿科患者中应用 SpO_2 监测会出现相对较高的假阳性警报，但所有的警报都必须认真对待直到证实其为假阳性。当血氧饱和度监测仪显示低血氧饱和度时，麻醉医师应立即注意通气量是否足够，并注意观察二氧化碳及血氧饱和度的监测图形。血氧饱和度探头的提示音不应被关闭，麻醉医师能根据声音的变化得知血氧饱和度下降的情况，这比长时间盯着血氧饱和度观察方便得多。

2. 二氧化碳监测

二氧化碳监测主要是监测 $P_{ET}CO_2$，$P_{ET}CO_2$ 对判断通气是否合适、气管插管是否成功、辨别显著的代谢及心血管变化以及诊断麻醉通气系统的故障是非常有意义的。二氧化碳监测也可以评估呼吸频率、呼吸模式以及气管内导管是否通畅，并间接监测神经肌肉阻滞情况。患儿若出现呼气末二氧化碳的异常增加，在排除外源性二氧化碳过多的情况下，极有可能是通气量不足所致。相反，异常的呼气末二氧化碳降低，常提示无效腔增加或肺部低灌注状态。二氧化碳监测信号的突然消失提示呼吸环路未连接好，而吸气相二氧化碳的异常大多数是由于单项活瓣异常、二氧化碳吸收剂耗竭或使用半开放环路时新鲜气流不够导致重复呼吸引起的。

婴幼儿由于通气量较少，其采样管的位置比较讲究。对所有使用部分重吸入环路（如 T 形管）的婴幼儿（体重常 < 12 kg），应在气管内采样，这样才会比较准确，因为低体重儿的相对无效腔比例较大，通过气管内导管近端的气体采样测得的呼气末二氧化碳常低于真实值。使用循环式（非重吸入）环路，则在气管导管接头处采样，可获得满意的结果。

需要注意的是，虽然放置于主导管的二氧化碳监测装置能提供很准确的读数，但它会增加回路的容积和无效腔，对于婴幼儿的影响较大，所以在儿科麻醉中常使用旁路二氧化碳监测。但旁路二氧化碳监测也有响应时间长、采样量较大等缺点。将采样点尽可能地靠近气管导管的尖端、使用短的采样线及降低气体采样的流速（100 ~ 150 ml/min）可减少误差，这些是二氧化碳监测技术的一些革新。

3. 听诊

心前区或食管区域听诊是监测心率、心音性质和呼吸道通畅的简易方法，虽然不是必需的监测手段（ASA 标准），但在儿科麻醉中是非常有用的，在全身麻醉各期以及在院内转运患儿时均是有效的监测手段。持续听诊能在第一时间内提示儿科麻醉中的生理改变（例如插管进入主支气管、喘鸣等）。在吸入氟烷进行全身麻醉时，经常根据心音的变化特征来判断麻醉深度。在 PDA 患者夹闭动脉导管时，心前区听诊可以帮助外科医生判断正确的结构，因为钳闭导管后杂音会消失。

心前区听诊器放置在胸骨左侧第 3、4 肋间，食管听诊器放置在已插管患儿的食管中段。食管听诊器的正确放置法是边放置听诊器边听诊，将其放置在心音及呼吸音最清晰的位置。对小婴儿可能会将食管听诊器放置入胃中。大多数儿童心脏听诊可闻及轻度震颤的收缩期杂音，当此杂音高于 Ⅱ/Ⅳ 级或出现舒张期杂音则被视为异常。

4. 体温

在全身麻醉诱导之后，因热量自核心部位向外周再分布，核心温度开始下降。在儿童，全身麻醉药物使中枢神经系统触发代偿性血管收缩的温度变化为 2.5 ℃，而未进行全身麻醉的患者为 0.2 ℃，此阈值与成人相近。随着核心部位温度因再分布而降低，婴儿会持续向环境散失热量，其速度较儿童及成人快。这主要是由于他们的体表面积与体积之比相对较大，皮下脂肪缺乏，上皮防御屏障不成熟以及代谢产热能力有限。相对于基础代谢率（basal metabolic rate, BMR），儿童的体表面积很大，一个成年人的 BMR 相当于 100 W 的灯泡，但一个新生儿的 BMR 只相当于一个手电筒灯泡。

食管、鼻咽、直肠和腋窝都是临床监测儿童体温的常用部位，但当可能发生低体温时，只有能反映真实核心温度的食管远端、直肠和鼻咽部位的温度才是可信的。核心温度最好在食管远端 1/3 处测量，此处靠近心脏和大血管，受呼吸运动的影响最小，带温度探头的食管探头应置于心音最响处。在接受剖腹手术的新生儿或婴儿使用食管远端温度监测时，必须确认温度探头未进入胃中，否则当胃部暴露在手术灯的照射范围或接触到加热的冲洗液时，会错误地显示温度增高。直肠测温对体内温度变化反应慢，温度准确性易受探头位置和直肠内粪便的影响。鼓膜温度最能反映脑内温度，但应注意避免对鼓膜及外耳道造成损伤。临床上围术期监测体温变化非常重要，因此不建议使用一次性的皮肤温度测量装置。

由于儿童在麻醉期间更容易发生体温波动，所以必须严密监测体温。保持温暖的手术室环境（室温 26℃ 或以上）、湿化及加热吸入气体、使用保温毯和保温灯及加热静脉输注液体和冲洗液体可降低低温的风险。同时也应注意防止因保温过度导致的意外烫伤和高热。出现围术期高热时，应注意排查恶性高热发生的危险。首先要回顾麻醉及手术事件来寻找原因，关注是否有术后感染的明显征象，患儿是否有既往上呼吸道感染或中耳炎，异常呼吸音常提示下呼吸道感染的可能。发现儿童恶性高热的一个可能线索是相对于其临床情况来说分钟通气量过大。

5. 无创血压或有创血压监测

对于儿童而言，血压随年龄增加而逐渐升高，并与儿童身高有关，身高较高的儿童血压相对较高。

在大多数常规全身麻醉病例中，应每 3 ~ 5 min 测量一次血压。测量儿童血压时应选择宽度合适的袖带（相当于上臂长度的 2/3），太窄或太宽会造成血压过高或过低，新生儿袖带约 4 cm 宽。小儿的血压测量袖带常放置于上臂，但也可放置于前臂、大腿或小腿处，但上下肢测得的血压并不总是一致，必要时可建立有创血压监测。

有创血压的监测需要专业知识判断。新生儿经常选择右桡动脉置管，此处可反映颈动脉和视网膜动脉的含氧量。对于很小的新生儿，股动脉置管可能是合适的备选。左侧桡动脉或右/左足背动脉也可作为备用选择。危重新生儿可能需要保留脐动脉导管。行外周动脉置管时，将肢体固定有助于放置动脉导管，此外还应注意无菌操作。所有动脉置管的液体都要确定没有混入能损伤动脉的高张液体和硬化剂。动脉置管有发生感染、大出血、动脉血栓形成、肢体远端缺血性坏死的可能，因此应从压力管道中排尽气泡并使用小容量冲洗，防止气栓、意外肝素化和液体超量。

6. 心电图

在儿科麻醉中，心电监护对诊断术中心律失常有重要价值，最常见的心律失常是心动过缓及室上性心动过速，其余较为严重的心律失常在小儿并不多见。心电监护与血氧饱和度监测比较，血氧饱和度监测更倾向于运动相关性表现。在小婴儿中缺氧所致的心动过缓较血氧饱和度监测显示的血氧饱和度下降出现得更早，相反，心电图提示心动过缓转为正常节律能较早地显示缺氧的改善。

正常新生儿心电图显示为右位心的特征，即 QRS 轴 +110（+30 ~ +180），V1 ~ V6 导联的 R 波幅降低。AVR 及右侧心前区导联 T 波正常倒置。在小儿时期，心脏位置逐渐由偏右侧移向左侧，同时左室室壁增长至正常厚度，心电图也与成人类似。新生儿正常心率的范围为 120 ~ 160 次/min，心率随着年龄增加而逐渐减慢，同时耗氧量也随之减少。许多儿童的心率随呼吸产生明显变化。

对于儿童而言，使用较小的心电图电极片是必要的，以防其侵占无菌手术区。生命体征的年龄相关性改变见**表 3-3**。

表 3-3　生命体征的年龄相关性改变

年龄	呼吸频率 （次/min）	心率 （次/min）	动脉血压	
			收缩压(mmHg)	舒张压(mmHg)
新生儿	40	140	65	40
12月	30	120	95	65
3岁	25	100	100	70
12岁	20	80	110	60

7. 尿量

尿量可在一定程度上反映肾脏灌注（与有效循环血容量和微循环有关）的状态，但敏感性和特异性均不高。导尿管置入膀胱是监测尿量的可靠方法。心脏手术、主动脉或肾血管手术、开颅手术或预计有大量液体转移的手术要求置入尿管，其他适应证还包括长时间手术、术中应用利尿剂、充血性心力衰竭、肾功能障碍或休克患者等。

8. 呼吸功能监测

儿童的呼吸机通常设置为压力控制模式，与同样设定条件的容量通气相比，压力控制通气的平均气道压力较高。压力通气潜在的缺陷是潮气量不稳定，从而造成分钟通气量改变。潮气量的大小取决于呼吸系统的顺应性和阻力。随着肺顺应性改善，潮气量会在吸气压力不变的情况下增加。这种通气方式能够补偿非密封的气管插管的气体泄漏。

正常儿童的典型压力通气麻醉机的初始设置通常是吸气压力 15 ~ 20 cmH_2O，I：E 为 1：2，学龄前儿童呼吸为 16 次/min，婴儿呼吸为 18 次/min，新生儿呼吸为 20 次/min。

（1）潮气量（tidal volume，TV）与分钟通气量（minute ventilation volume，VE）：潮气量为平静呼吸时，一次吸入或呼出的气量。儿童呼吸的特点是潮气量小而呼吸频率快。

（2）无效腔与潮气量之比：除生理无效腔外，机械无效腔对儿童呼吸的影响较大。面罩、气管导管、麻醉机、呼吸机接头和回路等均可使机械无效腔增加。对儿童来说，机械无效腔可能是一个重要问题，特别是在那些自主呼吸的儿童中，因为小儿潮气量小，这也是新生儿和婴儿在麻醉期间倾向于机械通气的原因之一。要注意的是婴儿自主呼吸时最容易出现无效腔问题，因为潮气量可能接近设备机械无效腔，需要选择合适的管路，减少无效腔。

（3）气道阻力：呼吸道阻力由气体在呼吸道内流动时的摩擦和组织黏性形成，反映压力与通气流速的关系。其主要来源是大气道的阻力，小部分为组织黏滞性。婴幼儿呼吸道阻力较大且分布不均匀、分泌物较多且易患上呼吸道感染，应注意监测，选择呼吸阻力低的麻醉装置。

（4）肺顺应性：肺顺应性由胸廓和肺组织弹性组成，是表示胸廓和肺扩张程度的一个指标，反映潮气量和吸气压力的关系（$\Delta V / \Delta P$），包括动态顺应性和静态顺应性。小儿气道及胸壁的顺应性虽较好，但周围组织对其支撑性较差，胸内负压难以维持，应选择顺应性较低的麻醉装置。

（5）压力-容量环（P-V 环）和流量-容量环（阻力环）：P-V 环反映压力和容量之间的动态关系，实时监测压力-容积曲线可评估胸部顺应性和气道阻力。F-V 环显示呼吸时流量和容量的动态关系，其正常图形也因麻醉机和呼吸机的不同而稍有差异。呼气流量波形变化可反映气道阻力变化、检测呼吸道回路是否漏气。

二、高级监测

1. 麻醉深度监测

儿童的脑电图活动与成人不同，成人的脑电图背景频率为 10 Hz，2 岁儿童的则下降到 7～8 Hz，6 个月大的婴儿只有 5 Hz。5 岁以下的儿童在清醒时也可有短暂的脑电活动兴奋增强，与进入和脱离困倦与睡眠有关。经过处理的脑电监护仪参数（包括 BIS、熵和 Narcotrend）与较大儿童的吸入或静脉麻醉剂量有合理的相关性，但这些监护仪不能用于 1 岁以下的儿童，因为婴儿的脑电图有所不同。此外，虽然有一些证据表明麻醉深度监护仪可以改善成人的预后，但这在儿童身上尚未得到研究和证实。然而，对于 1～13 岁的儿童，如果 BIS 维持在 50 以下，则不太可能苏醒，因此 BIS 指导下的麻醉可降低剂量过多或过少的可能性。

2. 血气分析

血气分析可以提供儿童通气、氧合、组织灌注和酸碱平衡状态的信息，帮助评估儿童通气、携氧状态和肺内分流情况，评估脓毒性休克对治疗的反应和目标导向液体治疗的效果。常用样本为动脉血和混合静脉血（肺动脉中的混合静脉血来自上腔静脉、下腔静脉和冠状窦，混合静脉血氧饱和度综合了氧耗、心输出量和组织灌注等重要指标，完全混合静脉血采自右心室或肺动脉）。检测指标包括氧分压（PaO_2）、二氧化碳分压（$PaCO_2$）、pH 值、碱剩余（BE）及离子和乳酸水平等。

3. 中心静脉压

中心静脉压（central venous pressure，CVP）可通过颈内或颈外静脉置管测压，应在超声引导下行颈内静脉置管。颈外静脉测压可控性差，常用于输液和给药。估计术中有大出血和（或）心功能受损的均应监测 CVP。中心静脉压监测可通过颈内静脉或锁骨下静脉置管，操作时应避免损伤邻近组织，注意无菌操作，小儿锁骨下穿刺气胸发生率较成人高。其他的并发症有感染、静脉血栓、空气栓塞、导管功能障碍、心律失常和出血等。

4. 心输出量

心输出量（cardiac output，CO）是指心脏每分钟将血液泵至周围循环的血量，心脏前负荷、后负荷及心肌收缩力决定着心输出量，它反映整个循环系统的功能状态，从而能指导心血管系统的药物和液体治疗。对于重要器官移植、复杂心脏手术或大血管手术及合并严重心脏功能障碍的儿童应进行 CO 监测。最近才在婴幼儿中进行了无创每搏输出量监测的测试。

新生儿心输出量约为 350 ml/（kg·min），两个月后降为 150 ml/（kg·min），最后逐渐降至成人正常心输出量，约为 75 ml/（kg·min）。

5. SVV、PPV 和最近才在婴幼儿中使用的 PVI 指导容量治疗

机械通气患者的心肺关系可预测其容量状态，动态参数如每搏量变异度（stroke volume variability，SVV）、脉压变异度（pulse pressure variability，PPV）和脉搏变异指数（pleth variability index，PVI）可指导围术期容量治疗。以上指标的理论基础为机械通气时胸腔内压力变化引起前负荷和心脏每搏出量的相应变化，血容量不足时其变化显著。这些参数的获得需要一定条件：潮气量 > 8 mg/kg、正常窦性节律、右心与肺部关系正常等。SVV 和 PPV 需要借助特殊设备进行有创压力监测，PVI 则可通过无创监测脉搏血氧饱和度曲线来获得。SVV 超过 13%、PPV 和 PVI 超过 15%，提示患者有效循环血容量不足。围术期在 SVV、PPV 或 PVI 监测下，进行目标导向液体治疗可以改善围术期患者转归，避免液体输注过量或输注不足导致的术后严重并发症。

6. 肺动脉压

经皮穿刺置入肺动脉 Swan-Ganz 漂浮导管，可测量右房压、右室压、肺动脉压及肺动脉契压，用以评估左心室功能、肺循环状态、估计疾病进程及诊断治疗心律失常等。在临床应用于心脏病等危重患者或心血管手术，用于儿童时应注意适应证和禁忌证。

7. 神经肌肉监测

神经外科、显微外科等要求绝对无体动的精细手术，因而对于需要精确调控肌松药使用的儿童、需要深肌松的腹腔镜手术儿童，手术结束需要拔出气管内导管但不宜用拮抗剂以及无法确定肌松作用已完全消退的儿童，应进行神经肌肉传导功能监测。临床常用神经肌肉传导功能监测仪有神经刺激器和加速度肌松监测仪（如 TOF-Watch SX）。虽然大多数研究显示小儿使用拮抗剂后肌力恢复快于成人，但这种恢复的加快不是年龄依赖性的。一般将观测到四个成串刺激监测有反应作为肌力充分恢复的指标。

8. 脑灌注

rScO$_2$ 监测是采用近红外光谱技术（near infrared spectroscopy，NIRS）测得局部脑组织的氧合血红蛋白浓度，反映局部脑组织氧供氧耗平衡的新型方法。研究表明在心脏手术、大血管手术、神经外科等手术中采用 rScO$_2$ 监测，并在 rScO$_2$ 绝对值或相对值降低时采取改善脑氧含量的措施，能够减少术后神经系统并发症。NIRS 用于心脏麻醉，并用来作为麻醉和手术中心血管状况不佳的新生儿脑灌注的测量，目的是获得满意的神经功能结果。脑血氧饱和度对早产儿的麻醉可能是一个有用的监测技术。

9. 血糖监测

早产儿或小儿胎龄儿以及接受全胃肠外营养或母亲患有糖尿病的新生儿容易发生低血糖。这些婴儿应该经常监测血糖：新生儿 < 1.68 mmol/L、婴儿 < 2.24 mmol/L、儿童 < 3.36 mmol/L（成人 < 4.48 mmol/L）即表明存在需立即治疗的低血糖。

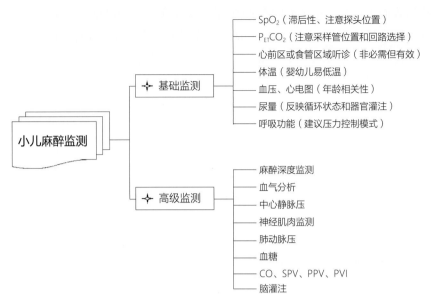

图 3-1 小儿麻醉监测项目及要点

（程慕樵　张成密）

参考文献

［1］　中华医学会麻醉学分会.中国麻醉学指南与专家共识［M］.北京：人民卫生出版社，2014.

［2］　Practice Guidelines for Moderate Procedural Sedation and Analgesia 2018. A Report by the American Society of Anesthesiologists Task Force on Moderate Procedural Sedation and Analgesia, the American Association of Oral and Maxillofacial Surgeons，American College of Radiology，American Dental Association，American Society of Dentist Anesthesiologists, and Society of Interventional Radiology［J］. Anesthesiology, 2018, 128(3): 437-479.

［3］　ADEWALE L. Anatomy and assessment of the pediatric airway［J］.Paediatr Anaesth,2009,19 Suppl 1:1-8.

［4］　Practice Guidelines for Central Venous Access 2020：An Updated Report by the American Society of Anesthesiologists Task Force on Central Venous Access［J］.Anesthesiology, 2020, 132(1): 8-43.

［5］　SIMS C, von UUGERN-STERNBERG BS. The normal and the challenging pediatric airway［J］. Paediatr Anaesth, 2012; 22(6): 521-526.

［6］　SüMPELMANN R，BECKE K，BRENNER S，et al，Perioperative intravenous fluid therapy in children：guidelines from the Association of the Scientific Medical Societies in Germany［J］. Paediatr Anaesth, 2017, 27(1): 10-18.

［7］　THOMAS J. Reducing the risk in neonatal anesthesia［J］. Paediatr Anaesth, 2014, 24(1): 106-113.

第四章
小儿精确区域麻醉

儿童麻醉是临床麻醉中非常特殊的一个亚专业，对于全身麻醉的儿童，不仅要考虑如何做到充分镇静、镇痛和肌肉松弛，更要考虑如何避免大剂量全身麻醉药物带来的潜在不良反应。区域麻醉技术在控制手术应激和术后疼痛方面有独特的优势，且对发育期中枢神经系统影响甚微。传统上，区域麻醉多依赖解剖定位，由于儿童个体差异大、配合度欠佳，区域麻醉在儿童中的应用受到诸多限制。近年来，随着神经刺激器和超声技术的普及和推广，区域麻醉技术在儿童患者中的应用有了较大发展。超声引导技术具有改善阻滞条件、缩短阻滞时间、提高成功率、加快起效时间、减少局麻药用量、减少并发症等优点，其安全性和有效性已得到了广泛认可。本章节主要介绍儿童区域麻醉的特点、仪器设备和药品准备、解剖定位、神经刺激器和超声引导下各部位精确麻醉的具体操作方法以及并发症预防和处理。

第一节　小儿椎管内麻醉

一、概述

椎管内麻醉是指将局部麻醉药注入椎管内，阻滞脊神经的传导，使其所支配区域的感觉、运动、反射功能发生暂时性障碍。根据药物注入椎管内间隙的不同，又可将其分为硬膜外麻醉和蛛网膜下腔麻醉（即俗称的"腰麻"）。

目前常用的椎管内穿刺方法是盲穿法，即根据患者的体表解剖标志定位，选择穿刺间隙，并通过间接的证据或主观的经验来判断穿刺或置管是否成功。但对于解剖变异、肥胖、脊柱畸形、神经系统疾病和脊柱手术术后等患者，此种方法穿刺成功率较低。而儿童由于依从性差，通常需在镇静或全身麻醉下操作，进行鞘内注射或脊髓置管时，患儿不能主诉可能出现的感觉异常，操作风险增大。近年来，超声引导下的椎管内麻醉越来越多地被应用于临床，该技术的应用不仅可以在穿刺前评估是否存在穿刺困难、脊柱畸形，确定穿刺点和进针深度，而且能显著缩短操作时间，提高穿刺成功率，减少穿刺次数，降低穿刺相关并发症，同时提高椎管内麻醉的安全性和舒适性。

二、解剖特点

儿童与成人的椎管解剖相似，但又有其自身特点。儿童椎管是由 33 块椎骨的椎板和椎弓上下相连而成的管状结构，上自枕骨大孔下至骶骨裂孔。包括：① 4 个生理弯曲，颈曲、胸曲、腰曲和骶曲。② 五条韧带，棘上韧带、棘间韧带、黄韧带、前纵韧带和后纵韧带。③ 3 层被膜，由外向内依次为硬脊膜、脊髓蛛网膜和软脊膜。④ 3 个间隙，a. 位于硬膜囊与椎管壁之间的硬膜外隙，内含丰富的脂肪、疏松结缔组织、动静脉和淋巴管。头端闭合于枕骨大孔处，与颅腔不通，尾端止于骶裂孔，31 对脊神经在此通过，是硬膜外麻醉的主要注药部位；b. 位于硬脊膜和脊髓蛛网膜之间的硬膜下隙，若误将局麻药注入此处，可引起广泛的阻滞；c. 脊髓蛛网膜与软脊膜之间的蛛网膜下腔，内含脑脊液、脊髓、神经，上与脑室相通，下至 S2 平面。蛛网膜下腔在 L_1 至 S_2 高度扩大，称为终池。池内有腰、骶神经根构成的马尾和软脊膜向下延伸的终丝（见图 4-1、图 4-2）。

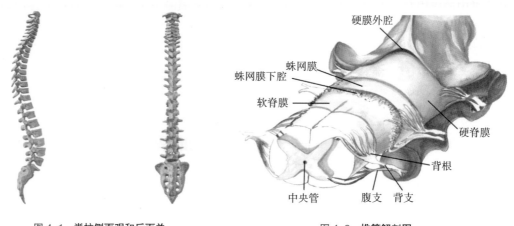

图 4-1　脊柱侧面观和后面关　　　　　　图 4-2　椎管解剖图

小儿脊髓的终止部位明显低于成人。新生儿脊髓末端通常终止于 L_3 椎体下缘，少数小儿会延伸至 L_4 水平，2 岁以后逐渐达到成人水平。因此，婴幼儿做椎管内麻醉时，应选择 L_3 以下的椎间隙以避免损伤脊髓。婴儿脊柱较为平直，5 ~ 6 岁脊柱生理弯曲开始明显，且椎管短，麻醉平面的控制相较成人更难管理。小儿硬膜外腔脂肪组织、血管丛和淋巴管更丰富，间隙小、神经干细、鞘膜薄，较成人麻醉平面更容易升高，麻醉作用起效更快。出生时，在 L_2 ~ L_3 水平皮肤至硬膜外腔的深度为 1 cm，随年龄增长，深度呈线性增加。从皮肤至硬膜外腔深度可估计为 1 mm/kg 或〔10+（年龄 ×2）〕mm。小儿棘突明显，体表标志清晰，韧带富有弹性，穿刺时层次感和刺破黄韧带的落空感明显，穿刺更易成功。

三、阻滞范围

根据临床需要选择相应的椎管内麻醉方法和穿刺点，阻滞相应的部位。全身各器官的神经支配见**表4-1**。

表4-1　各器官的神经支配

器官	感觉神经脊髓中枢	交感神经节前纤维
头颈部	$C_{2 \sim 3}$	$T_{1 \sim 5}$
气管、支气管	$T_{2 \sim 7}$	$T_{2 \sim 7}$
胸膜	$C_3 \sim T_{12}$	$T_{1 \sim 12}$
心脏	$T_{5 \sim 8}$	$T_{1 \sim 5}$
食管	$T_{1 \sim 5}$	$T_{2 \sim 8}$
胃	$T_{6 \sim 9}$	$T_{5 \sim 11}$
小肠	$T_{6 \sim 11}$	$T_{6 \sim 11}$
结肠	$T_{9 \sim 12} \sim L_{1 \sim 2}$、$S_{2 \sim 4}$	$T_8 \sim L_4$
肝脏、胆囊	$T_{5 \sim 9}$	$T_{6 \sim 11}$
胰腺	$T_{6 \sim 10}$	$T_{5 \sim 11}$
脾脏	$T_{6 \sim 8}$	$T_{6 \sim 8}$
肾脏、输尿管	$T_{10} \sim L_2$	$T_{10} \sim L_2$
卵巢	T_{10}	$T_{10 \sim 11}$
膀胱	$T_{11} \sim L_1$、$S_{2 \sim 4}$	$T_{11} \sim L_2$
前列腺	$T_{10 \sim 11}$、$S_{2 \sim 4}$	$T_{11} \sim L_1$
子宫	$T_{10} \sim L_1$、$S_{2 \sim 4}$	$T_{10} \sim L_1$
上肢	$C_5 \sim T_2$	$T_{2 \sim 10}$
下肢	$L_1 \sim S_2$	$T_{10} \sim L_3$

四、适应证和禁忌证

（一）适应证

椎管内麻醉适用范围广，通常用于患儿术后镇痛，但偶尔也用于膈肌以下的腹部、盆腔、会阴部及下肢手术的麻醉。特别是对伴有呼吸道感染、肺功能障碍、高热、肝肾功能不全、肠梗阻、饱胃等实施全麻有困难的患儿。

（1）局部麻醉和术后镇痛：颈、胸、腰、骶、腹、脊柱、会阴肛门和下肢等部位的手术麻醉和术后镇痛。

（2）晚期癌痛：椎管内注入阿片类药物或者其他镇痛药物，用以缓解晚期癌痛，提高患儿生活质量。

（3）部位性疼痛：椎管内阻滞可用于治疗颈部、胸、腰、腹、后背、上肢及下肢等部位的疼痛。

（二）禁忌证

穿刺部位感染、脓毒血症、颅内压增高、低血容量、凝血功能障碍、局麻药过敏和神经功能缺陷患儿等。

五、器材和药物

（一）器材

一次性使用穿刺包、超声机、各型号穿刺针，必须连接常规监护设备、准备供氧设备、抢救设备和抢救药物。

（二）药物

小儿硬膜外阻滞的常用药物包括 0.7% ~ 1.5% 利多卡因、0.1% ~ 0.2% 丁卡因、0.25% ~ 0.5% 布比卡因、0.25% ~ 0.5% 罗哌卡因。一次性局麻药总量分别为：利多卡因 8 ~ 10 mg/kg，丁卡因 1.2 ~ 2.0 mg/kg，布比卡因 1.5 ~ 2 mg/kg；当药物混合时剂量要减少，加入肾上腺素（5 μg/ml）可明显延长药效时间。小儿骶管阻滞以 1% 利多卡因或 0.2% 罗哌卡因最为常用，利多卡因最大剂量为 10 ml/kg，罗哌卡因最大剂量为 1 ml/kg。新生儿所需丁卡因及利多卡因的浓度分别为 0.1% 及 0.5%，而年长儿则为 0.2% 及 1.5%，剂量分别为 1.5 ~ 2.0 ml/kg 及 8 ~ 10 ml/kg。小儿蛛网膜下腔阻滞常用的局麻药有布比卡因、左旋布比卡因和罗哌卡因。0.5% ~ 0.75% 布比卡因常与 10% 葡萄糖溶液配制成重比重液，按椎管长度（C_7 至骶裂孔）0.15 mg/cm 或按照体重 0.5 mg/kg 给药。椎管内麻醉具体用药和剂量还可参照表 4-2 ~ 表 4-4。若为疼痛治疗，局麻药的用量和浓度则应适当减小。

表 4-2 小儿硬膜外麻醉的常用药物及使用方案

药物	初始剂量	持续剂量(最大剂量)
布比卡因/左旋布比卡因	浓度：0.25% 加 5 μg/ml 肾上腺素（1/200 000） 剂量：< 20 kg，0.75 ml/kg 20 ~ 40 kg，8 ~ 10 ml（或 0.1 ml/岁/脊髓节段） > 40 kg，同成人	< 4 个月：0.2 mg/(kg·h)〔0.125% 的溶液 0.15 ml/(kg·h) 或 0.062 5% 的溶液 0.3 ml/(kg·h)〕 4 ~ 8 个月：0.25 mg/(kg·h)〔0.125% 的溶液 0.2 ml/(kg·h) 或 0.062 5% 的溶液 0.4 ml/(kg·h)〕 > 18 个月：0.3 ~ 0.375 mg/(kg·h)〔0.125% 的溶液 0.3 ml/(kg·h) 或 0.0625% 的溶液 0.6 ml/(kg·h)〕
罗哌卡因	浓度：0.2% 剂量：ml/kg 的用法同布比卡因（见上）	年龄相关的输注速度同布比卡因（罗哌卡因的常用浓度：0.1%，0.15% 或 0.2%） < 3 个月的新生儿输注不要超过 36 h

表 4-3　新生儿和孕后 60 周内的早产儿（≤5kg）蛛网膜下腔阻滞常用的局麻药用量

局麻药	剂量(mg/kg)	体积(ml/kg)	持续时间(min)
1% 丁卡因	0.4 ~ 1.0	0.04 ~ 0.1	60 ~ 75
1% 丁卡因加用肾上腺素	0.4 ~ 1.0	0.04 ~ 0.1	90 ~ 120
等比重或高比重 0.5% 布比卡因	0.5 ~ 1.0	0.1 ~ 0.2	65 ~ 75
0.5% 左旋布比卡因	1	0.2	75 ~ 88
0.5% 罗哌卡因	1.08	0.22	51 ~ 68

表 4-4　儿童和青少年蛛网膜下腔阻滞常用的局麻药用量

局麻药	常用剂量
0.5% 等比重或重比重布比卡因	5~15 kg: 0.4 mg/kg（0.08 ml/kg） ＞15 kg: 0.3 mg/kg（0.06 ml/kg）
0.5% 等比重或重比重丁卡因	5~15 kg: 0.4 mg/kg（0.08 ml/kg） ＞15 kg: 0.3 mg/kg（0.06 ml/kg）
0.5% 等比重左旋布比卡因	5~15 kg: 0.4 mg/kg（0.08 ml/kg） 15~40 kg: 0.3 mg/kg（0.06 ml/kg） ＞40 kg: 0.25 mg/kg（0.05 ml/kg）
0.5% 等比重罗哌卡因	0.5 mg/kg（最大剂量20mg）

六、阻滞技术

（一）椎管内麻醉（硬膜外麻醉 / 蛛网膜下腔麻醉）

1. 解剖

硬膜外间隙位于黄韧带与硬脊膜之间，硬脊膜形成硬脊膜囊，呈长管状鞘包裹在椎管内，从枕骨大孔延伸至第二骶椎下缘。硬膜外阻滞的靶点位于穿过硬膜外腔的脊神经和蛛网膜下腔内的脊神经根（见图 4-3）。

蛛网膜下腔位于脊髓蛛网膜与软脊膜之间，内含脊髓、31 对脊神经，上与脑室相通，下至 S_2 平面。脊髓圆锥通常延伸到 L_1 椎体的下 1/3，汇集到脊髓圆锥尾端的神经根称为马尾神经，包含马尾神经的蛛网膜下腔部分称为腰大池，实施蛛网膜下腔麻醉时药物即沉积于此（见图 4-4）。

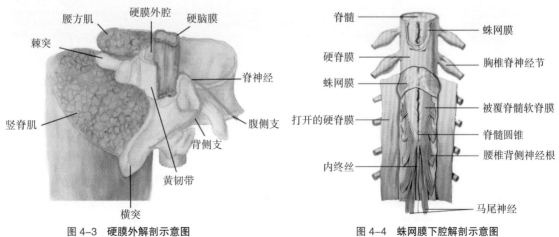

图 4-3　硬膜外解剖示意图　　　　　图 4-4　蛛网膜下腔解剖示意图

体表标志可以用来判断脊髓平面并确定椎管内麻醉的最佳穿刺点，如肩胛冈连线平 T_3 水平、肩胛下角连线平 T_7 水平、髂嵴连线对应 $L_4 \sim L_5$、髂后上棘水平对应 S_1。

2. 操作技术

1）盲法

患儿取侧卧位，膝盖屈曲朝向胸部，低头使脊柱向前屈曲。根据解剖标志确定穿刺间隙，皮肤消毒、铺巾后，使用皮下注射针对皮肤和皮下组织进行浸润麻醉。选择合适的硬膜外穿刺针，缓慢垂直进针，穿刺针依次穿过皮肤、皮下组织、棘上韧带、棘间韧带，到达黄韧带时阻力增加，缓慢推进硬膜外穿刺针直至阻力消失出现落空感即进入硬膜外腔。可利用空气或生理盐水阻力消失试验确定硬膜外腔。经硬膜外穿刺针置入腰麻针，缓慢进针直至出现第二次落空感，确认脑脊液，证实针尖位于蛛网膜下腔。

2）超声引导法

患儿通常采用侧卧位屈膝低头，或坐位（清醒配合儿童），双腿垂于手术床旁，双臂交叉放置于托盘上，头枕于双臂。不配合的患儿需要在适当镇静或全麻后操作。选择低频探头，先扫查到第五骶骨，从此处逐渐向上移动寻找相应的穿刺间隙，或者先定位第七颈椎棘突，然后从上向下移动寻找相应的穿刺间隙。

（1）正中横断面定位：将超声探头垂直放置于后正中线臀沟上方定位骶骨，高亮连续的骨性声像即为骶骨，向头端移动探头直到骨性声像变为低回声即为 $L_5 \sim S_1$ 椎间隙，移动探头获得高回声棘突和两侧横突声像，根据阻滞部位选择相应的穿刺间隙，固定探头由浅至深可见竖脊肌、棘突、关节突、黄韧带、硬脊膜、后纵韧带等声像。硬脊膜与黄韧带之间的低回声区即为硬膜外隙，硬脊膜与后纵韧带之间的低回声区即为蛛网膜下腔（见图 4-5）。

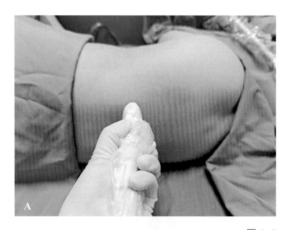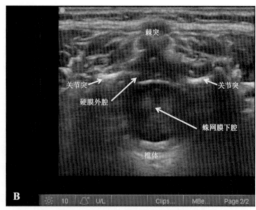

图 4-5 椎管

A. 正中横断面定位探头放置位置示意图；B. 正中横断面超声图像

（2）旁正中矢状面定位：超声探头长轴旁开脊柱中线与脊柱长轴平行，置于髂嵴连线水平，探头向中线部位缓慢移动，到达椎体关节突时可看到"锯齿状"图像。把探头向内侧倾斜指向脊柱中线，直到出现不连续的椎板和椎板间隙声像。向尾端移动探头，直至出现高亮连续的骨性声像，即骶骨，椎体与骶骨之间的间隙即为 $L_5 \sim S_1$ 间隙，调整探头到合适的位置，图像由浅

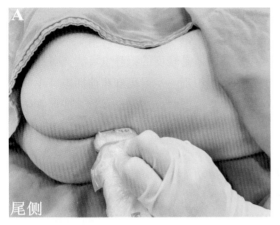
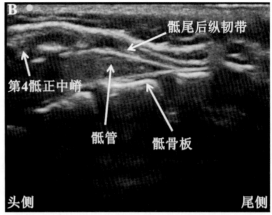

图 4-9　骶管

A. 骶正中嵴平面超声探头放置位置示意图；B. 骶正中嵴平面图像

七、并发症及处理

（1）心血管系统并发症：低血压和心动过缓是椎管内阻滞最常见的生理效应。收缩压（或平均动脉压）下降幅度超过基础值的 30%、心率低于 50 次/min 即可诊断。婴幼儿实施椎管内麻醉易发生阻滞平面过高，可能与药物用量过量以及脑脊液循环较快有关。避免不必要的阻滞平面过广和过高，并纠正低血容量，必要时抬高双下肢。

（2）呼吸系统并发症：椎管内麻醉对呼吸的影响与运动阻滞平面的高低有关，严重呼吸抑制或呼吸停止极为罕见。儿童辅助应用镇静、镇痛药会加重椎管内阻滞的呼吸抑制。

（3）全脊髓麻醉：多由硬膜外隙阻滞剂量的局麻药误入蛛网膜下腔所引起。典型的临床表现为注药后迅速（一般 5 min 内）出现意识不清、双瞳孔扩大固定、呼吸停止、肌肉松弛、低血压、心动过缓，甚至出现室性心律失常或心搏骤停。儿童全麻后阻滞症状易被掩盖。硬膜外阻滞时需规范操作，确保局麻药注入硬膜外隙，注药前回抽确认无脑脊液，缓慢注射及反复回抽确认。强调硬膜外阻滞采用试验剂量，试验剂量不应超过蛛网膜下腔阻滞用量，并且有足够的观察时间。如发生硬膜穿破建议改用其他麻醉方法。如出现全脊麻立即建立人工气道、维持循环稳定。如发生心搏骤停应立即实施心肺复苏。

（4）异常广泛的脊神经阻滞：指硬膜外隙注入常用量局麻药后，出现异常广泛的脊神经阻滞现象。临床特征为延迟出现（10～15 min）的广泛神经阻滞，阻滞范围呈节段性，没有意识消失和瞳孔的变化，症状可不对称分布。异常广泛的脊神经阻滞的处理原则同全脊髓麻醉。

（5）出血或椎管内血肿：穿刺引起硬膜外隙出血时，可注入生理盐水 3～5 ml，观察 2～3 min，如果出血停止或缓解，可继续进行操作，否则应更换穿刺点或更改麻醉方法。椎管内血肿是一种罕见但后果严重的并发症。临床表现为在血肿形成 12 h 内出现严重背痛，短时间后出现肌无力及括约肌功能障碍，最后发展到完全性截瘫，预后差。

（6）局麻药的全身毒性反应：表现为中枢神经系统和心血管系统功能紊乱。小儿所需局麻药量相对大于成人，且硬膜外静脉丛丰富，与成人相比更易发生局麻药毒性反应，在实施过程中应予注意。轻度一般能自愈，可使用药物咪达唑仑、硫喷妥钠处理。麻醉前给予苯二氮䓬类或巴比妥类药物可以降低局麻药中毒引起惊厥的发生率。即便是轻度的镇静也可能掩盖局麻药中毒的早期症状和体征，不利于临床上对局麻药中毒的早期识别。注射局麻药前回吸、小剂量分次给药、先注入试验剂量、采用局麻药的最低有效浓度及最低有效剂量可有效降低局麻药的全身毒性反应。在无禁忌证情况下，局麻药中添加肾上腺素（5 μg/ml 或更低）有助于判定是否误入血管，并减少注射部位局麻药的吸收。

早期发现局麻药中毒的症状和体征并进行早期治疗是成功治疗局麻药中毒的关键。明确诊断以后，首先应立即保证呼吸道通畅，吸入纯氧；必要时气管内插管控制呼吸。抑制惊厥：首选苯二氮䓬类药物，在控制气道的基础上可考虑肌肉松弛药。血流动力学不稳定者禁用丙泊酚。一旦局麻药中毒的诊断成立，应立即给予脂肪乳治疗。推荐剂量为：20% 脂肪乳剂单次静脉注射 1.5 ml/kg，注射时间超过 1 min，然后 0.25 ml/(kg·min) 持续静脉输注。建议最初 30 min 内脂肪乳使用剂量上限为 10 ml/kg。

（7）恶心呕吐：术前应用阿片类药物、阻滞平面超过 T5 或低血压等易诱发儿童出现恶心呕吐。及时调整体位，控制平面上升；避免低血压；阿托品、咪达唑仑、氟哌利多等可预防发生或减轻症状。一旦出现恶心呕吐，立即给予吸氧，并将头转向一侧以防误吸。

（8）尿潴留：椎管内阻滞常引起尿潴留，需留置导尿管。

（9）头痛：硬脊膜穿破后头痛的发生机制为脑脊液持续外漏引起的颅内脑脊液压力降低和继发于颅内压降低的代偿性脑血管扩张。治疗以减少脑脊液外漏、恢复正常脑脊液压力为重点。

（10）神经机械性损伤：穿刺针或导管的直接机械损伤包括脊髓损伤、脊髓神经损伤、脊髓血管损伤。椎管内麻醉穿刺时若出现异感，如数分钟内消失可继续注药，否则应更改麻醉方案，以免术后出现神经并发症。一旦出现神经并发症，可静注氢化可的松或地塞米松治疗。

（李婵　杨丽芳）

第二节　外周神经阻滞

在神经干、丛、节的周围注射局麻药，阻滞其冲动传导，使所支配的区域产生麻醉作用，称为神经阻滞。外周神经阻滞可提供较为完善的镇痛并抑制手术的应激反应，减少阿片类药物的使用，从而降低全麻术后相关并发症。随着神经刺激仪以及超声可视化技术的应用，小儿外周神经阻滞在临床的应用范围越来越广。本技术在日间手术、多模式镇痛、平衡麻醉及加速术后康复（ERAS）中的重要作用也备受关注。

一、小儿外周神经阻滞的特点

通常情况下，外周神经阻滞需要在清醒状态下完成，以减少神经损伤、尽早发现局麻药中毒。但儿童与成人之间存在明显差异，其特殊性会对区域阻滞操作存在影响：① 儿童无法配合摆放特殊体位，且不理解保持不动对于整个操作过程的重要性；② 儿童无法沟通或辨别感觉异常、疼痛和注射压力感，神经损伤及鞘内注射的风险增加；③ 儿童的解剖结构更小，彼此分布更紧密且靠近临近血管，各年龄段儿童的解剖结构差别较大；④ 儿童的目标神经更浅表，神经阻滞难度大、技术要求高；⑤ 儿童的血浆蛋白结合度更低，导致局麻药中毒剂量阈值低。因此，儿童外周神经阻滞常需要在全身麻醉或深度镇静下实施。随着神经刺激器、超声定位和注射压力监测等技术的发展，在全身麻醉或深度镇静下实施儿童外周神经阻滞是安全、可行的。

二、常用药物

酰胺类局麻药是儿童区域阻滞最常用的麻醉药物，该药物在肝细胞内经细胞色素 P450 代谢。局麻药的解离程度取决于解离常数（PKa）和周围溶液的 pH 值。亲脂性适度的药物容易穿过生物膜达到发挥阻滞效果的目标靶点，临床效果最佳。药物持续的时间很大程度上取决于药物与血浆蛋白结合的程度。超声引导可以使给药更精确，使用较小容量和剂量的局麻药即可达到充分的麻醉和镇痛（见表 4-5）。

表 4-5　小儿区域阻滞药物及用量

	推荐药物	浓度（%）	单次最大剂量(mg/kg)	作用时间(min)	容量(ml/kg)
外周神经阻滞	利多卡因	0.5%～1%	6	90～200	0.15～0.3
	布比卡因	0.15～0.25	2.5	180～600	0.15～0.3
	左旋布比卡因	0.15～0.25	2.5	180～600	0.15～0.3
	罗哌卡因	0.15～0.25	2.5	180～600	0.15～0.3
筋膜平面阻滞	布比卡因/左旋布比卡因/罗哌卡因	0.15～0.25	2.5	180～600	0.3～0.5

三、小儿外周神经阻滞

（一）上肢神经阻滞

臂丛神经是一组存在于颈、肩和腋窝内的脊神经，支配着从肩到手指整个上肢的皮肤、皮下组织、肌肉，以及肩部、肘部和手腕部的关节。臂丛神经分为根、干、股、束、支和终末支，在局部从近心端向远心端排列，可以根据术区皮神经的分布、神经解剖走行对臂丛神经的任何位点进行局部阻滞（见图4-10～图4-12），适应证为肩、臂及手的手术。

解剖上，小儿臂丛神经与周围血管临近，血管损伤的风险增加；婴儿的肺尖突向颈部，锁骨下动、静脉及臂丛低位的分支紧贴肺尖或部分陷入肺尖，因此损伤肺尖的可能性更大。生理上，年龄越小，呼吸运动越依赖膈肌。锁骨上和肌间沟神经阻滞均容易发生膈神经阻滞，显著影响呼吸功能。

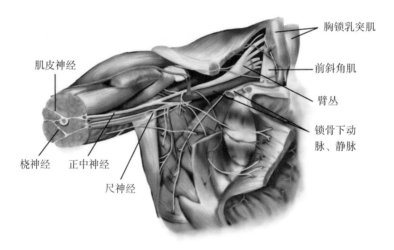

图4-10　肩部臂丛解剖图

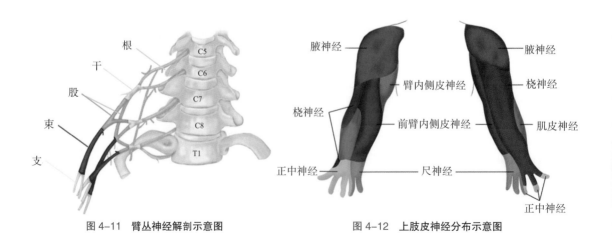

图4-11　臂丛神经解剖示意图　　　　图4-12　上肢皮神经分布示意图

1.肌间沟臂丛神经阻滞

1）解剖特点

肌间沟位于前、中斜角肌之间，胸锁乳突肌胸骨头和锁骨头分离之上约1 cm的位置。颈5~6脊神经在中斜角肌外侧合并为上干，颈7脊神经移行为中干，颈8脊神经和胸1脊神经在前斜角肌合并为下干（**见图4-13~图4-14**）。

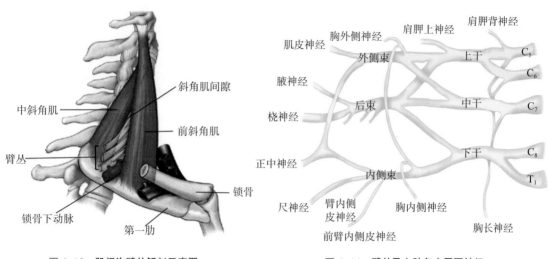

图4-13 肌间沟臂丛解剖示意图　　　　　图4-14 臂丛及上肢各支周围神经

2）适应证与禁忌证

（1）适应证：用于肩部、锁骨远端、肩锁关节和肱骨近端手术的麻醉与镇痛。

（2）禁忌证：凝血功能障碍、穿刺部位感染、肺功能障碍、对侧已存在膈神经损伤或麻痹等。

3）穿刺技术

（1）神经刺激仪法：患儿取仰卧位，全身麻醉或镇静后头偏向对侧约45°，在胸锁乳突肌后缘的下方，环状软骨水平定位C_6肌间沟，穿刺针与皮肤呈60°角，向内、向骶尾部、向后方进针，使用0.4 mA（0.1~0.3 ms）强度电流，当引起神经上干和中干（胸肌、三角肌、肱二头肌）、中干和下干（肱三头肌、前臂或手部肌群）肌肉收缩时，可确认臂丛神经注入局麻药。若颈部前斜角肌或胸锁乳突肌收缩，表示针尖太靠近前内侧，需退针至皮下，后倾10°~20°再次进针。若膈肌收缩，表示针尖太靠前，需退针至皮下，后倾15°再进针。若穿刺后回抽有血，可能误入椎动脉，需退出穿刺针并压迫观察。

（2）超声引导法：探头放置于颈部中央环状软骨水平，由内向外侧移动，依次可以看到气管、甲状腺、颈总动脉、颈内静脉、胸锁乳突肌，在胸锁乳突肌外侧缘，可显示位于前中斜角肌之间的臂丛神经横断面，超声下C_5、C_6、C_7神经根呈圆形或卵圆形低回声声像（**见图4-15、图4-16**）。采用平面内技术，穿刺针垂直刺入皮肤，超声引导下针尖进入肌间沟内靠近神经处，回抽无血、无气即可注药。两侧均可进针，但内侧进针远离颈动脉、椎动脉和脊髓，相对更安

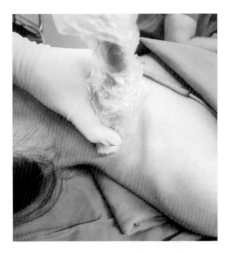

图 4-15　肌间沟臂丛神经阻滞超声
探头位置示意图

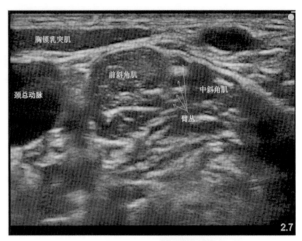

图 4-16　肌间沟臂丛神经超声图像

全。需注意，神经根与脑脊液直接相通，应避免神经内注药。

2. 锁骨上臂丛神经阻滞

1）解剖特点

臂丛的 3 条神经干经由斜角肌间隙外下缘穿出后，向外、向下延伸至锁骨上、第一肋外侧缘，每条神经干分为前后两股。该部位臂丛与锁骨下动、静脉关系密切，共同由椎前筋膜所包裹，称为锁骨下血管周围鞘。臂丛多位于锁骨下动脉的外上方，锁骨下静脉和前斜角肌位于锁骨下动脉的内侧（见图 4-17）。胸膜位于臂丛深部 1～2 cm，在年龄较小的儿童，臂丛神经常常紧贴于胸膜上。臂丛在锁骨上部发出胸长神经、肩胛背神经和肩胛上神经 3 个分支，支配前锯肌、菱形肌、肩胛提肌、冈上肌和冈下肌。

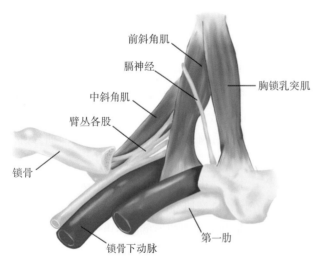

图 4-17　锁骨上窝解剖示意图

2）适应证与禁忌证

（1）适应证：应用范围最广，可用于整个上肢的手术。

（2）禁忌证：穿刺部位感染、肺储备较差患儿、膈神经麻痹等。

3）穿刺技术

（1）神经刺激仪法：患儿全身麻醉或镇静后，取仰卧位，头偏向对侧约 45°，术侧手臂伸展与身体平行，必要时可向膝盖方向轻微牵拉手臂。进针点位于锁骨中点，神经丛位于锁骨下动脉的后外侧。穿刺开始时以 0.8 mA（2Hz，0.1～0.3 ms）电流刺激神经丛，当获得比较理想的肌肉

儿科精确麻醉

运动反应后，将电流减小至 0.4 mA（0.1～0.2 ms），若引出胸肌、三角肌、肱二头肌、肱三头肌、前臂、手部肌肉收缩或手或腕部弯曲或伸展时回抽无血即可注药。如果电流＞0.4 mA 或≤0.2 mA，运动反应消失，提示距离神经太远或突破进入神经鞘膜。进针深度与患者年龄和体重有关，但非线性关系（见表 4-6）。若穿刺针回抽可见动脉血，则进针过深，应立即拔出穿刺针压迫止血；若回抽有气，则说明已进入胸膜腔，应立即退针进行相应处理。

表 4-6　锁骨上臂丛神经阻滞患者体重与进针深度关系

患者体重(kg)	推荐进针深度(mm)
10	10
20	13
30	16
40	19
50	22
60	23
70	24

（2）超声引导法：将探头平行锁骨置于锁骨上窝部，调整探头角度超声下可清晰显示锁骨下动脉声像，在锁骨下动脉的外侧和外上方可探寻到圆形或卵圆形蜂窝状分布的臂丛声像，深部还可显示呈"滑动征"的胸膜声像和高回声的第一肋骨声像（见图 4-18、图 4-19）。或先在肌间沟定位出臂丛，沿臂丛走行追踪至锁骨上。平面内进针，内外侧均可，方向朝锁骨下动脉外上方缓慢进针，针尖靠近神经，回抽无血、无气即可注药。由于穿刺针逐渐远离锁骨下动脉和胸膜顶，故内侧进针相对更安全。

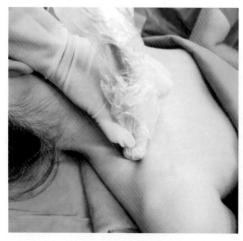

图 4-18　锁骨上臂丛神经阻滞超声探头放置
位置示意图

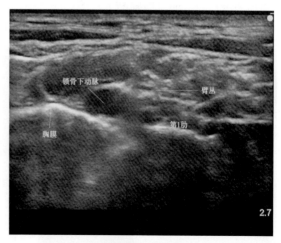

图 4-19　锁骨上臂丛神经超声图像

3.锁骨下臂丛神经阻滞

1）解剖特点

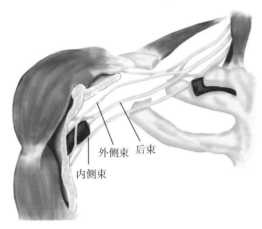

图 4-20　锁骨下臂丛解剖示意图

锁骨上部臂丛干分出的 6 股神经沿着腋动脉向外向下移行，其中上干、中干的前股汇合成外侧束，下干的前股移行为内侧束，三干的后股汇合成后束，各神经束最初位于腋动脉第一段（第一肋外缘与胸小肌上缘之间）的后外侧，之后位于腋动脉第二段（胸小肌深面）的外侧、内侧和后侧，在腋动脉第三段（胸小肌下缘至大圆肌下缘之间）发出至上肢各部的神经分支，锁骨下阻滞即位于此水平（见图 4-20）。上臂阻滞效果好，无须额外进行肌皮神经阻滞。

2）适应证与禁忌证

（1）适应证：用于上肢手术，包括肱骨近端、肘部、前臂和手部手术的麻醉与镇痛。

（2）禁忌证：严重的凝血功能障碍、穿刺部位感染。

3）穿刺技术

（1）神经刺激仪法：患者取仰卧位，肩下垫薄枕。上肢内收，肘部屈曲 90°，手置于腹部。穿刺点的位置取决于患儿年龄，一般位于喙突下 0.5～1 cm 处。神经刺激器引导下垂直刺入，初始电流设置为 0.8 mA（2 Hz，0.1 ms）即可，在维持适当运动反应情况下，将电流调整至 0.4 mA 的目标阈值，出现远端手或腕部的屈曲或伸展运动较为理想，回抽无血、无气即可注药。若针尖触及肋骨，则穿刺过深，需退针至皮下重新穿刺。回抽有血提示穿刺针进入腋动脉、锁骨下动脉或头静脉，此时应完全退针后重新仔细穿刺。

（2）超声引导法：将探头置于锁骨中点下、外侧 1～2 cm 处，即锁骨胸大肌三角沟处，一端指向头部，另一端对向患侧足，调整探头以获得腋动、静脉横轴图像。超声下可显示胸大肌、胸小肌、腋动脉、腋静脉等声像（见图 4-21、图 4-22）。可通过加压探头、应用彩色多普勒等

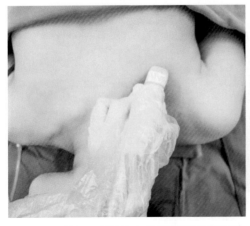

图 4-21　锁骨下臂丛神经阻滞超声探头放置位置示意图

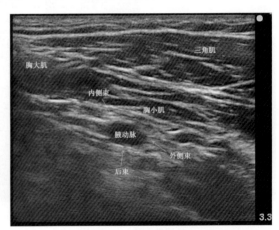

图 4-22　锁骨下臂丛神经超声图像

方法鉴别出胸肩峰动脉和头静脉，以免进针时引起损伤。在动脉、静脉之间、动脉外上方和后方分别是臂丛的内侧束、外侧束和后束。从头侧平面内进针，向足侧方向推进，针尖至神经附近回抽无血、无气即可注药。

4.腋路臂丛神经阻滞

1）解剖特点

锁骨下臂丛伴随腋动、静脉向外移行，从胸小肌下方到达腋窝，正中神经、桡神经和尺神经环绕并伴随腋动脉从腋窝顶部沿着肱骨走行到达肘部。在腋窝区，桡神经多位于动脉的深部，尺神经位于腋动脉的后侧，正中神经位于腋动脉的前侧（**见图4-23**）。肌皮神经常通过外侧束离开神经丛，需单独阻滞。

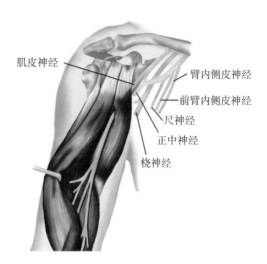

图4.23　腋路臂丛解剖特点

2）适应证与禁忌证

（1）适应证：用于肘、前臂、腕或手的麻醉与镇痛。

（2）禁忌证：穿刺部位感染、穿刺路径无法避开血管。

3）穿刺技术

（1）神经刺激仪法：患儿取仰卧位，手臂外展70°～80°并外旋，肘关节屈曲90°，手背朝向床面。定位腋动脉，经腋动脉上缘进针，指向锁骨中点方向，与皮肤约呈45°，朝向内侧、背部和尾部方向穿刺。也可使针呈垂直方向，朝向动脉和肱骨的上缘进针。阻力消失，提示穿刺针进入包绕神经的腋鞘。应用0.8～1.0 mA（2 Hz，0.1 ms）的初始电流刺激神经丛获得运动神经反应，调整阈值电流为0.4 mA（0.1 ms）时出现手部抽动较为理想。回抽无血，即可注药。肌皮神经通常位于肱二头肌和喙肱肌之间，穿刺针进入喙肱肌腹即可阻滞该神经，单独阻滞肌皮神经时，肘关节屈曲是较理想的运动神经反应。回抽发现有血表示穿刺到血管，应退针压迫并重新定位。若术中需使用止血带，应在上臂行小范围的环形局部麻醉以阻滞肋间臂神经。

（2）超声引导法：将探头放置于胸大肌于肱骨的止点水平，与肱骨垂直，向肱骨近端或远端微调探头，清晰显示腋动脉、腋静脉、肱二头肌等声像，桡神经、正中神经和尺神经分别位于腋动脉的深部、前侧和后侧（**见图4-24、图4-25**）。由于此处血管丰富，可应用彩色多普勒超声加以鉴别。平面内进针，由探头前侧端刺入皮肤，缓慢推进注射针，直至靠近神经，回抽无血方可注药。可采用三点法阻滞，分别在三条神经周围注射直至药物完整包裹神经。腋静脉位于腋动脉的内侧，尺神经阻滞时容易损伤，应注意避开，同时，进针时可用探头压闭腋静脉以免损伤和血管内注药。

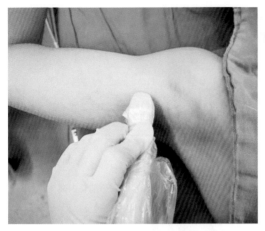

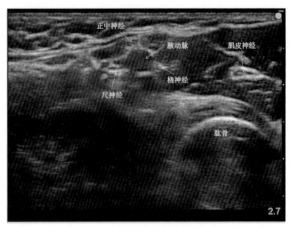

图 4-24　腋路臂丛神经阻滞超声探头放置位置示意图　　　图 4-25　腋路臂丛神经超声图像

5.并发症及处理

（1）膈神经阻滞：一侧膈神经阻滞后对呼吸影响较轻，需吸氧并严密观察；如有严重呼吸困难，应予呼吸支持。避免使用高浓度和大剂量局麻药，禁忌进行双侧肌间沟及锁骨上臂丛神经阻滞，以防阻滞双侧膈神经。

（2）霍纳综合征：因阻滞颈交感神经所致。避免进针过深和局麻药物剂量过大，可降低霍纳综合征发生率。

（3）喉返神经麻痹：一般无须处理，有呼吸困难者给予呼吸支持。

（4）血管损伤：穿刺时尽可能避开血管走行部位，损伤血管后应及时退针压迫，防止持续出血形成血肿。

（5）气胸：超声引导时少见，穿刺时应避免垂直向胸腔进针。如发生，应立即吸入纯氧，停止正压通气。若出现张力性气胸，需穿刺减压。肺萎陷超过 1/4 肺容积时需放置胸腔闭式引流。

（6）硬膜外注药、蛛网膜下腔注药、全脊麻、脊髓损伤：较为罕见，超声下确保针尖的位置，注药前回抽。

（7）神经损伤、局麻药中毒（见下文）。

（二）下肢神经阻滞

下肢皮肤的神经支配较为复杂，下肢神经阻滞所涉及的腰丛、骶丛分支主要源自 $L_2 \sim S_4$ 脊神经前支，另外 T_{12} 和 L_1 的脊神经的部分分支也会支配下肢近端的部分神经（见图 4-26～图 4-29；表 4-7）。与臂丛不同，没有一种技术可以通过单次注射阻滞全部腰骶丛神经。因此，从功能学上讲，腰丛和骶丛是独立的神经丛，必须分别进行阻滞才能达到单侧下肢神经阻滞或镇痛效果。

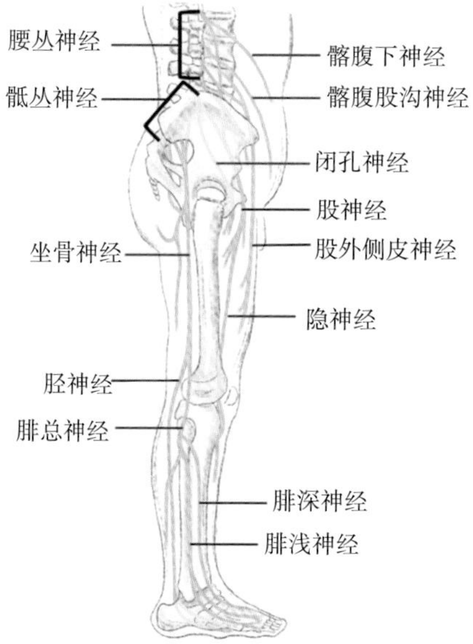
腰丛神经
骶丛神经
髂腹下神经
髂腹股沟神经
闭孔神经
股神经
坐骨神经
股外侧皮神经
隐神经
胫神经
腓总神经
腓深神经
腓浅神经

图 4-26　**下肢神经分布示意图**

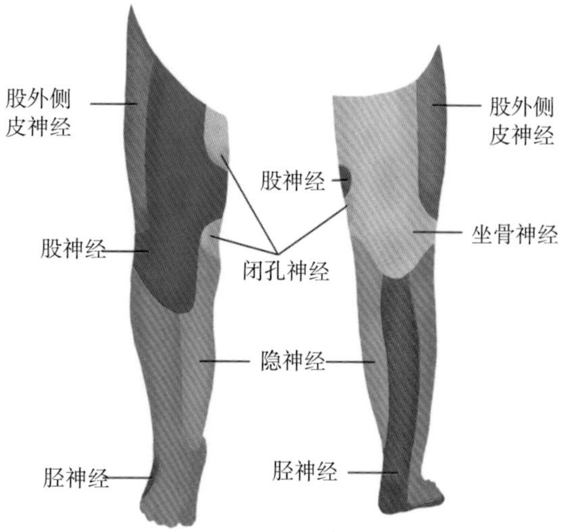
股外侧
皮神经
股外侧
皮神经
股神经
股神经
坐骨神经
闭孔神经
隐神经
胫神经
胫神经

图 4-27　**下肢皮神经分布示意图**

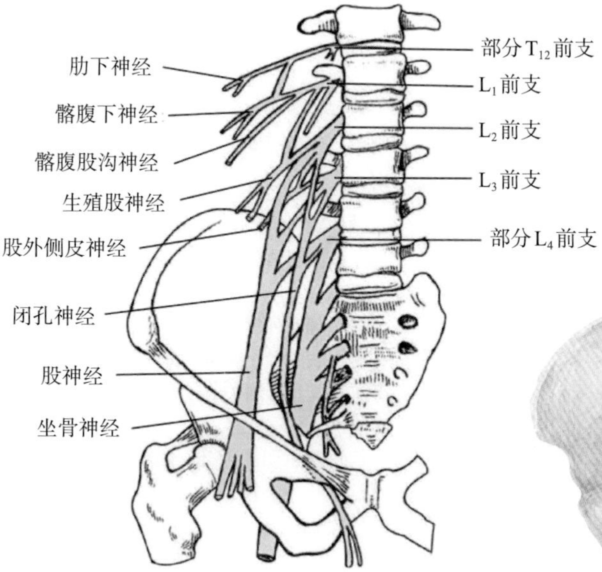
肋下神经
髂腹下神经
髂腹股沟神经
生殖股神经
股外侧皮神经
闭孔神经
股神经
坐骨神经
部分 T_{12} 前支
L_1 前支
L_2 前支
L_3 前支
部分 L_4 前支

图 4-28　**腰丛分支与走行**

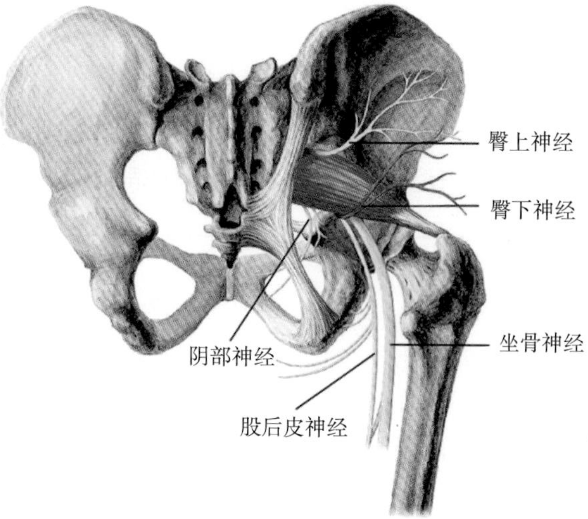
臀上神经
臀下神经
坐骨神经
阴部神经
股后皮神经

图 4-29　**骶丛分支与走行**

表 4-7　下肢（腰丛、骶丛）神经起源及感觉、运动支配

	分支	来源	运动支配	感觉支配
腰丛	髂腹下神经	$T_{12} \sim L_1$	腹横肌 腹内斜肌	臀部后外侧、耻骨上皮肤感觉
	髂腹股沟神经	L_1	腹横肌 腹内斜肌	耻骨联合上部、大腿近端内侧、阴囊上部和阴茎根部（男性）、阴阜和大阴唇外侧（女性）皮肤感觉
	生殖股神经	$L_1 \sim L_2$	男性提睾肌	阴囊（男性）、阴阜和大阴唇（女性）、大腿前内侧/近端的皮肤感觉
	股外侧皮神经	$L_2 \sim L_3$	无	大腿到膝关节前侧和外侧、大腿后外侧皮肤感觉
	股神经	$L_2 \sim L_4$	髂肌、耻骨肌、缝匠肌、股四头肌、膝关节肌	大腿前内侧、膝前、膝周、小腿至踝关节、足部第一跖趾内侧皮肤感觉、髋关节；膝关节
	闭孔神经	$L_2 \sim L_4$	闭孔外肌、长收肌、短收肌、大收肌、耻骨肌、股薄肌	大腿内侧远端皮肤、髋关节；膝关节
骶丛	臀上神经	$L_4 \sim S_1$	臀中肌、臀小肌、阔筋膜张肌	无
	臀下神经	$L_5 \sim S_2$	臀大肌	无
	股后皮神经	$S_1 \sim S_3$	无	臀部、会阴部、大腿后侧、小腿近端后侧皮肤感觉
	坐骨神经	$L_4 \sim S_3$	股二头肌、半腱肌、半膜肌、大收肌肌腱部、胫神经、腓总神经全部小腿和足部肌肉	除股神经隐神经支配的内侧区以外所有小腿下部和足部皮肤感觉；髋关节
	胫神经	$L_4 \sim S_3$	腘肌、腓肠肌、比目鱼肌、跖肌、胫骨后肌、趾长/𝑚短屈肌、𝑚/小趾展肌、蚓状肌、副屈肌、骨间肌、𝑚收肌	小腿远端后外侧和足底皮肤感觉；膝关节和足部诸关节
	腓总神经	$L_4 \sim S_2$	胫骨前肌、𝑚长伸肌、趾长短伸肌、腓骨长肌、腓骨短肌和第三腓骨肌	小腿上端前外侧、足背、所有脚趾背侧和邻侧皮肤感觉（除第一趾蹼外）；膝关节、踝关节和足部诸关节
	阴部神经	$S_2 \sim S_4$	肛门内/外括约肌、肛提肌、会阴浅/深横肌、尿道括约肌、球海绵体肌、坐骨海绵体肌	肛门周围、阴道下部、阴囊/大阴唇皮肤感觉

1. 髂腹下/髂腹股沟神经阻滞

1）解剖特点

髂腹下/髂腹股沟神经主要由 T_{12} 和 L_1 脊神经前支组成，出椎间孔后由腰大肌外侧缘穿出，在前方斜跨过腰方肌和髂肌，并在髂嵴前部穿过腹横肌。在前腹部躯干，两神经均走行于腹横肌和腹内斜肌之间，它们主要支配下腹壁及上臀部外侧区、耻骨上部、大腿内侧近端、阴囊上部的皮肤感觉（见图 4-30）。

2）适应证与禁忌证

（1）适应证：腹股沟区域的手术，联合肋下神经阻滞用于下腹部手术。

（2）禁忌证：不能代替全身麻醉作为唯一的麻醉方式，也不能消除牵拉腹膜和精索操纵所引起的应激反应和内脏疼痛。

3）穿刺技术

（1）解剖定位法：患儿取仰卧位，一般于髂前上棘处阻滞。皮肤消毒后，用22 G 或 25 G 短斜面穿刺针于髂前上棘上、内 1 cm 处进针，向后外侧方向触及髂骨的后上缘，随后边退针边注入局麻药。当

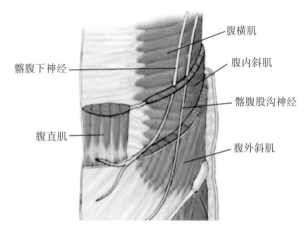

图 4-30　髂腹下、髂腹股沟神经解剖

针退至皮下，再向腹股沟韧带方向，穿透腹内斜肌后出现特有的突破感，继续穿透腹外斜肌，针尖斜面指向脐，注入局麻药。

（2）超声引导法：患者取仰卧位，采用高频线阵探头，斜放于髂前上棘与脐连线处。显示腹外斜肌、腹内斜肌和腹横肌，在腹内斜肌与腹横肌之间寻找到旋髂深动脉，髂腹下 / 髂腹股沟神经多呈圆形或卵圆形与血管伴行（**见图 4-31、图 4-32**）。探头可采用平面内或平面外技术，进针至这两根神经旁，注射局麻药。由于解剖变异，神经也可出现在腹内和腹外斜肌之间。如果识别不到神经，可将局麻药注射在腹内斜肌和腹横肌或腹内斜肌与腹外斜肌之间，也可渗透到神经周围。

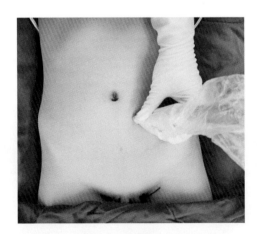

图 4-31　髂腹下、髂腹股沟神经超声定位位置示意图

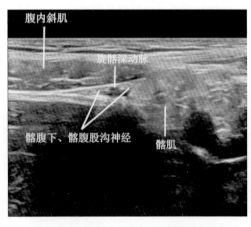

图 4-32　髂腹下、髂腹股沟神经超声图

4）并发症及处理

并发症少见，进针过深，可发生股神经阻滞，类似髂筋膜间隙阻滞。如不在超声引导下，则有穿破结肠和小肠的可能。

2. 股神经阻滞

1）解剖特点

股神经来源于 $L_2 \sim L_4$ 脊神经根腹侧支的背侧分支，是腰丛最大的分支，经腹股沟韧带深面的中点稍外，于股动脉外侧进入大腿前面股三角。肌支支配大腿肌前群，皮支分布于大腿和膝关节前部皮肤，并移行为隐神经，向下与大隐静脉伴行至足的内侧缘，分布于小腿内侧面及足内侧缘的皮肤。

2）适应证与禁忌证

（1）适应证：用于大腿前侧与膝部、小腿内侧部及足踝内侧部手术麻醉与镇痛。

（2）禁忌证：穿刺部位感染、神经损伤、局麻药过敏等。

3）穿刺技术

（1）神经刺激仪法：患儿平卧，在腹股沟韧带下扪及股动脉，穿刺针点位在腹股沟韧带下 $0.5 \sim 1$ cm，动脉外侧 $0.5 \sim 1$ cm（取决于儿童年龄和体型）。以 $30° \sim 45°$ 方向向头端倾斜刺入皮肤。当针尖突破阔筋膜与髂筋膜，阻力消失，有明显突破感。使用神经刺激仪时，设置初始电流为 $0.8 \sim 1$ mA（1 Hz，$0.1 \sim 0.2$ ms），可诱发股四头肌收缩（膝腱反射），定位成功后将电流降至 0.5 mA，髌骨收缩，回抽无血即可注药。

（2）超声引导法：患儿平卧，双腿稍分开，将高频探头置于腹股沟韧带上，探头与皮肤垂直，移动探头至髂前上棘与耻骨结节连线的内 1/3 处，腹股沟韧带深部可见股静脉和股动脉，彩色多普勒超声可协助定位血管，股神经位于股动脉外侧，表现为高回声梭形或蜂窝状声像（见图 4-33、图 4-34）。婴幼儿股神经的回声与周围组织相近，较青少年和成人难以辨别。采用平面内或平面外技术均可，针尖在髂筋膜和髂腰肌之间注药。对于股神经难以辨别的儿童，联合应用神经刺激器可提高穿刺成功率。

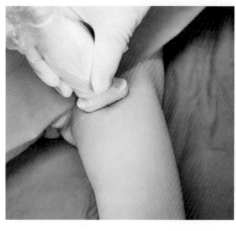

图 4-33　股神经阻滞超声探头放置位置示意图

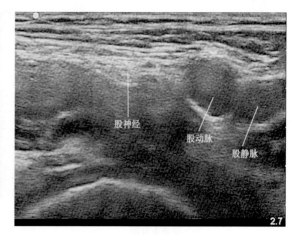

图 4-34　股神经超声图像

4）并发症及处理

并发症不多见，但有时可能误穿入股动脉。一旦误穿入股动脉，应压迫至少 5 min，以避免巨大的血肿形成。

3. 髂筋膜间隙阻滞

1）解剖特点

髂筋膜位于髂肌前方，起自髂嵴上外侧，向内与腰大肌筋膜结合。股神经与股外侧皮神经在骨盆节段位于髂筋膜下方。髂筋膜间隙阻滞能阻滞股神经、股外侧皮神经及闭孔神经。

2）适应证与禁忌证

（1）适应证：用于髋关节、股骨近端手术麻醉与镇痛。

（2）禁忌证：相对安全性较高。

3）穿刺技术

（1）盲法：患儿取平卧位，髂前上棘与耻骨联合连线中外 1/3 处垂直于腹股沟韧带，穿刺点位于垂直线上，根据患儿年龄，距腹股沟韧带 0.5 ～ 2 cm。用短斜面穿刺针，垂直刺入皮肤并缓慢推进，穿透阔筋膜和髂筋膜可感觉到两次突破感，回抽无血后在髂筋膜下注入局麻药。

（2）超声引导法：体位同股神经阻滞。将超声探头置于腹股沟韧带长轴方向中点，向腹股沟韧带中外 1/3 的外侧缘移动，可看到髂骨、髂肌和髂筋膜（见图 4-35、图 4-36）。使用平面内技术在腹股沟韧带下方 1 ～ 2 cm 处向头侧进针，直至针尖位于髂筋膜下方、髂肌之间，可阻滞股神经、闭孔神经和股外侧皮神经。超声技术可用于辅助观察局麻药液的扩散，调整针尖的位置，获得更好的阻滞效果。

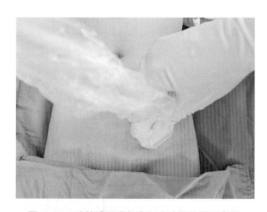

图 4-35　髂筋膜阻滞超声探头放置位置示意图

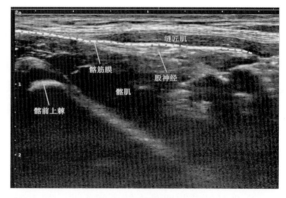

图 4-36　髂筋膜超声图像

4）并发症及处理

当髂筋膜阻滞太靠内侧时，会造成股神经阻滞完善，而另两根神经阻滞不全。

4. 坐骨神经阻滞

1）解剖特点

坐骨神经为全身最粗大、最长的神经。自骶丛发出后，经梨状肌下孔出骨盆，在臀大肌深面下行，经坐骨结节与股骨大转子之间下行至大腿后面，在股二头肌深面下降达腘窝上方分为胫神经和腓总神经，分别支配小腿肌后群及足底肌，小腿后面和足底皮肤，及小腿外侧肌群，小腿外侧、足背及第 2 ～ 5 趾背的皮肤（见图 4-37）。

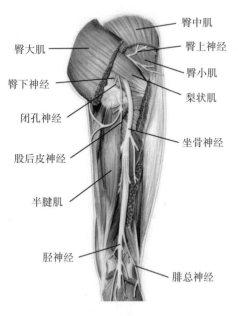

臀大肌

臀中肌

臀上神经

臀小肌

臀下神经

梨状肌

闭孔神经

坐骨神经

股后皮神经

半腱肌

胫神经

腓总神经

图 4-37　坐骨神经解剖图

坐骨神经阻滞有多种路径，包括后路、前路及侧路坐骨神经阻滞。根据阻滞部位不同，又分为骶旁、坐骨旁、臀肌下、腘窝等区域的坐骨神经阻滞。后路坐骨神经阻滞成功率高、阻滞完善、并发症少，是小儿坐骨神经阻滞最常用的方法。某些患儿由于体位限制，侧路坐骨神经阻滞具有一定优势但不能完全阻滞股后皮神经。前路坐骨神经阻滞对于低年龄段儿童或体型较小的患儿，可获得较清楚的超声图像，也有一定的临床应用价值。

2）适应证与禁忌证

（1）适应证：坐骨神经阻滞可完成足部手术及腿、足、踝创伤后镇痛。当复合腰丛或神经阻滞时，可满足大部分下肢手术的麻醉及术后镇痛。

（2）禁忌证：同前。

3）穿刺技术

（1）神经刺激仪法。

① 后路坐骨神经阻滞：患儿取侧卧位，患侧朝上，屈髋屈膝，穿刺点位于股骨大转子与髂后上棘连线中点。以神经刺激器定位，穿刺针垂直于皮肤进针，方向朝坐骨粗隆的外侧面，向内、向上缓慢推进，穿刺深度取决于患儿年龄与体型和肥胖程度，约为 1 mm/kg。设置神经刺激仪初始电流为 1～1.5 mA（2 Hz，0.1～0.2 ms），诱发出腘绳肌、腓肠肌、足或足趾收缩，定位成功后电流降至 0.4 mA 仍可获得适当的运动反应，回抽无血即可注药。

② 侧路坐骨神经阻滞时：患儿平卧位，患侧臀部下垫薄枕，标记股骨大转子。穿刺点位于大腿外侧，根据年龄不同于大转子下 1～2cm 穿刺针与神经刺激器连接，垂直于皮肤与股骨长轴缓慢进针，直至引出足趾活动。

（2）超声引导法。

① 坐骨结节与股骨大转子间入路：超声引导坐骨神经阻滞最常用的阻滞方法之一。患儿可取侧卧位，髋关节屈曲及膝关节稍伸展或俯卧位，将高频线阵探头或低频凸阵探头（较大儿童和青少年）置于股骨大转子与坐骨结节之间连线上，调整探头超声下可显示坐骨结节、股骨大转子和臀大肌声像。坐骨结节与股骨大转子之间、臀大肌的深面，坐骨神经呈梭形（**见图 4-38、图 4-39**）。多采用平面内技术，针尖穿过臀大肌到达臀下间隙，靠近神经回抽无血即可注药，注射过程中可见低回声局麻药液包绕在高回声坐骨神经周围。

② 前路坐骨神经阻滞：进针深度较深，操作难度更高。患儿取仰卧位，髋关节外旋、膝关节稍屈曲。可采用高频线阵探头或低频凸阵探头，置于大腿近 1/3 处，即股骨小转子水平，与股骨垂直，超声下可见股骨、长收肌、短收肌、大收肌、半腱肌和半膜肌等声像，在股骨内后方、大收肌深部可见梭形或椭圆形坐骨神经声像（**见图 4-40、图 4-41**）。多采用平面内进针，针尖穿过长收肌、短收肌、大收肌即至神经附近，回抽无血即可注药，穿刺时需注意避开股动脉。

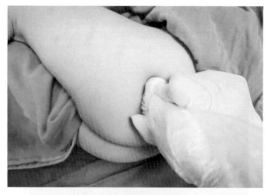

图 4-38　坐骨结节与股骨大转子间入路超声探头
位置示意图

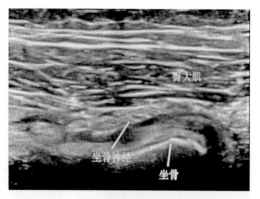

图 4-39　坐骨结节与股骨大转子间入路
坐骨神经超声图像

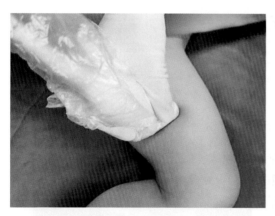

图 4-40　前路坐骨神经超声探头位置示意图

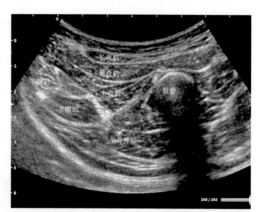

图 4-41　前路坐骨神经超声图像

③ 股骨中段外侧入路坐骨神经阻滞：患儿取仰卧位，双下肢自然伸直，可选用高频线阵探头或低频凸阵探头置于大腿外侧中上部任意水平，探头与股骨垂直。超声下可显示股骨、股外侧肌和股二头肌的声像，在股二头肌内侧可见梭形或椭圆形坐骨神经声像（**见图 4-42、图4-43**）。多采用平面内进针，针尖穿过股外侧肌和股二头肌即至神经周围，回抽无血即可注药，注意针尖位置，以免引起神经损伤。

④ 腘窝后侧入路坐骨神经阻滞：患儿取侧卧位或俯卧位，将探头横向置于腘横纹上方。胫神经和腓总神经位于腘窝血管外侧表浅处，两条神经均表现为椭圆形高回声影。将探头向头侧移动直至胫神经与腓神经汇合为坐骨神经处（**见图 4-44、图 4-45**）。腘横纹至进针点距离与患儿体重相关，体重 < 10 kg，距离为 1 cm；体重 10 ~ 20 kg，距离为 2 cm；体重 20 ~ 30 kg，距离为 3 cm。确定汇合点后，可采用探头平面内技术置入穿刺针，回抽无血注入局麻药，注意针尖位置，以免损伤血管、神经。

4）并发症及处理

穿刺部位出血、神经损伤、局麻药中毒等。

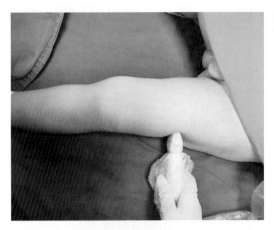

图 4-42　股骨中段坐骨神经超声探头位置示意图

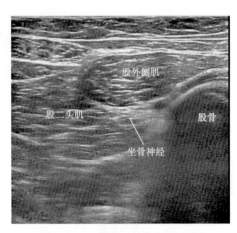

图 4-43　股骨中段坐骨神经超声图像

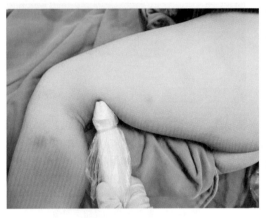

图 4-44　腘窝坐骨神经超声探头位置示意图

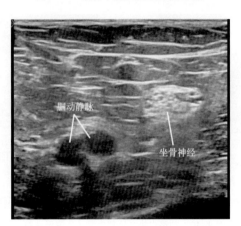

图 4-45　腘窝坐骨神经超声图像

5. 阴茎神经阻滞

1）解剖特点

尽管有会阴神经、生殖股神经和髂腹股沟神经参与支配阴茎根部，但阴茎主要靠阴部神经支配，其起源于骶丛神经，包括会阴神经和阴茎背神经。阴茎背神经进入耻骨下区，经过耻骨下方到达阴茎悬韧带深处，与两侧阴茎背动脉伴行，到达阴茎海绵体后被 Buck 筋膜包绕，支配阴茎感觉（见图 4-46）。

2）适应证与禁忌证

（1）适应证：包皮手术（包茎、包皮过长、包皮嵌顿）的麻醉与术后镇痛，以及尿道下裂修复术的麻醉与术后镇痛。

（2）禁忌证：肾上腺素禁忌用于阴茎阻滞。

3）穿刺技术

（1）盲法：患者取仰卧位，进针点位于耻骨联合外侧、耻骨支的下方（婴儿为 0.5 cm，年长男患儿为 1 cm）。穿刺点处稍向内侧、尾侧方向进针（与垂直线呈 10°~15°）。穿刺针穿透 Scarpa 筋膜时会有"突破感"，深度为皮下 8~30 mm（深度与患者年龄或体重无关），回抽无

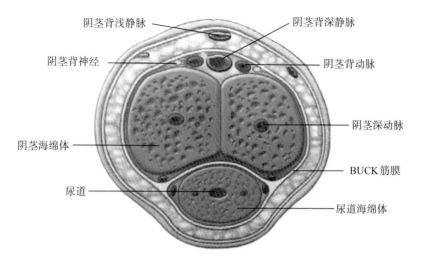

图 4-46　阴茎横截面

血即可注药。阴茎背神经阻滞可提供良好的镇痛作用，但不能充分阻滞阴茎腹侧，特别是包皮系带。阴茎根部环形阻滞可确保阻滞更有效，尤其是与阴茎背神经阻滞联合使用时，但术前进行环形阻滞可能会影响尿道下裂或包皮环切术操作。

（2）超声引导法：患儿取平卧位，充分暴露会阴区。将线阵超声探头横置于耻骨至阴茎根部之间，探头向内向下扫查。超声下可显示阴茎海绵体、尿道海绵体声像，在海绵体外上方，筋膜的深层可探寻到搏动的阴茎背动脉，阴茎背神经即位于该动脉附近，但有时不易显示（见图 4-47、图 4-48）。多采用平面内进针，穿刺针穿过筋膜层到达神经周围，回抽无血即可注药，如神经显示不清，可将局麻药注射在阴茎背侧血管周围，也可获得同样镇痛效果。

4）并发症及处理

为防止严重的血管收缩，肾上腺素禁止用于阴茎阻滞。进行阴茎背神经阻滞时，可能损伤阴茎背血管而造成血肿，进而导致阴茎头部缺血。

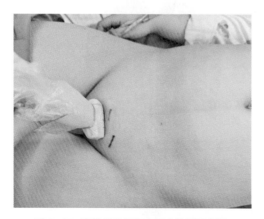

图 4-47　阴茎背神经超声探头位置示意图

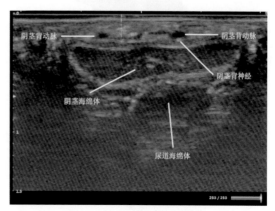

图 4-48　阴茎背神经超声图像

四、小儿躯干神经阻滞

躯干神经阻滞是多模式镇痛策略的重要组成部分，可以为大多数胸、腹部手术提供有效镇痛，其安全性高，不良反应较椎管内麻醉少，随着超声技术的发展，越来越多地被应用在小儿术后镇痛中。每一种特定的躯干神经阻滞仅能实现部分胸腹部麻醉，所以需要根据外科手术类型选择合适的阻滞方法。绝大多数躯干神经阻滞以筋膜平面（有神经走行于其中）为靶目标，而非具体的神经。这一点保证了躯干神经阻滞的安全性与易行性，但这也造成了感觉神经阻滞强度与范围的个体差异性。胸椎旁、竖脊肌平面阻滞提供前外侧胸壁与胸廓镇痛。腹直肌鞘、腹横肌平面神经阻滞提供前外侧腹壁镇痛。

1.竖脊肌平面阻滞

1）解剖特点

背部脊柱旁肌肉起自骶骨背面，上达枕骨后方，充填于棘突与肋角之间，可分为深、浅两层（见图4-49、图4-50）。竖脊肌是背深肌群中最长和最大的肌肉，位于脊柱两侧的沟内，起自骶骨背面和髂嵴的后部，止于椎骨和肋骨。胸段脊神经出椎间孔后分为背侧支和腹侧支，其中背侧支穿过肋横突韧带走行于后方并向上支配竖脊肌；腹侧支走行于外侧称为肋间神经，走行于肋间肌和肋间内肌之间，支配前胸壁、侧胸壁及上腹部的皮肤感觉（见图4-51）。另外，脊神经交通支连接脊神经和交感干，支配内脏感觉。竖脊肌平面阻滞时将局麻药注射在竖脊肌深部与横突之间，从头向尾侧在筋膜平面内扩散，渗透过横突周围的结缔组织到椎旁间隙，可同时阻滞脊神经的背侧支、腹侧支和交通支。因此，竖脊肌平面阻滞可阻滞躯体神经纤维和内脏神经纤维，同时缓解躯体疼痛和内脏疼痛。

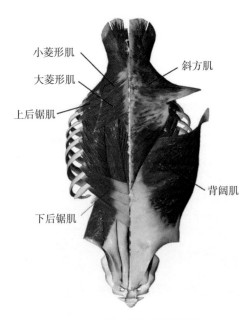

图 4-49　背部浅层肌肉解剖示意图

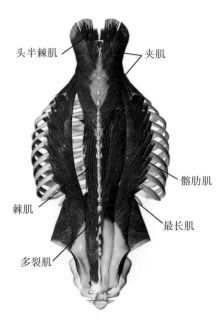

图 4-50　背部深层肌肉解剖示意图

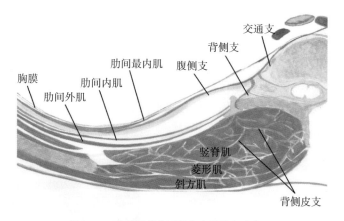

图 4-51　竖脊肌横断面解剖和脊神经分布图

2）适应证和禁忌证

（1）适应证：用于整个躯干和下肢手术的麻醉与镇痛，如心胸外科手术、腹部手术、泌尿外科手术、胸腰椎脊柱手术、髋关节手术、肋间神经痛、带状疱疹、肋骨骨折等。

（2）禁忌证：严重的凝血功能障碍、穿刺部位感染或患儿难以配合。

3）超声引导法穿刺技术

患儿多于镇静或全麻后摆侧卧位或俯卧位，患侧躯体向上，年长可配合患儿也可选用坐位。选用高频线阵探头，探头涂抹耦合剂后用无菌保护套包紧备用。根据所需阻滞的脊神经节段定位相应棘突，可根据触诊进行体表标记，从第1肋向下或从第12肋向上计数识别所需操作的椎体横突；亦可直接行超声定位，胸段从第12肋向头侧移动探头定位出相应肋骨，再向内侧移动探头直至定位出横突和棘突。腰段多从骶骨向头侧对腰椎节段定位，向头侧移动直至目标横突，向内侧移动探头可获得所需阻滞脊神经节段的棘突声像并做标记。

（1）横断面扫描：把探头横置于脊柱后正中线上，可显示棘突声像，向患侧移动探头直至获得棘突、椎板和横突的横断面声像（见图4-52、图4-53）。多从探头外侧端进针，针尖依次穿过斜方肌、菱形肌和竖脊肌浅层，称为竖脊肌平面I型阻滞，回抽无血、脑脊液和气体后注药，可见局麻药在竖脊肌平面内呈梭形扩散。

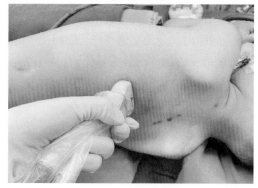

图 4-52　竖脊肌平面横断面超声探头位置示意图

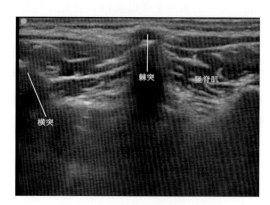

图 4-53　竖脊肌平面横断面超声图像

（2）矢状面扫描：把探头放置在脊柱后正中线上处，探头长轴与脊柱平行，超声下可见棘突声像。把探头向患侧方平移 1～2 cm，超声下可显示横突矢状面声像，上胸段可显示斜方肌、菱形肌、竖脊肌及横突声像（见图 4-54、图 4-55），穿刺针穿过竖脊肌深层触及横突骨质时，回抽无血、无脑脊液、无气体时即可注入局麻药，也可注射 1～2 ml 生理盐水确认位置再进行注药，这种针尖穿过竖脊肌深层阻滞称为竖脊肌平面 II 型阻滞，可见局麻药液在横突和竖脊肌之间的筋膜结构内扩散表示阻滞成功。

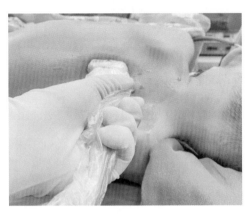

图 4-54　矢状位竖脊肌平面超声探头位置示意图

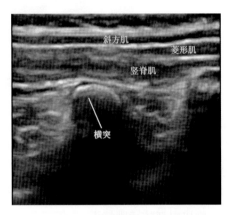

图 4-55　竖脊肌平面矢状位超声图

有研究表明，竖脊肌平面 II 型阻滞镇痛效果优于 I 型阻滞，表明竖脊肌深层注射，药物更容易向椎旁扩散。由于小儿肌肉菲薄，筋膜间隙疏松，药液更易扩散，阻滞范围可能更广，交感神经抑制可造成短时间血压下降，术中应严密监测。

4）并发症及处理

较易发生气胸、低血压、胸膜损伤、血管损伤等并发症，但发生率远低于硬膜外或椎旁神经阻滞。

2. 胸椎旁间隙阻滞技术

1）解剖特点

椎旁间隙是位于脊柱两侧的潜在楔形间隙，其内侧由椎体、椎间盘、椎间孔的侧面、棘突构成，后方为横突上缘以及相邻肋骨间的肋横突韧带，前外侧壁为壁层胸膜与胸内筋膜（见图 4-56）。椎旁间隙常稍微向尾侧倾斜，内侧与椎间孔相通，可发生局麻药液扩散。

胸部脊神经有 12 对，脊神经出椎间孔后行走于椎旁间隙内，分为交感神经、肋间神经的腹支与背支、脊膜返支、交通支等。腹侧支向侧方和前方延伸，背侧支向后方延伸，T_1～T_{11} 腹侧支称为肋间神经，T_{12} 腹侧支称为肋下神经。胸段脊神经分支按序呈节段性分布，分别支配胸部、腹部和背部的皮肤感觉以及相应肌肉的运动（见图 4-57）。

2）适应证和禁忌证

（1）适应证：用于胸部、背后部、肩胛部、胸壁、上腹壁的手术，联合腰椎旁阻滞技术还可用于腹部手术的麻醉和术后镇痛。

（2）禁忌证：严重的凝血功能障碍、穿刺部位感染、患儿家属拒绝、患儿难以配合或解剖

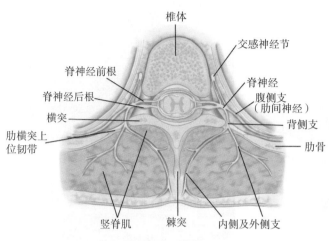

椎体
交感神经节
脊神经前根
脊神经后根
脊神经
腹侧支（肋间神经）
横突
背侧支
肋横突上位韧带
肋骨
竖脊肌
棘突
内侧及外侧支

图 4-56　胸椎旁间隙解剖示意图

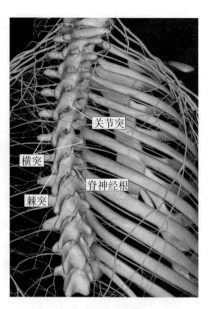

关节突
横突
脊神经根
棘突

图 4-57　胸椎旁骨性结构图

结构异常等。

3）穿刺技术

患儿多于镇静或全麻后摆侧卧位或俯卧位，年长可配合的患儿也可选用坐位，但极少使用。侧卧位时患侧躯体向上，屈曲背部增加胸段脊柱后凸可增加横突间隙，降低穿刺难度。俯卧位时手臂应外展，为尽量减少腰椎向前弯曲，可于患儿腹部垫放一薄枕。可选用低频凸阵探头或高频线阵探头，探头涂抹耦合剂后用无菌保护套包好备用。

（1）横断面扫描：可根据体表解剖学标志辅助超声定位相应棘突，亦可直接行超声定位。首先根据所需阻滞的脊髓节段定位相应棘突，从第 12 肋向头侧移动探头直至定位出相应肋骨，依次定位出相应横突和棘突并做标记。将探头向患侧方向平移至横突位置，超声下由内至外依次可显示棘突、椎板、横突等声像，横突的外侧可探及随呼吸滑动的胸膜，胸膜的浅层和横突的外侧可显示高回声的肋横突韧带，横突的外侧、肋横突上位韧带的深部、胸膜的浅层可显示三角形的低回声声像即为胸椎旁间隙。把探头向尾侧平移，直至横突声像消失即至横突间隙平面，该水平胸椎旁间隙较显著，位于关节突的下外侧、胸膜的上内侧、肋横突上位韧带的下部（见图 4-58、图 4-59）。

采用平面内进针技术从外侧进针，针尖穿过竖脊肌、肋横突上位韧带即至胸椎旁间隙，应仔细观察进针角度，穿刺针不宜过于向内，椎间孔方向刺入并注射可能损伤脊髓，朝外易引起气胸。在回抽无血、无气时可注入局麻药，也可把药注射到胸膜的内上侧、关节突的外下方。由于小儿横突间距小，肋间隙狭窄，到达椎旁间隙的进针角度陡峭，部分患儿横断面扫描平面内阻滞操作困难。

（2）矢状面扫面：把探头放置于标记的棘突上，探头长轴与脊柱平行。超声下可见节状的上下位棘突，把探头沿肋骨的走行向患侧平移。可显示瓦状的关节突声像，继续向外平移可显示垛

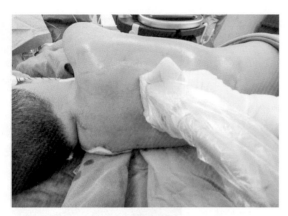

图 4-58 胸段椎旁阻滞横断面扫描超声探头位置

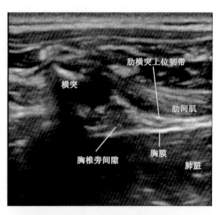

图 4-59 胸段椎旁阻滞横断面扫描超声图像

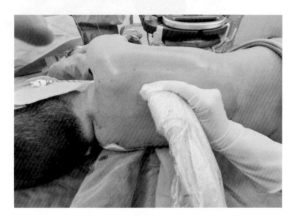

图 4-60 胸段椎旁阻滞矢状面扫面超声探头位置

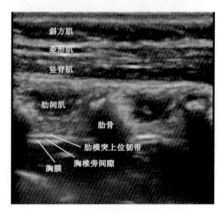

图 4-61 胸段椎旁阻滞矢状面扫描
超声图像

样的横突声像。继续向外侧移动探头可显示肋骨及肋横突上位韧带声像。也可由外向内定位，先定位相应肋骨和肋间隙的位置，从外向内定位横突位置。在横突旁、上下位肋间可显示肋横突上位韧带和胸膜。肋横突上位韧带深层、胸膜浅层即胸椎旁间隙（见图 4-60、图 4-61）。

多从探头尾侧端进针，针尖穿过竖脊肌和肋横突上位韧带即至胸椎旁间隙，针尖穿过肋横突韧带时会有轻微突破感，注射时超声下可见药物在胸膜上扩散，出现胸膜下压征。也可采用平面外技术，从探头两侧进针，针尖穿过肋横突上位韧带即至胸椎旁间隙。平面外进针时应通过调整探头和进针角度以清晰显示针尖位置，以免引起气胸等并发症。

4）并发症及处理

（1）气胸：穿刺时应注意进针深度，不宜过深。超声操作时，确保针尖在图像内，针尖靠近胸膜时，可调整为小潮气量通气。全麻患儿的症状极易被掩盖，应严密监测。胸腔镜手术患儿建立人工气胸后可进行扫查。

（2）低血压：多是由大量局麻药物扩散到硬膜外腔所致。每个脊髓节段严禁一次注射大量局麻药。可采用单点注射，多次小剂量给药。注药前确保针尖的位置，以防进入硬膜外间隙和蛛网膜下腔。交感神经阻滞也会导致低血压。

（3）胸膜损伤：多是由进针过深，或者进针角度不当所致。

（4）高位硬膜外麻醉和全脊麻：发生率较低，进针角度尽量不要指向中线椎间孔，进针不要过深。注药前注意回抽，无血、无脑脊液方可注药。

（5）脊髓损伤和神经内注药：主要由操作不当脊髓内注药所致。进针时和注药前应注意患儿的异感和反应，小儿联合全身麻醉时症状易被掩盖，尽量选择平面内进针技术，仔细观察进针角度。

（6）血管损伤和局麻药中毒：胸椎旁血管丛丰富，容易损伤血管，一般无须处理，密切观察。需要多次回抽和小剂量注射避免意外血管内注药。

3. 腹直肌鞘阻滞

1）解剖特点

腹直肌是一长条状肌肉，从第9肋软骨尖延伸至耻骨结节。两侧腹直肌由纤维鞘包绕，称为腹直肌鞘（**见图4-62**）。$T_3 \sim T_{11}$肋间神经、肋下神经前皮支从腹横肌平面穿出后，向内走行于腹直肌鞘，在腹直肌后侧，后鞘浅面向前下走行，由腹直肌外缘向上进入腹直肌，继而穿出前鞘进入皮下组织。期间分出外侧皮支和内侧皮支，支配腹直肌表面皮肤的感觉。

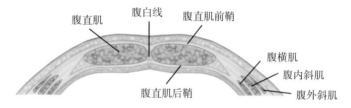

图 4-62　腹直肌鞘解剖示意图

2）适应证与禁忌证

（1）适应证：脐部以及腹部纵轴正中切口的麻醉与镇痛。

（2）禁忌证：穿刺部位严重感染。

3）穿刺技术

患儿取平卧位，双上肢置于胸壁两侧。根据切口水平可选择脐上、脐和脐下三个水平进行阻滞。将探头横置于白线旁，并于白线垂直。超声下可显示腹直肌前鞘、腹直肌、腹直肌后鞘、腹横筋膜、腹膜等声像（**见图4-63、图4-64**）。腹直肌后鞘与腹直肌之间即为目标注药点。

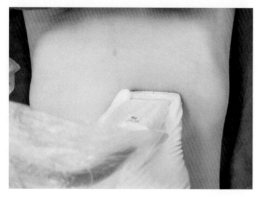

图 4-63　腹横肌平面阻滞超声探头放置位置示意图

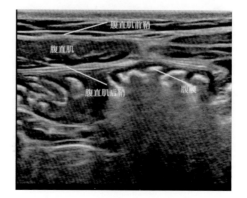

图 4-64　腹横肌平面超声图像

4）并发症及处理

穿刺损伤，包括血管损伤、腹膜及腹腔脏器损伤等。

4. 腹横肌平面阻滞

1）解剖特点

侧腹壁有 3 层肌肉，包括腹外斜肌、腹内斜肌和腹横肌。腹内斜肌与腹横肌之间的筋膜平面称为腹横肌平面，其内主要有 $T_6 \sim T_{12}$ 以及 L_1 脊神经的前支穿过（**见图 4-65、图 4-66**）。临床上，腹横肌平面（TAP）阻滞需要通过超声引导实施。

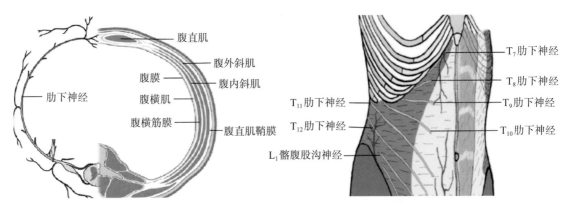

图 4-65　腹横肌平面解剖示意图　　　　　　图 4-66　腹横肌平面神经节段分布

2）适应证与禁忌证

（1）适应证：腹部手术的镇痛。

（2）禁忌证：穿刺部位严重感染。

3）穿刺技术

患者取仰卧位，双上肢置于胸壁两侧。将探头平行放置于肋缘下、剑突外侧，超声下可显示腹直肌声像，向外侧移动探头可显示腹外斜肌、腹内斜肌和腹横肌，腹内斜肌和腹横肌之间即为腹横肌平面，在腹横肌下方可看到腹膜及肠管（**见图 4-67、图 4-68**）。可根据手术切口位

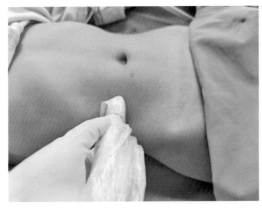

图 4-67　腹横肌平面阻滞超声探头放置位置示意图

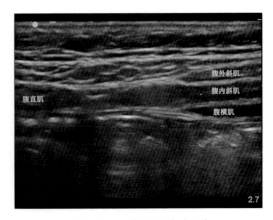

图 4-68　腹横肌平面超声图像

置选择相应的阻滞位点，对于位置较高的上腹手术，可将探头向头侧移动到肋缘下方。对于位置较低的下腹手术，可将探头置于髂嵴上方，当穿刺针到达腹内斜肌和腹横肌之间，即可注射局麻药（见表4-8）。对于近正中或双侧切口，要行两侧阻滞。当肌肉之间的筋膜平面扩张后，可置入导管行连续术后镇痛。

表4-8 腹部手术阻滞节段及腹横肌平面阻滞方式

手术类型	阻滞节段	腹横肌平面阻滞途径
上腹部手术	$T_8 \sim T_{10}$	肋缘下 + 外侧或后侧腹横肌平面阻滞
下腹部手术	$T_{10} \sim L_1$	外侧或后侧腹横肌平面阻滞
全腹部手术	$T_7 \sim L_1$	肋缘下 + 外侧或后侧腹横肌平面阻滞

4）并发症及处理

并发症少见，行针过深，也有穿破结肠和小肠的报道。无超声引导的阻滞效果不确切。

五、外周神经置管连续阻滞

目前，儿童单次外周神经阻滞主要应用于一般手术的术中和术后早期镇痛。外周置管连续阻滞通常用于术后疼痛显著且持续时间较长的患儿，例如骨科大手术、骨折牵引、四肢、胸壁畸形矫正术或辅助术后物理治疗等，也可用于儿童微血管手术后改善外周循环和控制慢性疼痛。因此，置管连续外周神经阻滞技术逐渐成为小儿临床麻醉和术后镇痛的一种新方法。该方法对患儿生理干扰轻微，镇痛效果确切，可减少阿片类药物的使用，显著降低相关不良反应。

但应特别注意，外周神经置管连续阻滞技术有可能掩盖小儿患者创伤后的骨筋膜室综合征。所以必须对每个患儿进行风险评估后，再决定是否采用该技术。

目前，临床常用的外周神经置管连续阻滞方法包括神经刺激器技术、超声引导技术或双重引导技术。根据导管的功能分为非刺激型导管、刺激型导管和针内导管套件。一般来讲，其定位和穿刺的方法、过程与单次阻滞类似。当确认穿刺针到达神经周围时，可通过刺激针置入单孔或多孔导管，置管深度在小儿一般超出刺激针 1 ~ 3 cm 即可，置管过深容易使导管穿出神经鞘，或远离神经，导致阻滞不完善或失败。若使用刺激型导管（有导电金属丝置于导管的管壁中，导管前端有金属珠可持续释放电流），当 0.5 mA 的适量电流诱发出相应部位肌肉收缩时，通常表示导管尖端位置正确。刺激型导管理论上可能提高阻滞效果，但目前没有得到相关临床研究的证明。针内导管套件是在实时超声和神经刺激器引导下使用的，可以监测运动神经反应且避免鞘内注射。针内导管套件使用过程中不易发生移位，使得皮肤与导管紧密贴合在一起。

为便于导管置入，可通过导管注射溶液进行水分离扩大神经间隙，以便促进导管在组织中前进。在儿童及婴幼儿中，局麻药使用剂量呈现体重相关性，在给予初始计量后，0.15% ~ 0.25% 布比卡因、左旋布比卡因和罗哌卡因的连续输注建议剂量是 0.1 ~ 0.2 ml/（kg·h）。当置入外周神经导管时，为降低感染风险，应全程注意无菌操作原则。对于小儿患者，妥善固定是外周神经置管连续阻滞成功的关键。由于小儿患者的神经分布较为浅表，局麻药液常常会通过导管和周围组织的间隙漏出，引起导管脱出，可以采用医用黏合剂封堵穿刺针眼，避免渗液；也可建立皮下隧道后包扎固定。

六、小儿区域阻滞常见并发症及处理

并发症的产生极少由单一因素引起，多个轻微的失误累积起来就会产生严重的后果。因此麻醉医师必须尽可能做好每一个步骤，才能降低不良事件的发生率。小儿区域阻滞并发症的预防重在详细了解病情、术前重点评估、选择最佳麻醉方式、规范操作流程、及时识别、早期处理等。

1. 过敏反应

发生率很低，过敏程度从轻微的皮肤症状到最严重的过敏性休克，多由酯类局麻药引起。注意观察气道压的改变，儿童支气管痉挛通常比血流动力学改变更早。麻醉医师可以根据过敏的临床表现，进行相应的处理。轻微的局部反应首选抗组胺释放药物和糖皮质激素。如果患儿发生严重过敏性休克，如低血压和支气管痉挛，抢救需要按照儿科高级生命支持的指南进行。

2. 全身毒性反应

（1）心血管系统毒性反应：小儿心输出量相对较大，局麻药吸收速度较快，故小儿局麻药中毒的风险较高。多数儿童在接受区域阻滞前会给予镇静或全身麻醉，因此会掩盖早期精神症状，如精神激动和惊厥等早期征象。观察到心电图 T 波高尖可以早期发现全身毒性反应，一旦出现全身毒性反应，患儿可能首先表现为心律失常、低血压甚至心搏骤停等严重情况。抢救时需遵循儿科高级生命支持中气道、呼吸和循环支持的推荐意见。首先立即停止注射局麻药，维持气道通畅，必要时行气管插管，给予氧气吸入，保证足够的氧合；控制抽搐发作，可使用苯二氮䓬类；如果心搏骤停，立刻开始心肺复苏，同时避免使用利多卡因处理心律失常；尽早使用 20% 脂肪乳剂，负荷量一分钟内静推 1.5 ml/kg；维持量 0.25 ml/（kg·min）；如果 5 min 后，仍未恢复心血管稳定，可以每隔 5 min 重复注射初始剂量（1.5 ml/kg，＞1 min），持续输注速度可以升至 0.5 ml/（kg·min），直至循环稳定，最大剂量可达 10 ml/kg；儿童心血管毒性的表现通常是心动过缓和低血压，处理措施关键是适当的等张晶体（10~20 ml/kg）的液体治疗，肾上腺素（0.01 mg/kg）和胸外按压。

（2）神经系统毒性反应：低龄儿童血脑屏障发育不全，脑内的局麻药浓度增加，直接增加了中枢神经系统的毒性。主要表现为惊厥，发生惊厥时可以使用苯二氮䓬类、丙泊酚、巴比妥类或苯妥英钠类药物治疗，也可紧急使用脂肪乳剂。局部麻醉药浓度过高可对神经结构产生直接不良反应或导致神经不可逆阻滞。

3. 外周神经损伤

外周神经损伤较罕见，多数神经损伤是一过性的，一方面由于常用神经损伤的诊断方法可能不适用于小儿，再或者较小儿童对神经损伤的症状无法准确地表述；另一方面可能与儿童对神经损伤的修复能力更强，在症状出现之前已迅速修复有关。应选择钝头细穿刺针，避免鞘内注射、高压注射与注射速度过快。可使用超声引导或神经刺激仪辅助穿刺。

4. 血管损伤和血肿形成

外周神经穿刺或置管有时会损伤邻近血管引起血肿，穿刺过程和置管过程中应注意避开血管，如误入血管，应退针压迫直至出血停止及血肿停止扩张，注意监测血肿远端肢体脉搏及张力，以排除骨筋膜室综合征。超声引导可降低血管损伤的发生率。

5. 导管脱出或残留

连续神经阻滞有时会出现导管脱出现象。局部缝合固定可降低导管的脱出率。采用皮肤黏合剂封堵穿刺针孔，避免药液渗出，也可减少导管脱出的发生率。

6. 外周神经置管后感染

导管感染率与无菌技术有关，任何时候都应严格无菌操作。小儿一旦出现局部红斑、穿刺部位周围疼痛、发热、寒战或脓液流出，应及时处理。皮下隧道可降低置管区感染率，预防性使用抗生素可明显降低导管感染率。

（李婵　杨丽芳）

参考文献

［1］ STIFFLER KA, JWAYYED S, WILBER ST, et al. The use of ultrasound to identify pertinent landmarks for lumbar puncture［J］.Am J Emerg Med, 2007, 25(3): 331-334.

［2］ CHIN KJ, KARMAKAR MK, PENG P. Ultrasonography of the adult thoracic and lumbar spine for central neuraxial blockade［J］. Anesthesiology, 2011, 114(6): 1459-1485.

［3］ WEED JT, TAENZER AH, FINKEL KJ, et al. Evaluation of preprocedure ultrasound examination as a screening tool for difficult spinal anaesthesia［J］. Anaesthesia, 2011, 66(10): 925-930.

［4］ PERLAS A, CHAPARRO LE, CHIN KJ. Lumbar neuraxial ultrasound for spinal and epidural anesthesia: a systematic review and meta-analysis［J］. Reg Anesth Pain Med, 2016, 41(2): 251-260.

［5］ 谭冠先.疼痛诊疗学［M］.2版.北京：人民卫生出版社,2005：63.

［6］ 连庆泉,张马忠.小儿麻醉手册［M］.2版.上海：上海世界图书出版公司,2017：146-151.

［7］ 邓小明,姚尚龙,于布为,等.现代麻醉学［M］.4版.北京：人民卫生出版社,2014：1555-1556.

［8］ OULEGO-ERROZ I, MORA-MATILLA M, ALONSO-QUINTELA P, et al. Ultrasound evaluation of lumbar spine anatomy in newborn infants: implications for optimal performance of lumbar puncture［J］. J Pediatr, 2014, 165(4): 862-865.

［9］ BRUCCOLERI RE, CHEN L. Needle-entry angle for lumbar puncture in children as determined by using ultrasonography［J］. Pediatrics, 2011, 127(4): e921-e926.

［10］ TSUI BC, BERDE CB. Caudal analgesia and anesthesia techniques in children［J］. Curr Opin Anaesthesiol, 2005, 18(3): 283-288.

［11］ GUDAITYTE, MARCHERTIENE, PAVALKIS, et al. Caudal and lowdose hyperbaric bupivacaine spinal blockade for adult anorectal surgery: a double-blinded randomized controlled study: A-430［J］. Europ

Anaesthesiol, 2006, 23(37): 474-481.

[12] AHISKALIOGLU A, YAYIK AM, AHISKALIOGLU EO, et al. Ultrasound-guided versus conventional injection for caudal block in children: A prospective randomized clinical study[J]. J Clin Anesth, 2018, 44: 91-96.

[13] SCHWARTZ D, RAGHUNATHAN K, DUNN S, et al. Ultrasonography and pediatric caudals[J]. Anesth Analg, 2008, 106(1): 97-99.

[14] SHIN SK, HONG JY, KIM WO, et al. Ultrasound evaluation of the sacral area and comparison of sacral interspinous and hiatal approach for caudal block in children[J]. Anesthesiology, 2009, 111(5): 1135-1140.

[15] TAENZER A, WALKER BJ, BOSENBERG AT, et al. Interscalene brachial plexus blocks under general anesthesia in children: is this safe practice? A report from the pediatric regional anesthesia network(PRAN) [J]. Reg Anesth Pain Med, 2014, 39: 502-505.

[16] COTE CJ, LERMAN J, ANDERSON BJ. Apractice of anesthesia for infants and children[M]. 6th Amsterdam: Elsevier, 2019.

[17] YANG CW, CHO CK, KWON HU, et al. Ultrasound-guided supraclavicular brachial plexus block in pediatric patients-a report of four cases[J]. Korean J Anesthesiol. 2010: 59(Suppl): S90-S94.

[18] ELNOUR HA, HANA MG, RIZK SN, et al. Ultrasound guided axillary brachial plexus block in pediatric surgical patients[J]. Egypt Anesth, 2009, 25: 281-290.

[19] MILLER BR. Ultrasound-guided fascia iliaca compartment block in pediatric patients using a long-axis, in-plane needle technique: a report of three cases[J]. Paediatr Anaesth, 2011, 21: 1261-1264.

[20] OBCRNDORFER U, MARHOFER P, BOSENBERG A, et al. Ultrasonographic guidance for sciatic and femoral nerve blocks in children[J]. Br J Anaesth, 2007, 98: 797-801.

[21] BERNIERE J, SCHRAYER S, PIANA F, et al. A new formula of age-related anatomical landmarks for blockade of the sciatic nerve in the popliteal fossa in children using the posterior approach[J]. Pediatr Anesth, 2008, 18: 602-605.

[22] VAN GEFFEN GJ, MCCARTNEY CJ, GIELEN M, et al. Ultrasound as the only nerve localization technique for peripheral nerve block[J]. J Clin Anesth, 2007, 19: 381-385.

[23] FORERO M, ADHIKARY SD, LOPEZ H, et al. The erector spinae plane block: a novel analgesic technique in thoracic neuropathic pain[J]. Reg Anesth Pain Med, 2016, 41(5): 621-627.

[24] UESHIMA H, HIROSHI O. Spread of local anesthetic solution in the erector spinae plane block[J]. J Clin Anesth, 2018, 45: 23.

[25] ADHIKARY SD, BERNARD S, LOPEZ H, et al. Erector spinae plane block versus retrolaminar block: a magnetic resonance imaging and anatomical study[J]. Reg Anesth Pain Med, 2018, 43(7): 756-762.

[26] TULGAR S, SENTURK O. Ultrasound guided erector spinae plane block at L-4 transverse process level provides effective postoperative analgesia for total hip arthroplasty[J]. J Clin Anesth, 2018, 44: 68.

[27] DE CASSAI A, TONETTI T. Local anesthetic spread during erector spinae plane block[J]. J Clin Anesth, 2018, 48: 60-61.

[28] ECOFFEY C, LACROIX F, GIAUFRE E, et al. Epidemiology and morbidity of regional anesthesia in children: a follow-up one-year prospective survey of the French-language society of paediatric anaesthesiologists(ADARPEF)[J]. Paediatr Anaesth, 2010, 20: 1061-1069.

儿科精确麻醉

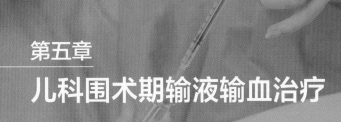

第五章
儿科围术期输液输血治疗

小儿麻醉期间的输液输血，需要根据小儿生理特点合理选择补充成分，计算输液量。同时要求麻醉医师具备丰富的临床经验，仔细谨慎、密切评估患儿的循环和灌注状态，实时调整静脉滴注的速度和成分，达到精确管理的目标。

一、小儿体液生理

出生时新生儿细胞外液容量大于细胞内液容量，随后细胞外液开始减少，而细胞内液逐渐增多，至 3 个月时细胞内液开始超过细胞内液，1 岁时两者的比例接近成人（见表5-1）。小婴儿细胞外液多的临床意义：① 易引起脱水及低血容量；② 总体液量百分比的增加将影响药物的分布容积，一些水溶性药物按体重计算的剂量较成人等效剂量高 20% ~ 30%。

细胞外液可进一步分成组织间液与血浆两部分。血浆的液体量在各年龄组保持相对恒定，约占体重的 5%。例如小儿的血细胞比容为 40%，则血容量占体重的比例约为 8%。

表 5-1　不同年龄的体液分布

体液占体重比例	早产儿(%)	新生儿~6个月(%)	6个月以上(%)
体液总量	80	75	60
细胞内液	35	35	40
细胞外液	45	40	20
组织间液	40	35	15
血浆	5	5	5

以往理论认为，调节血管内外的液体平衡的主要结构是内皮细胞间隙的紧密连接，液体进出毛细血管遵循 Starling 方程。Starling 理论认为，毛细血管内和组织间隙的液体流动取决于两者之间胶体渗透压差异和静水压之差。血管内液体在毛细血管的动脉端从血管中滤出，并在静脉端重新吸收。

$$J_v = K_{fc}\left[\left(P_c - P_t\right) - \delta_c\left(\pi_c - \pi_t\right)\right]$$

J_v＝液体通过毛细血管壁进入或离开血管的速率；

K_{fc}＝毛细血管通透性系数，表示小分子物质通过血管壁的能力；

P_c＝毛细血管静水压；

P_t＝组织液静水压；

δ_c＝反流系数，表示血管壁阻止大分子物质通过的能力；

π_c＝毛细血管胶体渗透压；

π_t＝组织液胶体渗透压。

正常情况下，血管内胶体渗透压高于组织间液，促使水分进入血管，而血管内静水压高于组织间液，又促使液体进入组织间液，血容量的维持依赖于两者的平衡。疾病状态下，如心力衰竭、肾小球肾炎，血管内容量增加，导致静水压过高，形成组织水肿。而肝功能衰竭、肾病综合征或发生其他原因的低蛋白血症时，血管内胶体渗透压降低，组织间液成分增加，导致水肿。另外，败血症时毛细血管通透性增加，白蛋白滞留在组织液，使其胶体渗透压升高，也导致水肿发生。

近年来，随着毛细血管内壁上糖萼层的发现，经典 Starling 理论得到了修改。研究发现，除了细胞间的紧密连接外，内皮细胞的血管壁面上存在以糖萼为基础的内皮表层，对限制液体和大分子流动同样起着重要作用。由白蛋白浓度差异造成的胶体渗透压梯度，主要存在于内皮表层（高白蛋白浓度）与糖萼下空间（低白蛋白浓度）这两处血管内的结构之间，而非以往认为的存在于血管内和组织间隙之间。

糖萼和内皮表层将大分子物质排斥在血浆内，白蛋白、水和小分子溶质则可进入其内，前者滞留于内皮表层，后两者随着静水压梯度，从胞间紧密连接处的裂隙外渗至组织间隙，其冲刷效应在糖下空间产生低白蛋白区，形成糖萼层和糖下空间的胶体渗透压梯度，阻挡减缓液体外流。

因此，修改后的 Starling 理论认为，在包含糖萼的内皮层完整的生理情况下，这种完全存在于血管内的胶体渗透压梯度，起到了阻挡但不逆转液体从血浆到组织间隙的滤过作用。同时，毛细血管静水压恒定且相对较低，因此液体外渗率较低，但存在于沿毛细血管整个长度，而非先前认为的液体在毛细血

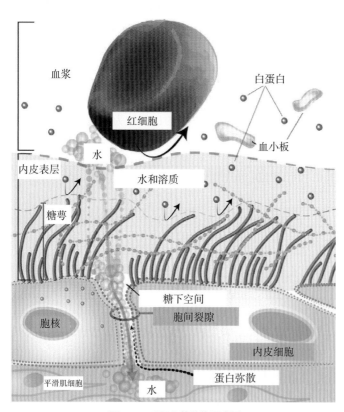

图 5-1　毛细血管结构示意图

管动脉端滤过、静脉端重新吸收。

很多病理生理状况，如全身炎症反应综合征和脓毒症、缺血再灌注损伤、创伤和出血、血容量过多、低血糖，均可能导致糖萼从血管内皮脱落，其功能受到破坏，无法阻挡蛋白和液体经过胞间紧密连接处流出血管，出现组织水肿，同时可能导致有效循环血容量难以维持。

二、补液量和补液方法

计算小儿围术期补液，通常考虑以下几个部分：正常维持量（生理需要量）、禁食禁饮的缺失量、手术导致的液体转移量（第三间隙丢失量），以及补充失血或维持血压所需的液体量。

1. 正常维持量（生理需要量）

维持正常代谢情况下，产生 1 卡热量需要消耗 1.2 ml 水，同时产生 0.2 ml 水，因此每产生 100 卡热量，需要 100 ml 水。根据 Holliday 和 Segar 于 1957 年提出的"4-2-1"法则，可计算小儿每小时液体维持量，见**表 5-2**。

表 5-2　围术期补液的生理需要量（每小时）

体重	每小时液体维持量
≤ 10 kg	4 ml/kg
11 ~ 20 kg	40 + 2 ml/kg（超过 10 kg 部分）
> 20 kg	60 + 1 ml/kg（超过 20 kg 部分）

以一个体重为 25 kg 的小儿为例，计算每小时的生理需要量为：（4 × 10）+（2 × 10）+（1 × 5）= 65（ml）。

2. 术前禁食禁水所缺失的液体量

小儿术前因禁食禁水而缺失的那部分生理需要量，在麻醉后需要进行补充。1975 年，Furman 等提出的补充方案为，通过计算每小时正常维持量（4-2-1 法则），乘以禁食时间（6 ~ 8 小时），得出：

禁食缺失量 = 每小时正常维持量 × 禁食小时数。

补充方法：在手术的第 1 小时，给以上总量的 1/2，接下来的 2 个小时内每小时分别补入剩余的 1/4。

1986 年，Berry 提出的简化方案被广泛采用：在手术第 1 小时内，< 3 岁的患儿给予 25 ml/kg 平衡液；3 ~ 4 岁，20 ml/kg 平衡液；> 4 岁，15 ml/kg 平衡液。

近年来，随着禁食指南的更新，多数单位缩短禁饮时间至术前 2 小时，使这部分补液量大大减少。另外，在大多数儿科专科医院，对长时间禁食的小儿，术前病房内已经开始静脉补液，进一步减少了这部分液体补充的必要。在笔者单位，如果麻醉诱导期间经密切评估之后，如不存在明显的液体缺失，往往不再补充这部分液体。

3. 手术与创伤导致的液体转移丢失（第三间隙丢失）量

传统做法是，一般浅表手术约每小时失液 2 ml/kg，中等手术每小时失液 4 ml/kg，大手术每小时失液 6 ml/kg，而腹腔内大手术时失液量可达每小时 10 ml/kg，早产儿 NEC、腹裂甚至需要每小时 30～50 ml/kg。通常用林格液或生理盐水补充。具体实施方法可参考表 5-3。

表 5-3　考虑第三间隙丢失的术中补液量

手术大小	第三间隙补充量	维持量 + 第三间隙补充量
小手术	2 ml/(kg·h)	6 ml/(kg·h)
中手术	4 ml/(kg·h)	8 ml/(kg·h)
大手术	6 ml/(kg·h)	10 ml/(kg·h)
早产儿儿坏死性小肠结肠炎（NEC）		30～50 ml/(kg·h)

Isabelle Murat，Morie-Claude Dubois Perioperative fluid therapy in pediatrics [J]. Pediatric Anesthesia, 2008, 18: 363-370.

近年来发现，第三间隙这一理论在成人中实际上可能并不存在，儿童则并无研究。提示对这一部分补液应保持谨慎态度。

越来越多的证据提示，在肠道手术中，开放性补液可导致肠壁水肿、增加术后并发症，而在胸科手术中，过多补液可能导致肺部并发症的增加。因此，在这些患儿中，这部分液体的补充也可暂不考虑在常规的补液计划内。

4. 纠正低血压所需的液体量

围术期低血压往往是多种因素共同导致的。麻醉后血管扩张，正压通气又使胸内压升高，回到心脏的血液减少，是导致低血压的重要因素。同时，手术操作（比如腹腔手术压迫下腔静脉）和体位改变（如头高脚低位、左侧卧位胸垫位置不当等）也可能导致回心血量不足，甚至直接或间接压迫到心脏而影响其功能，出现暂时的低血压。另外，胸科手术期间单肺和双肺通气转换时，也可能因暂时的血流分布异常而导致低血压。当然，术中可见或未见的失血导致血容量不足也是低血压的常见原因。

以往处理围术期低血压，往往首选液体负荷法，即 10～20 min 内快速输注晶体液 10 ml/kg，如未见好转，则继续给予液体负荷。如此快速补液 2～3 次后，如仍未见效，方考虑使用多巴胺、肾上腺素或去甲肾上腺素等血管活性药物。

随着近年来对血管内皮结构功能认识的加深，这一做法受到了质疑。围术期低血压的原因中，很大一部分属于相对血容量不足或血液分布的改变，这种变化是暂时或可逆的。液体负荷法往往在短时间内输入较多液体，在纠正低血压的同时，也带来了血液稀释、微循环血管内皮糖萼层损伤的风险。特别是在一些长时间大手术中，反复的液体负荷可能更容易破坏血管内皮的完整性，导致组织水肿甚至恶化，最终有效循环血容量也难以维持。

因此，对于处理围术期低血压，尤其在胸科、肠道手术中，建议采取更为谨慎的补液方案。麻醉开始后，在严密监测容量状况下，如不存在明显容量缺失的情况，可仅输注生理需要量的维持液。在整个手术期间，麻醉医师也需要密切观察患儿的容量状态，比如心率、血压、末梢循环、尿量或中心静脉压等参数，同时应经常估算"进液"和"出液"之间的差异。当补液量（"进液"，也包括所输血制品的量）超过患儿的液体丢失，包括出血、尿量、引流液和其他体液的量（"出液"），或者两者相差不大的时候，可考虑采用血管活性药物，比如去甲肾上腺素，来纠正暂时出现的低血压状态。如果发现"进液"少于"出液"，或者有明显血液浓缩、灌注不足的证据，比如血红蛋白浓度和乳酸浓度在持续升高的时候，才需要考虑补充液体负荷以纠正低血压。

手术期间采取上述谨慎补液方案后，在结束麻醉、患儿恢复自主呼吸后，需要对患儿的容量状态再次评估。此时患儿应不再依赖于血管活性药物，而能保持良好的循环状态。否则，应积极寻找可能原因并进行纠正。

对于新生儿、小婴儿或先天性心脏病患儿，补充液体更加需要进行个体化管理。手术期间，除了评估容量或液体反应性，以及输注一些血管活性药以外，尚需考虑到肺动脉高压、心功能不全等特殊情况。当存在这些特殊情况时，单纯补液不仅无法纠正低血压，反而可能使心功能进一步恶化，甚至出现肺水肿、肺出血等一系列严重后果。对于这类患儿的低血压，除了评估容量状况外，还可能需要借助有创监测、床旁超声等工具，对心功能进行评估，并积极寻找病因，对因治疗。

三、补液成分

小儿血容量较少，围术期补液不当容易出现医源性的电解质紊乱、酸碱失衡。正常血浆渗透浓度在290 mmol/L左右，过量补充低张液可导致低钠血症，是围术期惊厥的一个不容忽视的原因。过量补充生理盐水则可导致高氯血症，钠、氯差值的减小（正常为35 mmol/L左右）是小儿围术期酸中毒的重要原因。围术期常见液体的电解质成分见表5-4。

在经典围术期补液方案中，生理需要量维持液、术前禁食禁水所缺失的液体量、手术创伤导致的液体转移补充量、纠正低血压所用的液体负荷量，以及在出血早期，都首先考虑选用等张或接近等张的晶体液。

传统上，新生儿维持液采用低张液。但是，输注低张液有可能导致低钠血症和潜在的神经系统危害，因此对于这点尚存在争议。围术期维持液使用等张液体，主要担心的是新生儿可能无法处理这部分钠。最近的文献提示，这类婴儿的维持液也可考虑使用等张液。另外，婴幼儿、新生儿、早产儿围术期输注晶体液最好是含糖电解质液。

存在出血、已补充晶体液后，若尚未决定输血，可考虑补充白蛋白等胶体，以提高胶体渗透压。儿科患者最常用的胶体是5%的白蛋白，人工胶体使用不普遍，包括明胶类与羟乙基淀粉类。近年来随着儿科研究数据的增加，作为第三代羟乙基淀粉类的万汶，在儿科的应用有增多趋势，但应注意其可能的出凝血和肾功能问题，使用上限一般为20 ml/kg。

表5-4　围术期常见液体电解质成分（mmol/L）

	血浆	生理盐水	乳酸林格液	醋酸林格液	5%葡萄糖水
阳离子					
Na^+	135～145	154	130	130	0
K^+	3.5～5.3	～	4	5	0
Ca^{2+}	2.2～2.6	～	1.35	1	0
Mg^{2+}	0.8～1.2	～	0	1	0

	血浆	生理盐水	乳酸林格液	醋酸林格液	5%葡萄糖水
阴离子					
Cl⁻	95～105	154	109	112	0
HCO₃⁻	24	～	～	～	0
醋酸	～	～	～	27	0
乳酸	1.5	～	28	～	0
糖	2.78～5	～	～	～	278
渗透浓度	291	308	273	276	278

注：不同商品的电解质浓度可能存在差异，部分摘自 Peter JD, Franklyn PC, Etsuro KM. Smith's anesthesia for infants and children［M］. 8th ed. Philadelphia；Elsevier，2011.

四、围术期输血

1. 血容量估计

同样容量的失血对不同年龄小儿的影响差别较大，如 1 kg 的早产儿，失血 45 ml 已相当于其循环血容量的 50%。

正常小儿血容量估计可参考表 5-5。围术期对血管内容量的估计需结合与年龄相关的心率血压变化、尿量、持续中心静脉压测量、肢体是否温暖以及末梢毛细血管再充盈情况来考虑。

表 5-5　与年龄相关的血容量及血红蛋白含量

年龄	血容量(ml/kg)	血红蛋白(g/L)
早产儿	90～100	130～200
足月新生儿	80～90	150～230
< 1 岁	75～80	110～180
1～6 岁	70～75	120～140
> 6 岁	65～70	120～160

2. 失血量监测和估算

一般新生儿血红蛋白需 ≥ 120 g/L，红细胞压积 ≥ 35%。2～3 个月的婴儿处于生理性贫血阶段，血红蛋白应 ≥ 80 g/L，红细胞压积应 ≥ 25%，但如果处于疾病状态，尤其合并呼吸系统或心血管系统疾病时，血红蛋白最好应达到 110～120 g/L。

当预计手术出血量较多时，应在手术前通过术前的血细胞比容，估算一下可接受的失血量。可接受的失血量 = 估计血容量 ×（该患儿血细胞比容～该患儿可接受的血细胞比容）/该患儿血细胞比容。

儿童手术中出血量的监测很难做到十分精确，方法包括：临床医师通过视觉估算（纱布和吸引瓶的血液，最常用，但较粗略）、称重（带血纱布重量减去干纱布重量，1 g = 1 ml）、（将失血采集到某个带刻度的容器）直接测量、通过测定血红蛋白量估算，以及通过色度仪等设备估算（纱布和吸引瓶的血液）。

观察失血时，除了纱布上、吸引瓶内的出血以外，还应考虑到其他地方的出血量。比如脑外科手术时，头部往往装有一个塑料袋收集流出的脑脊液和血液，头皮也有很多渗血被铺巾吸收。胸部或腹部手术时，胸腔内或腹腔内可能隐藏了很多丢失的血液而未被及时引流出来。某些富含血液的病损脏器被切除的同时，也带走了一部分作为循环储备的血液量。

Gauss Surgical 公司开发的智能手机应用程序（Triton™）能够通过拍摄用过的手术纱布和罐子的照片来计算失血。该彩色技术分析来自相关区域的摄影和几何信息，自动过滤掉混合的非血液成分的影响，计算图像中纱布或出血罐中的 Hb 质量。

失血少于可接受的出血量时，可以用等量的等张晶体液或胶体液替代，若继续出血应考虑输入红细胞等血制品。

3. 大量输血

一次输血量超过患儿总血容量 1～1.5 倍、1 小时内输血量达到患儿总血容量 1/2 或 20 分钟内输血超过 30 ml/kg，均属于大量输血。大量输血应格外注意加温血制品，以防止低体温，同时应监测酸碱、电解质并及时纠正代谢紊乱，尤其应注意补充钙、镁。

失血量超过血容量 50% 时，需考虑加用浓缩白蛋白。失血量超过血容量 80% 时，除补充红细胞（RBC）和白蛋白以外，需考虑补充凝血物质，如新鲜冰冻血浆、凝血酶原复合物、冷沉淀和血小板。如有条件，可使用血栓弹性图监测凝血功能，问题是等待的时间较长，床旁仪器需要等 20～30 min。

4. 输血建议

围术期麻醉医师作出输血/取血决定，需考虑到患儿的基本情况和疾病、手术类型、出血量和速度、血流动力学状态、血红蛋白水平，以及全身脏器的氧合状态等各种因素。既要减少不必要的异体血暴露，又要避免因氧供不足而增加潜在的麻醉风险。

《儿科重症监护输血和贫血专家倡议（TAXI）：危重儿童红细胞输注专家共识》中，对于存在危重症或有危重症风险的患儿，提出的输血建议总结如下：

（1）对危重症或有危重症风险的患儿，术后急性、非出血性贫血，若 Hb < 50 g/L，推荐给予 RBC 输注；Hb ≥ 70 g/L，血流动力学稳定，建议不予 RBC 输注；血流动力学不稳定，建议采取临床判读决定是否输注 RBC。

（2）对 Hb 在 50～70 g/L 的危重患儿，尚无足够证据对输血阈值作出推荐。对这些患儿，基于临床判断作出输注 RBC 的决定是合理的。

（3）对失血性休克的危重患儿，建议根据经验按红细胞、血浆、血小板 2∶1∶1～1∶1∶1 的比例输注，直到出血不再危及生命。

（4）对急性脑损伤（如创伤、卒中）的危重症患儿，Hb 降至 70～100g/L 时，可考虑输注 RBC，不建议使用脑氧监测决定何时予 RBC 输注。

（5）对血流动力学稳定、尚未手术纠正的危重症先天性心脏病患儿，建议根据心肺功能储备程度决定 RBC 的输注量，至少维持 Hb 在 70～90 g/L，一期姑息性手术血流动力学稳定、相对于心脏病变有适当氧合和正常器官功能的单心室婴儿，若 Hb > 90 g/L，建议避免仅依据

Hb 浓度决定 RBC 输注，二期或三期手术、血流动力学稳定、有适当氧输送的单心室婴儿和儿童患者，若 Hb > 90 g/L，不建议给予输注 RBC。

（6）对血流动力学稳定、氧合适当、终末脏器功能正常、接受双心室修复的婴儿和儿童患者，若 Hb ≥ 70 g/L，建议不予输注 RBC。

（7）对患有镰状细胞病的危重症或有危重症风险的患儿，建议在需要全身麻醉的手术前予输注 RBC，使 Hb 达到 100 g/L [不是血红蛋白 S（HbS）< 30%]。

（8）对患肿瘤性疾病、接受造血干细胞移植，血流动力学稳定的的危重症或有危重症风险患儿，建议考虑将 Hb 70 ~ 80 g/L 作为 RBC 输注的阈值。

（周志坚　王炫）

参考文献

［1］ MYLES PS, BELLOMO R, CORCORAN T, et al. Restrictive versus liberal fluid therapy for major abdominal surgery［J］. N Engl J Med, 2018, 378(24): 2263-2274.

［2］ SARAH GAUDETTES, HMGHESP, BOLLERM. The endothelial glycocalyx: Structure and function in health and critical illness［J］. J Vet Emerg Crit Care, 2020, 30: 117-134.

［3］ ETHAN L. SANFORD EL ZURAKOWSKI D, LITVINOVA A, et al. The association between high-volume intraoperative fluid administration and outcomes among pediatric patients undergoing large bowel resection［J］. Pediatric Anesthesia, 2019, 29: 315-321.

［4］ MURAT I, HUMBLOT A, GIRAULT L, et al. Neonatal fluid management［J］. Best Pract Res Clin Anaesthesiol, 2010, 24: 365-374.

［5］ VISRAM AR. Intraoperative fluids therapy in neonates［J］. South Afr J Anaesth Analg, 2016, 22: 46-51.

［6］ SU MPELMANN R, BECKE K, BRENNER S, et al. Perioperative intravenous fluid therapy in children: guidelines from the Association of the Scientific Medical Societies in Germany［J］. Paediatr Anaesth, 2017, 27: 10-18.

［7］ ARUMAINATHAN R, STENDALL C. Visram A Management of fluids in neonatal surgery［J］. BJA Education, 2018, 18(7): 199-203.

［8］ LONNQVIST PA. Fluid management in association with neonatal surgery: even tiny guys need their salt［J］. Br J Anaesth, 2004, 112: 406-409.

［9］ GERDESSEN L, MEYBOHM P, CHOORAPOIKAYIL S, et al. Comparison of common perioperative blood loss estimation techniques: a systematic review and meta analysis［J］. J Clin Monit Comput, 2021, 35: 245-258.

［10］ VALENTINE SL, BEMBEA MM, MUSZYNSKI JA, et al. Pediatric critical care transfusion and anemia expertise initiative(TAXI), pediatric critical care blood research network(BloodNet), and the pediatric acute lung injury and sepsis investigators(PALISI)network. consensus recommendations for RBC transfusion practice in critically ill children from the pediatric critical care transfusion and anemia expertise initiative［J］. Pediatr Crit Care Med, 2018, 19(9): 884-898.

［11］ NEW HV, BERRYMAN J, BOLTON-MAGGS PHB, et al. Guidelines on transfusion for fetuses, neonates and older children［J］. Br J Haematol, 2016, 175: 784-828.

第六章
儿科神经外科手术精确麻醉

第一节　小儿颅缝早闭症手术精确麻醉

先天性颅缝早闭症（craniostenosis）是一种较为常见的颅面部畸形，又称狭颅症，指患儿在发育过程中存在一条或多条骨缝的过早融合导致的以颅骨畸形为主要特点的一类疾病，其发病率约为 1/2500。大部分患儿的颅骨畸形不能适应脑组织的正常发育，由于颅缝过早闭合，颅腔空间受限，颅骨对脑组织形成挤压，导致颅内高压、脑积水，逐渐出现神经系统功能障碍如喂养困难、视力损害及精神发育迟滞等症状。临床上根据畸形的严重程度和是否伴有其他脏器的疾病将颅缝早闭症分为单纯型颅缝早闭症和综合征型颅缝早闭症。根据闭合骨缝部位的不同有不同的命名，如矢状缝早闭、冠状缝早闭、额缝早闭、人字缝早闭等（见图 6-1）。不同颅缝早闭症临床表现不同，治疗时机和治疗方案也均有所不同。

15%～40% 的患儿存在复杂的综合征，但绝大多数患儿仍是单纯的颅缝早闭。单纯型颅缝早闭症中，最常见的是矢状缝早闭，又称舟状头畸形，占 40%～50%。单纯颅缝早闭症的患儿应及早手术治疗，一般在出生后 3～6 月时手术。综合征型颅缝早闭症患儿手术创伤大，术中出血多，手术时间应推迟到 6～12 月龄时进行较为安全。一旦诊断明确，手术越早进行效果越

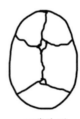 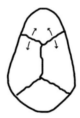 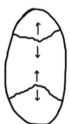

正常头型　　　前囟早闭　　　矢状缝早闭
　　　　　　三角头畸形　　　长头畸形

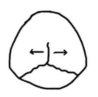 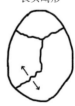

冠状缝早闭　　单侧冠状缝早闭　单侧人字缝早闭
短头畸形　　　前部斜头畸形　　后端斜头畸形

图 6-1　骨缝不同闭合部位的颅缝早闭

好，在无颅内压增高、未影响脑发育之前进行减压手术的效果明显优于已有颅内压增高症状时的手术效果。手术治疗的目的在于切除已闭合的颅骨缝的同时做成人工骨缝，从而扩大颅腔，降低颅内压，以利于脑的发育，同时改善头颅的总体外观。

一、术前评估

头颅 CT＋颅骨三维重建是诊断颅缝早闭症的"金标准"，但由于其辐射量较大、婴幼儿检查须药物镇静，是否可用于单纯颅缝早闭症的常规诊断尚有争议。3～6 月龄内怀疑颅缝早闭的患儿，可先行头颅 B 超和 X 线检查。若有颅缝早闭且颅内压较高需尽早手术的患儿，可行头颅 CT 平扫＋颅骨三维重建。综合征型颅缝早闭患儿，可加做基因检查，必要时行头颅 MRI 扫描以了解脑组织发育情况。

对于颅缝早闭症的治疗，目前没有统一标准的手术方法。单纯型颅缝早闭症中，矢状缝早闭治疗的主流还是颅骨重塑手术，3 月龄内的患儿多选择内镜辅助下早闭颅缝骨条切除，术后辅以矫形头盔塑形；3～6 月龄患儿可行内镜下骨条切开术；有严重头颅畸形的患儿，建议在半岁后行全颅骨切开重塑手术；冠状缝早闭患儿，多选择开放性手术如额眶截骨术或额眶前移术加大范围颅骨松解术；额缝早闭患儿，通常选择额眶塑形术。

综合征型颅缝早闭症患儿情况更加复杂，可在半岁后行颅骨切开重塑和（或）额眶前置术；对于颅高压严重的患儿，建议 3 月龄左右先行后枕截骨扩大术，后期再行二期额眶前置颅骨重塑手术。

麻醉医师在麻醉前应明确患儿颅缝早闭的分型及手术方式，并对颅缝早闭症患儿的心肺功能、所有伴发疾病、先天性畸形以及颅内压增高的程度进行全面详尽的了解。存在系统性疾病患儿应请相关科室会诊，评估其手术耐受能力。由于头皮切口常常会有明显的出血，术前应常规备血，估计有大量出血的患儿，还需准备新鲜冰冻血浆（fresh frozen plasma，FFP）、血小板及相应的止血药物。

综合征型颅缝早闭症患儿临床表现复杂多样，常见的有 Apert 综合征、Crouzon 综合征、Pfeiffer 综合征和 Jackson Weiss 综合征等，这类患儿常伴有面部严重畸形和上颌骨发育不良，重症者可能存在面罩通气困难，术前应详细评估气道情况。Apert 综合征患儿头颈部骨性结构发育不良，咽部软组织功能不全，喉咽部较鼻咽部更易出现气道狭窄，甚至导致气道梗阻；Crouzon 综合征患儿除颅缝早闭外，通常还有突眼、反颌、面中部凹陷等症状，若伴有腺样体、扁桃体肥大，更易出现上气道阻塞症状。少数患儿还可伴有先天性心脏病等其他器官异常。Pfeiffer 综合征患儿蝶窦发育不全，导致鼻腔气道缩短、后鼻孔狭窄；Jackson Weiss 综合征患儿除颅面部发育异常外还可出现并指、跖骨及跗骨融合等症状。预估有困难气道者，术前应提前准备好口咽通气道、可视喉镜、纤维支气管镜、光棒、声门上通气工具等插管设备，对于高危患儿应做好建立紧急有创气道通气的准备。急性上呼吸道感染会使围术期肺部并发症的风险增高，拔管时容易出现喉痉挛、低氧血症等不良反应，择期手术应至少延迟至完全恢复后 1 周。

二、术前用药

不同年龄的儿童术前会有不同程度的恐惧和焦虑（见表6-1）。因此不同年龄的小儿术前用药也有很大的区别。小于9个月的婴幼儿通常不用镇静剂，学龄前儿童对离开父母会有明显的焦虑和恐惧，口服咪达唑仑可以有效地缓解患儿的焦虑并产生遗忘作用。已开放静脉通路的患儿，可以直接静脉滴注。抗胆碱药可以有效减少呼吸道的分泌物，有利于保持患儿呼吸道通畅。阿托品还可以预防诱导时的心动过缓。

表6-1　不同年龄患儿的术前焦虑/恐惧

年龄	焦虑/恐惧的程度
0～9个月	基本没有，离开父母较容易
9个月～6岁	明显感到恐惧和焦虑，离开父母困难
7～12岁	对扎针和疼痛感到恐惧
>12岁	对手术成功与否感到紧张

三、麻醉管理

颅缝早闭症手术多采用气管插管全麻，根据手术部位和外科医师要求选择经鼻或经口插管。无气道困难征象且术前已经建立静脉通路或者清醒时可以配合静脉置管的患儿，可直接静脉注射丙泊酚、阿片类镇痛药和非去极化肌松药行快诱导气管插管。静脉通路建立困难或清醒状态下惧怕扎针的患儿，可先使用7%～8%的七氟烷进行快速麻醉诱导，达到一定麻醉深度后，再建立静脉通路，给予静脉麻醉药物行气管插管。

复杂的综合型颅缝早闭症手术有时会分两步进行，一期手术扩大颅腔容积，降低颅内高压，同时为头颅塑形，随着颅腔扩大，颅内压下降，有足够的等待时间进行二期额眶畸形整形手术。为这类患儿实施麻醉，面中部结构通常发育不良，用普通喉镜插管极为困难，常使用可视喉镜或纤维支气管镜等设备辅助建立气道，同时注意麻醉药物的使用，肌肉松弛剂可以在气管插管成功后使用，从而避免发生急诊气道。气管插管成功后应妥善固定好气管导管，以防止术中气管导管滑脱，必要时可加以缝合固定。

麻醉维持可采用全凭静脉麻醉维持，也可采用吸入麻醉辅以阿片类药物和肌松药维持。进行呼气末二氧化碳监测，及时了解体内二氧化碳排出程度，判断有无通气不足或过度通气。术中至少保证有两条静脉通路，并常规行有创动脉穿刺置管，便于持续监测动脉压和术中血气分析。对于有大量出血可能的患儿，还应放置中心静脉导管，便于快速输血输液和监测中心静脉压。术中还须监测尿量和体温，并采用多种保温措施以防止患儿体温下降，如调高手术间温度、使用暖风毯、对输入的液体和血制品进行加温等。

四、围术期液体管理

颅缝早闭症患儿术中最主要的风险是出血风险，尤其是综合型颅缝早闭症患儿在切开头皮、分离颅骨和处理静脉窦时会出现快速大量失血。患儿体重低，全身血容量少，术中极易出现严重的低血容量问题，甚至出现失血性休克，危及生命，因此，围术期的液体管理至关重要。

小儿总的循环血容量有限，同样容量的出血对小儿的影响明显高于成人。对于术中可能大量出血的患儿，麻醉医师在制订麻醉计划时了解患儿的估计血容量（estimated blood volume，EBV）（见表6-2）和最大允许失血量（maximal available blood loss，MABL）尤为重要。计算最大允许失血量的公式：MABL＝EBV×（术前Hct–可接受Hct）/术前Hct。更详细内容见本书第五章。

表6-2 不同年龄患儿的估计血容量

年龄	估计血容量(ml/kg)
早产儿	90～100
足月儿	80～90
3个月～1岁	75～80
＞1岁	70～75

颅缝早闭症手术常在1岁以内施行。需要注意的是，由于患儿的EBV和MABL均很少，且一旦出血，速度很快。因此，在低血容量出现之前，及早补液和提前准备好输血至关重要。

五、术后管理

部分患儿手术后，可在手术室清醒并拔除气管导管，复杂的颅面手术，术后常伴有颜面和喉头水肿。术后需要带气管插管回ICU，待水肿消退、自主呼吸恢复良好、肌力恢复后再拔除气管导管回普通病房。

（刘超　张建敏）

第二节　小儿颅内肿瘤手术精确麻醉

颅内肿瘤是儿童时期最常见的实体瘤，是小儿非外伤性死亡最常见原因之一。据统计，中枢神经系统肿瘤在小儿最为多见，发病率仅次于白血病，可见于任何年龄，但学龄期儿童多见，婴幼儿则较少。小儿颅内肿瘤占全部颅内肿瘤的 15%~20%，就肿瘤的病理性质而言，以神经胶质瘤居多，占 70%~80%，其次为先天性肿瘤。最常见的肿瘤有髓母细胞瘤、星形细胞瘤、颅咽管瘤、生殖细胞瘤以及室管膜瘤。星形细胞瘤（包括恶性胶质瘤）和髓母细胞瘤占小儿中枢神经系统肿瘤的 50% 以上。

小儿颅内肿瘤的部位和种类有其特殊的生物学特征。成人三分之二的颅内肿瘤位于幕上；而在小儿则恰恰相反，45%~70% 位于幕下。幕上肿瘤中，蝶鞍部颅咽管瘤较为多见。幕下肿瘤多位于小脑蚓部、小脑半球及第四脑室。这些部位解剖结构复杂，肿瘤暴露困难，且又有重要的血管、神经通过。手术刺激、压迫或损伤这些部位和重要的血管、神经会产生严重的不良后果，甚至危及生命，如颅底手术时刺激迷走神经，可引起心动过缓；脑干区手术，因牵拉脑干，可出现呼吸暂停、心律失常等。

一、脑灌注、脑血流和颅内压

颅内肿瘤患者的颅内压一般都会增高，脑组织容易因牵拉和活动而受损。所以对于小儿颅内肿瘤的麻醉，麻醉医师需要了解颅内压（intracranial pressure，ICP）升高的病理生理，脑灌注压的调节和维持，麻醉对颅内压、脑灌注压和脑血流的影响，以及围术期如何降低颅内压、维持脑松弛，避免继发性颅脑损伤的发生。

正常颅内压的基本水平和搏动性变化总是保持相对恒定。14 岁以上的少年和成年人的颅内压上限值为 2.0 kPa。儿童和婴幼儿由于平均动脉压低于成年人，其颅内压正常值也相对较低，儿童为 0.4~1.0 kPa，婴幼儿为 0.2~0.8 kPa。颅内压正常的维持有赖于颅腔内的脑组织、血液和脑脊液总体积的相对恒定。脑组织的体积一般变化很小，而颅腔内的血流量和脑脊液则经常会发生较大的变化。血流量和脑脊液的变化对颅内压升高有一定的代偿作用，其中脑血流的变化也是麻醉医师最关注的。

颅内容量-压力关系曲线说明颅内腔具有空间代偿能力，这种空间代偿能力与颅内腔容积的大小相关，还受颅缝和囟门闭合程度的影响。小儿颅内腔容积较小，其空间代偿能力也小于成人，14 岁以上儿童的颅内容量-压力关系曲线和成人类似，**图 6-2** 可见小儿的颅内容量-压力关系曲线表现为空间代偿平台更短。但婴幼儿由于颅骨骨缝和囟门未闭合，当颅腔内容物体积增加时，可以通过敞开的囟门及骨缝的张开而相应增大，在一定程度上缓解颅内压的增高。

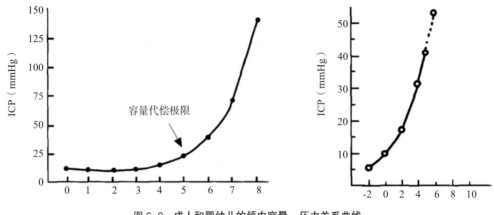

图 6-2　成人和婴幼儿的颅内容量 – 压力关系曲线

　　和成人相比，早产儿和新生儿的脑血流量较低 30 ~ 40 ml（100 g·min），而婴儿和大龄儿童脑血流量则高于成人，6 ~ 40 个月的小儿脑血流量为 65 ~ 85 ml/（100 g·min），并持续增加，到 11 岁时达到 100 ml/（100 g·min）。小儿的脑血流量会随着脑氧代谢率（cerebral metabolic rate of oxygen，$CMRO_2$）的增加而增加，如发热、癫痫发作等；也会随脑氧代谢率的下降而减少，如低温、静脉麻醉药物的影响等。脑血流量和脑灌注压（cerebral perfusion pressure，CPP）成正比，与脑血管阻力（cerebrovascular resistance，CVR）成反比，脑灌注压相当于平均动脉压减去脑静脉压。此外，脑血流量还受动脉血氧分压和动脉血二氧化碳分压的影响。

　　在成人中当平均动脉压在 60 ~ 150 mmHg 波动时，CBF 可通过自身调节保持不变，这主要是通过脑血管阻力的改变而实现的。婴幼儿的平均动脉压低于 60 mmHg，所以自身调节的界限可能要低。目前尚不能确定小儿自动调节压力的具体范围，新生动物模型测得的这一范围为 40 ~ 90 mmHg。

　　在成人，动脉血二氧化碳分压（carbon dioxide tension in the arterial blood，$PaCO_2$）是影响脑血流量的重要因素。二氧化碳分压可使脑血管阻力和脑血流量发生明显的变化。正常的脑血管会随着动脉血二氧化碳分压的增减而扩张和收缩。动脉血二氧化碳分压在 20 ~ 80 mmHg 时，二氧化碳分压每改变 1 mmHg，脑血流量增加或减少 2% ~ 4%。当动脉血二氧化碳分压高于 80 mmHg 时，大脑的血管系统最大限度地扩张，并且对动脉血二氧化碳分压进一步增加的敏感性下降。脑血管对低碳酸血症的反应性要低于高碳酸血症。当动脉血二氧化碳分压低于 20 mmHg 时，脑血流量不会进一步的降低，可能是因为组织缺血缺氧导致脑血管扩张，抵消了对二氧化碳的反应。长时间严重过度通气可导致脑缺氧，动脉血二氧化碳分压降低时，脑血流量减少。

　　脑血流随着动脉血二氧化碳分压变化而变化，这一功能在出生时并不完善。高碳酸血症使新生动物的脑血流量增加。新生儿的大脑对中等程度的低碳酸血症不敏感，与二氧化碳分压正常者相比，脑血流量不会明显地降低，除非出现极低的碳酸血症 $PaCO_2 < 15$ mmHg）。

　　成人动脉血氧分压在 60 ~ 300 mmHg 范围内对脑血流量无影响。当动脉血氧分压低于 60 mmHg 时，脑血流量迅速增加。高氧时，成人的脑血流轻度下降，正常大气压下吸纯氧时脑血流量约降低 12%。胎儿和新生儿的循环对动脉血氧分压的变化很敏感，可能因为新生儿的血红蛋白与氧有较高的亲和性。目前尚不清楚这种对血氧分压变化呈高反应性下降的年龄段。

二、麻醉药对脑血流量的影响

静脉麻醉药物使脑血流量降低主要是由静脉麻醉药降低脑代谢引起的。脑代谢活动增高时，脑组织细胞外液中的二氧化碳及其代谢产物浓度增高，使血管扩张，脑血管阻力下降，脑血流增加。相反，脑代谢活动降低时，血管收缩，脑血管阻力增高，脑血流量减少。丙泊酚、依托咪酯和巴比妥类镇静催眠药，在达到麻醉状态时，可使脑代谢和脑血流量均降低约 30%；负荷剂量时，可使脑代谢和脑血流量均降低约 50%。麻醉性镇痛药对脑血流量和脑代谢影响较小，可引起全脑脑血流量和脑代谢轻至中度下降。所有静脉麻醉药中，氯胺酮是唯一引起脑血流量和脑代谢升高的药物，小剂量的氯胺酮可使脑代谢增加 25% 左右，氯胺酮增加脑血流量继发于脑代谢的增加。复合其他静脉麻醉药物可减弱或消除氯胺酮引起的脑血流量的增加，所以氯胺酮不应单独用于颅内顺应性差的患儿，但可慎重地和其他静脉麻醉药物联合使用。

和静脉麻醉药一样，所有的吸入麻醉药都可引起剂量相关的脑代谢下降。但和静脉麻醉药不同的是吸入麻醉药物还可直接作用于血管平滑肌使脑血管扩张，增加脑血流。脑代谢抑制引起的脑血流量减少和脑血管扩张引起的脑血流量增加之间的平衡决定了脑血流量的增减。吸入麻醉药浓度在 1.0 MAC 以下，脑代谢抑制引起的脑血流量下降占优势，脑血流量减少。当浓度超过 1.0 MAC 时，血管扩张占优势，即使脑代谢明显下降，脑血流量也会增加。

表 6-3　影响脑血流量的因素

影响因素	脑血流的变化
CMR	CMR 增高，CBF 增加；CMR 降低，CBF 减少
CPP/自主调节功能	成人 60～150 mmHg，CBF 保持不变
$PaCO_2$	$PaCO_2$ 升高，CBF 增加；反之，CBF 减少
PaO_2	$PaO_2 < 60$ mmHg，CBF 增加
静脉麻醉药物	降低 CMR，CBF 减少
吸入麻醉药	CMR 降低，CBF 减少；脑血管舒张，CBF 增加

三、术前准备

考虑到全身麻醉对小儿器官系统的影响，为确保颅内各部位肿瘤切除手术的安全和顺利，术前应全面了解患儿全身状况，尤其是心、肺、肝、肾等主要器官的功能，评估患儿对手术麻醉的耐受能力。此外，为明确专科的特殊病情，还应明确颅内肿瘤的生长位置、血供来源、侵犯程度以及与重要神经、血管的毗邻关系。以提高围术期麻醉的安全性。表 6-4 列出了小儿颅内肿瘤术前应注意的问题。

表 6-4　小儿颅内肿瘤手术前应当注意的问题

全身症状	是否有其他先天性和系统性疾病
神经系统症状	是否存在偏瘫、感觉障碍以及脑神经功能障碍等
影像学检查	肿瘤的大小、部位以及占位效应，是否压迫脑干；肿瘤周围脑组织是否水肿，是否存在脑积水等
ICP 的评估	是否存在头疼、恶心呕吐、视力模糊等颅内高压的症状
意识水平	清醒、嗜睡/昏迷、Glasgow 评分
气道评估	是否有呼吸困难、呕吐误吸
长期服用药物史	抗癫痫药物：是否有肝功能异常，凝血功能异常，麻醉药物代谢快。 甘露醇和（或）利尿剂：术前是否存在脱水状态 类固醇类药物
内分泌功能变化	是否有尿崩症、甲状腺功能低下和肾上腺功能不足，是否存在电解质紊乱

四、术前用药

神经外科手术的患儿，麻醉前通常不用任何药物。对于术前焦虑，与父母分离困难的患儿，麻醉诱导前给予少许镇静药，可以减轻患儿从术前到手术过渡期的焦虑。咪达唑仑对于缓解焦虑和产生遗忘作用效果较好，且没有呼吸抑制作用，推荐使用。由于颅底和脑干肿瘤对呼吸和意识的影响，麻醉前禁止使用麻醉性镇痛药，如度冷丁和吗啡等。

五、麻醉诱导

麻醉诱导采用的技术和药物取决于患儿术前的状态和颅内肿瘤的部位。诱导时应力求平稳，避免出现呛咳、屏气等加重颅内高压的情况。术前难以建立外周静脉的患儿可采用七氟烷吸入诱导。虽然从理论上讲，异氟烷比七氟烷更适合用于神经外科患儿的麻醉，但七氟烷血气分配系数小，对循环系统抑制轻，且诱导迅速、苏醒快，调节七氟烷的吸入浓度可以迅速改变麻醉深度，临床上广泛应用于患儿手术前的麻醉诱导。有研究表明，七氟烷能够通过增加一氧化氮合酶的表达抑制 ET-1 的表达，从而调节肺循环，且对脑缺血性损伤有一定的保护作用。吸入诱导时一旦患儿意识消失就应该立即控制呼吸，并进行过度通气，以免诱导时二氧化碳蓄积，颅内压增高。静脉通路建立后，给予静脉麻醉药物。如果患儿术前已经有静脉通路，宜选择短效的巴比妥类药物或丙泊酚（3～4 mg/kg）、阿片类药物以及非去极化肌松药进行快速麻醉诱导。虽然氯胺酮对循环影响较小，临床上对于术前体质较弱或血流动力学不稳定的患儿常使用该药物进行麻醉诱导，但是氯胺酮可以引起中枢神经系统兴奋和颅内压升高，所以颅内顺应性差的神经外科手术患儿并不宜使用。对于某些需要保留自主呼吸的脑干手术，常用吸入七氟烷进行麻醉诱导，患儿意识消失后对其口腔、咽喉、气管内作充分的表面麻醉，可减轻患儿插管时的不良反应。

六、麻醉维持

麻醉维持既要满足手术操作需要，为手术创造良好的条件；又要保证患儿的安全，防止颅内高压和麻醉药物对心血管功能抑制；还要保证在手术结束后患儿快速苏醒，尽早恢复各种神经反射。研究显示在手术过程中平稳的生命体征不但可以有效降低颅内压，还有利于麻醉的恢复。

手术开始前，神经外科医师经头皮注射利多卡因或罗哌卡因进行局部浸润麻醉是一种简单而有效的方法，它能够有效地减轻切皮时患儿的血流动力学变化，而且能够减少麻醉药的使用量。

所以术中一般不单独采用吸入麻醉药物维持麻醉，如应用其吸入浓度应在 1.0 MAC 以下，并同时采取适度过度通气等控制颅内压增高的措施，或复合其他静脉麻醉药。

丙泊酚等镇静催眠药和阿片类药物可以显著抑制脑代谢，但不引起脑血管扩张，是临床常用的静脉麻醉药。芬太尼是最常用的阿片类药物。对于新生儿和年龄较小的儿童，因其肝脏发育不成熟，芬太尼和其他合成的阿片类药物，在重复给药或输注时间过长的情况下，这些药物的镇痛、镇静和呼吸抑制作用会延长。瑞芬太尼是唯一由血浆酯酶快速清除的阿片类药物，是理想的术中维持的阿片类药物，我们医院在小儿神经外科手术中最常用的药物组合为丙泊酚复合瑞芬太尼静脉泵注，同时辅助低浓度的七氟烷吸入麻醉（0.6～0.8 MAC）。术中患儿生命体征平稳，脑松弛满意，术后苏醒迅速。

非去极化肌松药可以维持深度肌松，避免患儿体动，并减少麻醉药的用量。长期进行抗癫痫药物治疗的患儿，由于这些药物的酶诱导作用，可能需要较大剂量的肌松药和镇痛药。当手术中需要监测运动功能时，应限制非去极化肌松药的使用。

七、防治颅内高压

防止围术期颅内高压是颅内肿瘤手术麻醉管理的重点之一，除选择合适的麻醉方法和药物外，正确舒适的头位、甘露醇脱水疗法、过度通气等均可降低颅内压。此外，糖皮质激素具有保护血脑屏障、改善神经功能和毛细血管通透性、降低颅内压等作用。表 6-5 列出了术中常用降低颅内压的方法。

表 6-5　术中快速降低颅内压的方法

项目	方法
快速降低颅内压	体位：头高20°～30° 充分供氧、过度通气 脑脊液引流 渗透性利尿（常用甘露醇，可复合使用利尿剂） 降低脑代谢（麻醉药、低温） 使用糖皮质激素

八、术中管理

脑干手术中，由于手术取瘤牵拉脑干，可严重干扰患儿的生命中枢功能，表现为呼吸不规律、变慢甚至停止；如影响循环中枢，可导致血压骤升、心律失常，应及时提醒术者停止手术操作，同时应用血管扩张药及纠正心律失常。保留自主呼吸的患儿，术中应采取有效的呼吸功能监测，密切关注患儿的通气量、呼吸频率以及呼气末二氧化碳。必要时给予适当的辅助呼吸，维持正常的通气状态。特殊体位如坐位患儿，潜在静脉破裂和空气栓塞的发生率高达25%~60%。心前区多普勒超声是探测右心空气栓塞的最敏感的监测手段，配合呼气末二氧化碳波形图，可大大提高其临床诊断的准确性。儿童一旦发生空气栓塞，血流动力学变化较成人更明显，治疗也更困难，故应以预防为主，正压通气、增加输液量、尽可能地采取头低位以及术中操作使用骨蜡等方法均可降低呼吸机相关事件（Ventilator-associated event，VAE）的发生率和严重程度。

颅咽管瘤是由 Rathke 囊或颅咽管残存的胚胎上皮细胞化生而来，是儿童常见的颅内肿瘤。在肿瘤切除后几乎不可避免都会发生尿崩症［尿量或饮水量 $> 3\,000$ ml/$(m^2 \cdot d)$］，而且电解质紊乱十分复杂，可出现高钠、低钠血症。同一患儿在不同时期会有不同的电解质紊乱形式。术中应密切监测尿量和电解质浓度，根据血气结果动态调整液体的输入。出现尿崩的患儿可静脉注射去氨加压素控制尿量，从小剂量开始，每次 0.1~1 μg，6~8 h 一次。对于高钠血症患儿，应严格限制含钠液体的输入，术中可输注 5% 葡萄糖复合胰岛素补充液体，稀释血钠浓度。术后以持续性的低钠血症较为常见，严重的低钠血症容易诱发癫痫，应及时纠正。早期补充钠盐应慎重，如血钠低于 120 mmol/L，可予 3% 氯化钠注射液 6 ml/kg，预期提高 5 mmol/L 血钠浓度。原则上第 1 个 24 h 内限制血钠上升 < 10 mmol/L，随后每日血钠上升 < 8 mmol/L，直至达到目标血钠 130~135 mmol/L。总之，颅咽管瘤患儿应该在严密监测出入量和电解质的前提下，及时调整输入液体的电解质比例和输入量，保持患儿在围术期基本的水电解质平衡。

九、麻醉苏醒

大多数颅内肿瘤患儿在手术结束时，只要神经系统功能完整，就可以拔除气管导管。拔管时应避免患儿出现剧烈呛咳反应。患儿自主呼吸恢复，可使用小剂量丙泊酚（0.5~1 mg/Kg）以抑制拔管时的呛咳反射。苏醒延迟可能与阿片类药物过量或长时间使用静脉麻醉药出现蓄积有关。阿片类药物过量时可出现深慢呼吸（< 12 次/分）和瞳孔缩小，可给予纳洛酮拮抗。术毕搬动患儿、改变体位要注意保持头部不过分转动，以免发生脑干移位导致呼吸停止。

（刘超　张建敏）

第三节　小儿脑血管畸形手术精确麻醉

脑血管畸形是一种胚胎时期颅内血管发育异常而形成的畸形血管团，以动静脉畸形（arteriovenous malformation，AVM）最为常见。颅内动静脉畸形是脑的动脉和静脉原始交通的持续存在，造成动静脉间循环短路，同时存在毛细血管发育障碍所形成的异常血管团。血管团大小不等，差异很大，大的可以累及整个大脑半球，小的血管造影难以发现。在血管团两端有供血动脉和引流静脉。动静脉畸形引起的血流动力学改变包括供血动脉、血管团和引流静脉不同程度的高血流状态以及静脉高压。血管团内动静脉难以分辨，血管扩张扭曲并交织在一起，同时伴有胶质增生。

一、临床表现

颅内动静脉畸形主要临床表现为：占位效应、癫痫发作和自发性颅内出血（intracranial hemorrhage，ICH）。自发性颅内出血是颅内动静脉畸形最常见的临床表现，也是造成患者脑功能损害的最常见的原因，儿童颅内出血最常见的原因就是颅内血管畸形，虽然动静脉畸形仅占成人自发性颅内出血的 1%～2%，但在儿童颅内动静脉畸形中有 14%～57% 会出现自发性颅内出血，新生儿或极低体重早产儿 25%～30% 会出现脑室周围/脑室内出血（periventricular/intraventricular hemorrhage，PIVH）。临床治疗颅内动静脉畸形的主要目的是预防自发性颅内出血，同时控制进行性神经功能障碍和难治性癫痫，可采用手术、栓塞及放射治疗等多模式的协作治疗方案。

二、颅内动静脉畸形分级

临床采用较多的是 Spetzler 分级法（表 6-6），它根据动静脉畸形的大小、部位和引流情况进行评分，分级等于三项评分的总和，分为 1～5 级；不能治疗的病变归类为 6 级。

表 6-6　Spetzler 分级法

项目	特点	得分
AVM大小	＜3 cm	1分
	3～6 cm	2分
	＞6 cm	3分
AVM部位	功能区	1分
	非功能区	0分
AVM引流	深静脉或深浅静脉均参与	1分
	浅静脉	0分

三、麻醉管理

1. 术前准备

儿童颅内动静脉畸形手术，尤其是在非常小的儿童，与成人相比较有其特殊性，术前需详细询问病史，了解病情，预测术中可能发生的风险。多数患儿术前存在自发性颅内出血、癫痫发作或神经功能缺损症状。在制订麻醉计划时，必须了解患儿抗癫痫药物的使用、动静脉畸形团的部位和大小、术中神经功能监测等情况，并与神经外科医师充分沟通，综合考虑可能影响神经功能的因素。新生儿的颅内动静脉畸形常合并有出血性脑水肿和充血性心力衰竭，病死率极高，术前必须行心脏彩超检查，评估心肺功能。

儿童的最大允许出血量少，成人可以耐受的失血量对儿童可能是致命的，所以在行颅内动静脉畸形手术前，麻醉医师应和术者讨论术中大量出血的可能性，对于术中可能大出血的患儿，在麻醉诱导后应建立多个静脉通路，并放置中心静脉导管，以便术中监测和快速地输液、输血。抗癫痫药物会影响凝血机制，尤其是长期服用丙戊酸钠的患儿，术前应确定其凝血机制是否正常，存在纤维蛋白原降低、出血时间延长等凝血异常的患儿，应输注新鲜冰冻血浆或血小板予以纠正。

2. 术中管理

颅内动静脉畸形患儿的麻醉诱导应力求平稳，尽可能减少气管插管所引起的心血管反应。临床上常使用丙泊酚或依托咪酯复合阿片类镇痛药和非去极化肌松药行快速麻醉诱导。栓塞手术的创伤较小，常规的喉罩全麻即可满足此类患儿手术的麻醉。开颅切除动静脉畸形手术术中必须维持适当的麻醉深度，提供良好的手术视野。使用高浓度吸入麻醉药会增加脑血流，不建议用来维持麻醉、输注丙泊酚、瑞芬太尼，同时联合使用非去极化肌松药的全凭静脉麻醉或静吸复合麻醉均可以获得满意的麻醉效果。应注意术中神经电生理功能监测对麻醉药物的特殊要求。由于畸形血管团周围的脑组织主要依赖侧支循环供血，有的甚至已经出现缺血缺氧，所以术中应保证足够的脑松弛，减少对脑组织的牵拉，维持适当的脑灌注压，必要时可泵注低剂量的血管活性药物来维持脑灌注。过度通气可能导致脑缺血，术中应慎用。

3. "盗血"和正常灌注压突破综合征

有学者认为颅内动静脉畸形血管团内存在异常的动静脉短路，血管阻力明显低于周围正常脑组织，大量血流流向畸形血管团，导致周围正常脑组织的灌注压降低，出现"盗血"现象。"盗血"现象使畸形血管团周围正常的脑组织长期处于低灌注状态。为维持正常脑灌注，该区域的供血血管处于持续扩张状态，血管的长期扩张导致反应性下降和自动调节功能丧失。畸形血管团切除后，颅内的血流分布发生改变，之前流经畸形血管团的大量血流在畸形血管团切除后流向周围正常脑组织。长期扩张的小血管在灌注压突然升高后不能作出及时的反应性收缩，血流量大幅度增加，甚至破裂出血，从而导致动静脉畸形团周围脑组织的正常灌注压突破综合征（normal perfusion pressure breakthrough，NPPB）。也有学者认为发生正常灌注压突破综合征真正的问题是大脑的自动调节曲线向左偏移，致使病灶周边的血管在灌注压恢复到正常水平时已超过了其自主调节能力，从而发生正常灌注压突破综合征。正常灌注压突破综合征一般出现在较大的、复杂的颅内动静脉畸形手术中，主要以突发的脑血管充血和脑水肿为特征。严重时可引起脑组织的急性肿胀、水肿、弥漫性出血及颅内压增高。目前还没有明确有效的方法可以预防正常灌注压突破综合征的发生。动物实验表明吲哚美辛可以有效预防正常灌注压突破综合征。临床上主要采取的治疗策略为畸形血管团切除后严格控制较低的血压并避免血压的强烈波动；对于大型复杂的颅内动静脉畸形患儿，采取先栓塞或分期手术逐步增加正常脑组织灌注。

4. 术中监测

除了常规的心电图、脉搏血氧饱和度、呼气末 CO_2、体温监测外，颅内动静脉畸形手术应常规动脉穿刺置管，连续监测动脉压并做动脉血气分析。对于切除较大的动静脉畸形且术中有可能大量出血的患儿，还应考虑置入中心静脉导管监测中心静脉压。有条件的医院术中还应该进行体感诱发电位、运动诱发电位以及脑电图和脑血流的监测。

5. 术中液体管理

完好的血脑屏障可以阻止电解质和较大的分子进入脑组织，而水则可以自由通过。输注不同渗透浓度的液体，会导致血浆渗透浓度发生相应的改变，在血脑屏障两侧形成渗透梯度，使得水沿着渗透梯度流动。轻微的血浆渗透浓度下降，也会导致脑水肿加重、颅内压增高和脑血流的降低。所以在神经外科体液管理中应避免输注低渗溶液，防止血浆渗透浓度的降低。

正常血浆的渗透压摩尔浓度为 280 ~ 320 mmol/L，渗透压摩尔浓度为 280 ~ 320 mmol/L 的液体称为等渗液体。低于或高于此范围的称为低渗或高渗液体。**表 6-7** 列出了一些常用静脉输液的渗透浓度。

表 6-7　常用静脉输液的渗透浓度

液体	渗透压摩尔浓度(mmol/L)
血浆	295
乳酸林格液	273
0.9%氯化钠	308
20%甘露醇	1 098
羟乙基淀粉（6%）	310
白蛋白（5%）	290

临床上常用的静脉输液有晶体液和胶体液，两者对脑水肿的影响没有明显的差异，但在扩容和稳定血流动力学方面，胶体液和血制品比晶体液更有效。在成人，1升等渗盐水可提高血管内容量约 200 ml，而 1 升高分子羟乙基淀粉可以提高血管内容量 750 ml，胶体液是晶体液的 3 倍。

甘露醇是神经外科最常用的高渗溶液，渗透浓度为 1098 mmol/L，常用于治疗严重的脑肿胀和降低颅内压。甘露醇主要通过增加血浆渗透浓度降低脑组织水含量。其效果取决于血脑屏障的完整性和血脑屏障与血浆之间的渗透梯度，且与剂量相关。0.5 ~ 1.0 g/kg 的剂量可以提高血浆渗透浓度 10～20 mmol/L，一般能带走 1%～2% 的脑含水量。但对已受损的血脑屏障，甘露醇也会透过血脑屏障进入脑组织，从而导致颅内高压。使用小剂量甘露醇就能急剧降低颅内压，大剂量（2 g/kg）使用时会引起高血钾。呋塞米可以通过增加血浆渗透浓度延长甘露醇的作用时效。术中甘露醇联合使用呋塞米可以使颅内压长时间维持在较低水平，为手术提供较好的视野；但联合用药时患儿容易出现体液和电解质紊乱等问题。

在补液量的方面，传统观念认为神经外科患者应控制液体的输注，保持"干燥"来预防脑水肿和颅内压升高。但如果患儿已经出现低血压、低血氧和脑灌注压不足等血容量不足的表现时，则不能限制液体的输入。理想的状态是给予适当的静脉补液维持以血流动力学的稳定，但又不至于出现液体过剩。有条件的医院可以通过监测动态血流动力学参数如心输出量来评估和指导液体的输注量。

充足的血容量对于保证血流动力学的稳定非常重要，尤其对于血液快速丢失的患儿更是如此。小儿动静脉畸形术中失血速度非常快，留给麻醉医师反应的时间很短，一旦出血，出血量往往很大。尤其是非常小的儿童，全身血容量少，开颅时头皮的出血都有可能导致循环的波动。健康的成年人出血 400～600 ml 甚至可以不用输血，但对于儿童来说这可能是身体全部的血容量，需要快速大量地输血输液。此外，常常使用甘露醇和利尿剂预防脑水肿，降低颅内压，为手术提供较为松弛的视野，但是也要注意血容量不足和电解质紊乱。因此，小儿动静脉畸形手术围术期的液体管理对麻醉医师来说是一个挑战。尤其是出血量较大的手术，需要临床经验丰富的麻醉医师综合评估将围术期患儿的液体量维持在一个等容状态。术前提前计算好患儿的血容量和最大允许的失血量，从而准备好术中可能使用的各类血制品，这一点是至关重要的。较小的患儿在切皮时就可以决定是否输血。和其他外科手术相比，此类手术应积极输注血制品（红细胞和血浆），防止术野渗血并维持血细胞比容不低于 30%。

小儿神经外科手术，对血糖的控制至关重要，手术应激、严重的疾病以及胰岛素抵抗均可导致高血糖，高血糖反过来又可引起神经系统的损伤。但在实际麻醉过程中，严格控制血糖常常会导致低血糖，这在禁食时间较长和糖原储备不足的患儿中更容易出现。小儿发生低血糖的危害比成人要大得多，术中应监测血糖，维持血糖在 6～10 mmol/L。

6. 术中脑保护

术中麻醉相关的脑保护措施主要包括维持合适的平均动脉压以保证脑灌注和侧支血流；保持脑松弛，提供低张力的手术视野，减轻手术机械牵拉对脑组织的损伤；维持轻中度低体温减轻脑缺血性损伤后神经系统的进一步损害；以及麻醉药物的脑保护作用。

临床和实验研究均证实低温对脑细胞具有保护作用，可阻止脑细胞的进一步损害。低温主要通过降低脑代谢、脑血流和脑氧耗，从而提高脑细胞对缺氧的耐受性。核心体温每下降 1 ℃，脑血流减少 6%～7%。低温还可以抑制缺血再灌注过程中一些有害物质的释放，减轻组织细胞的病理性损害。尽管低体温对于严重脑外伤和心搏骤停的患儿有很好的效果，但对于大多数患儿来说弊大于利。围术期低体温会产生诸多不良后果，如增加心血管事件、术后寒战、凝血功能异常、手术切口感染以及麻醉苏醒延迟等。对开颅手术的患儿使用预防性低温治疗，其效果还有待进一步研究。比较保守的建议是术中保持轻度低温（34～35 ℃）直至关颅，随后积极复温。

多项研究显示麻醉药物可通过降低神经元的活动和脑代谢减轻缺血性脑损伤。巴比妥类是唯一在临床证实有脑保护作用的麻醉药，这种保护作用主要与降低脑代谢有关，同时也可能与脑血流的重新分布和对血中自由基的清除有关。依托咪酯和丙泊酚同样可以降低脑代谢，但这两种药物并不能提供同等程度的脑保护作用，研究显示在正常情况下，依托咪酯并没有改善脑缺血缺氧性损伤的作用，丙泊酚减轻缺血性脑损伤的作用也低于巴比妥类药物。异氟烷/七氟烷等挥发性麻醉药可以降低脑代谢，在适当的吸入浓度下同样具有脑保护作用。最近的动物实验表明缺血前 30 min 采用七氟醚处理可以有效改善大鼠脑缺血/再灌注损伤后的神经行为，对脑组织有明显的保护作用。另有研究显示在最小有效肺泡浓度（minimal alveolar concentration，MAC）相同时，七氟烷比异氟烷更具有脑保护作用。此外，在神经外科唤醒麻醉中使用右美托咪定唤醒可减少神经损伤，提高麻醉安全性。研究表明右美托咪定可通过抑制星形胶质细胞的激活和抗交感作用，减少手术刺激对脑血流量、脑代谢率等脑组织生理功能的影响，对大脑具有明显的保护作用。

（刘超　张建敏）

第四节 小儿颅脑外伤手术精确麻醉

颅脑外伤又称创伤性脑损伤（traumatic brain injury，TBI），约占全身创伤的20%，其致残率和病死率在各种类型的创伤中位居首位。相比成人，儿童的运动力及自我保护意识明显较差，因而儿童颅脑外伤更易发生，跌倒/坠落伤是儿童颅脑外伤的主要原因，其次为交通事故性损伤。

小儿颅脑原发性损伤包括头皮损伤、颅骨骨折、脑实质损伤、颅内出血和血肿，主要是外界暴力直接或间接作用于头部引起脑组织剧烈的加速、减速挤压伤所致。严重的原发性损伤后由于脑血流的改变、脑组织的感染坏死必然会产生相应的病理生理的改变，继而出现一系列的继发性损害，如脑水肿、脑组织缺血和颅内高压等。脑外伤患儿在抢救复苏和急诊麻醉时必须了解这些病理生理变化的特点以及麻醉对脑血流动力学的影响。

一、病理生理

颅脑外伤患儿的脑组织损伤包括外伤时的原发性创伤和外伤后脑组织缺血缺氧引起的继发性损伤。多数患儿存在急性颅内高压，尤其是闭合性颅脑外伤和颅内血管破裂出血。急性颅内压增高时，脑血流减少，尤其是脑干供血不足，机体可通过自主神经系统反射性引起全身周围动脉收缩，动脉血压升高，以保证脑血流。若颅内压继续升高，脑干缺血进一步加重，机体的神经调节作用受损导致血压突然下降，最终脑组织因严重缺血缺氧而产生不可逆的损伤。重度颅脑外伤患儿，常伴有低血压，明显影响脑血流动力学，而且脑血管对动脉血二氧化碳反应受损，甚至没有反应，预后较差。为减少死亡和严重的神经功能损害，此类患儿在围术期应积极防止和治疗颅内高压和低血压，保证脑灌注。

二、麻醉管理

1. 病情评估

颅脑损伤的预后与损伤的严重程度密切相关。临床上常用格拉斯哥评分（Glasgow coma scale，GCS）来量化颅脑损伤的严重程度（见表6-8）。格拉斯哥评分根据睁眼、语言和运动三方面的最佳反应进行计分，以总得分表示意识状态的级别，最高15分，最低3分，分数越低表面意识障碍越严重，8分以下为昏迷，提示有重度颅脑损伤，病死率高达59%。

表 6-8　格拉斯哥昏迷评分表与小儿格拉斯哥昏迷评分表

格拉斯哥	昏迷评分标准	得分	小儿格拉斯哥昏迷评分		
			＞5岁	＜5岁	得分
I 运动反应	按指令动作	6	按指令动作	正常自主运动	6
	定位性反应	5	压眶定向反应	定向触摸	5
	屈曲性反应	4	对指掐疼痛刺激有屈曲反应		4
	过曲反应	3	压眶时有屈曲动作		3
	过伸反应	2	压眶肢体伸展		2
	无反应	1	无反应		1
II 语言反应	言语正常	5	言语正常	灵敏、咿呀低语	5
	言语不当	4	言语不当	语言能力下降、易怒	4
	言语错乱	3	言语错乱	疼痛刺激时哭喊	3
	言语难辨	2	言语难辨	对疼痛刺激呻吟	2
	不语	1	对疼痛刺激无言语反应		1
III 睁眼反应	自动睁眼	4	自动睁眼		4
	呼之睁眼	3	呼之睁眼		3
	疼痛引起睁眼	2	疼痛引起睁眼		2
	不睁眼	1	不睁眼		1

颅脑外伤患儿因病情危急，用于麻醉前评估的时间很短。危重患儿的麻醉评估和处理应在急诊室与神经外科医师的神经功能评估同时进行，麻醉医师在尽可能短的时间内了解患儿的受伤情况、昏迷时间、瞳孔反应、格拉斯哥评分以及有无其他重要脏器的损伤。格拉斯哥评分＜8的重度颅脑外伤患儿必须立即行气管插管控制呼吸。及时纠正低血压，保证脑灌注。麻醉医师在建立气道前必须对患儿的气道进行仔细评估，应考虑患儿可能存在饱胃、颈椎不稳定、气道损伤、面部骨折等问题，提前准备好纤维支气管镜、可视喉镜等插管设备，尽快采取有效措施控制呼吸保证通气和氧合，防止建立气道期间反流误吸、颈椎损伤等不良事件的发生。

合并低血压的颅脑外伤患儿一般都伴随着其他部位的创伤，往往预后不良。这类患儿应首先处理低血压，止血处理后再进行下一步的检查和手术治疗。

2. 术前用药

小儿颅脑外伤术前一般不用镇静镇痛药，避免引起和加重患儿的呼吸抑制。抗胆碱药可以有效减少呼吸道的分泌物，有利于保持患儿呼吸道通畅。对已行气管插管的患儿，在转运过程中可用苯二氮䓬类如咪达唑仑（0.01～0.05 mg/kg）或麻醉性镇痛药。

3. 麻醉诱导

气管插管全麻是颅脑外伤患儿最常见的麻醉方法。麻醉诱导过程应避免血流动力学波动和颅内压继续增高。临床常选择静脉快速诱导。高浓度吸入麻醉诱导容易导致颅内压增高，一般不建议使用。

对于循环功能稳定的患儿可静脉注射丙泊酚、麻醉性镇痛药和非去极化肌肉松弛药行快速诱导。丙泊酚起效快，且能明显降低脑血流、脑代谢和颅内压，尤其适合颅内压增高但循环稳定的患儿。由于颅高压的影响，很难评估患儿是否存在低血容量，诱导时建议给予小剂量丙泊酚 1～2 mg/kg 缓慢注射，再分次追加，以防出现低血压。

对于一般情况较差，尤其是血容量不足，血流动力学不稳定的患儿，麻醉耐受性差，可选用依托咪酯。依托咪酯起效快，对呼吸、循环功能影响小，即使用于低血容量的患儿也很少引起低血压；而且依托咪酯可以剂量依赖性地降低脑血流、脑代谢和颅内压，是重型颅脑外伤麻醉诱导的首选药物。氯胺酮虽然对循环功能有兴奋作用，常用于低血容量患儿的麻醉诱导，但氯胺酮会导致颅内压升高，不主张用于神经外科尤其是颅脑外伤的患儿。

气管插管时应维持足够的麻醉深度，以免患儿因插管刺激出现呛咳等应激反应，增加颅内压和脑代谢，加剧脑组织的继发性损伤。除非患儿已经深昏迷，对疼痛刺激毫无反应，一般不可减少或不用麻醉药物。所有患儿都应按饱胃状态来处理，控制呼吸和气管插管时压迫环状软骨以防反流误吸。使用起效快的非去极化肌松药如罗库溴铵等以抑制气管插管的不良反应，去极化肌松药琥珀酰胆碱虽然起效迅速，但可引起颅内压增高和高血钾，一般不主张使用。

4. 麻醉维持

麻醉维持常复合使用静脉和吸入麻醉药物，静脉麻醉药主要为短效的麻醉性镇痛药如瑞芬太尼、静脉全麻药如丙泊酚和中短效的肌肉松弛药。吸入麻醉药主要以异氟烷、七氟烷为主。为避免吸入麻醉药物增加脑血流和颅内压，维持时一般主张使用低浓度吸入麻醉药，浓度不高于 1MAC。虽然单纯吸入麻醉的深浅度容易掌握，苏醒迅速，但临床上对于已经存在颅内高压的急症患儿不主张单独采用吸入麻醉药维持麻醉。与全凭静脉麻醉维持相比，静吸复合麻醉更容易控制麻醉深浅，苏醒也更迅速。

5. 控制颅内压

颅脑外伤患儿术中管理主要是预防和治疗颅内高压和维持脑灌注，避免脑组织的进一步损伤。降低颅内压不但可减缓脑组织的进一步损伤，还能为手术创造良好的视野。患儿上半身抬高 20°～30° 有利于静脉回流，缓解颅内高压。小儿的颅内高压主要是由脑水肿引起的，临床上常使用甘露醇脱水疗法降低颅内压。一般每次 0.5～1 g/kg，30 min 左右输完，4～6 h 一次，最大剂量不超过 2 g/kg。年龄较小的婴幼儿、新生儿一般每次 0.5 g/kg，45～90 min 输完。小剂量（0.25～0.5 g/kg）多次使用甘露醇，可以有效地降低颅内压，还可以减少甘露醇的一些不良反应，如血容量短暂性升高、电解质紊乱等。血脑屏障受损的严重颅脑外伤患儿，使用甘露醇基本没有脱水的效果，甚至甘露醇可以通过受损的血脑屏障，进入脑组织，加重脑组织水肿。

术中过度通气、动脉血二氧化碳分压下降可使脑血管收缩，脑血流量减少，颅内压相应下降。动脉血二氧化碳分压每降低 1 mmHg 可使脑血流量减少 2%～4%。临床上常通过过度通气使动脉血二氧化碳分压维持在 25～30 mmHg 来降低颅内压。动脉血二氧化碳分压低于 20 mmHg 会导致脑血管收缩痉挛，造成脑缺血而加重脑水肿。另外，随着过度通气时间的延长，动脉血二氧化碳分压改变所造成的脑血流增减作用会逐渐下降，6～8 h后恢复至原来水平。因此，临床上一般不将患儿的动脉血二氧化碳分压降至25 mmHg以下，并采用间断过度通气措施，每次过度通气时间不超过1 h。严重创伤性脑损伤患儿脑血管对压力和二氧化碳反应性差，术中过度通气对颅内压控制并没有好处。

6. 循环管理

大多合并颅内高压的脑外伤患儿早期血压会代偿性升高，而且此类患儿术前常使用利尿剂脱水并限制液体量的输入，会掩盖患儿的血容量不足。术中一旦打开硬脑膜，极易出现血压骤降，严重的可导致心搏骤停，所以在判断患儿循环功能时，应综合评估患儿的各项生命指征，及时补充血容量，维持血流动力学稳定。临床常用无糖的等渗晶体和胶体溶液，维持正常的血浆渗透浓度和胶体渗透压，减少脑水肿的发生。若液体治疗欠佳，可使用肾上腺素、多巴胺等血管活性药物以维持收缩压在正常范围，保证脑灌注。高血糖会加重受损神经细胞的损害，术中血糖维持在6～10 mmol/L较为合适。输注单纯含糖的液体后，葡萄糖经代谢分解，不但不能维持有效的血容量，而且还会产生水加重脑细胞的水肿，应避免使用。出血多的患儿，应准确估计术中失血量并及时输血，保持血细胞比容在30%～35%，以利于脑组织的供氧，神经外科手术应更早输入血浆，防止术野渗血。

7. 体温控制

颅脑外伤患儿因手术时间较长，液体输入量大，围术期体温常常较低。Lai等评估了502例接受普外科手术的患儿，包括新生儿和年龄较大的儿童，发现术中低温治疗占53.2%。虽然低体温可以降低脑代谢，保护血脑屏障，减轻脑水肿，有利于脑复苏，对颅脑外伤患儿是一种保护。然而，多中心临床试验发现，与正常体温患者相比，低体温颅脑外伤患者的病死率并无改善。目前，也无相关数据支持对颅脑外伤患者进行围术期低温治疗。而且体温过低会产生许多不良后果，如术后寒战、增加心血管事件、手术切口感染以及麻醉苏醒延迟等。但是，大脑温度过高与颅脑外伤患者术后神经功能的不良转归密切相关。所以围术期应避免患儿体温过高，发热的患儿应立即降温。一般推荐体温维持在35 ℃左右，直到度过脑缺血的危险期。轻度低体温既有脑保护的作用，不良反应也较少。

8. 苏醒期管理

手术结束后能否拔除气管导管需要综合考虑患儿神经功能损伤的严重程度，是否存在其他重要脏器的损伤以及术前患儿的意识清醒状况。术前患儿意识状态良好，呼吸正常，神经功能损伤较轻的患儿，手术后可以考虑拔除气管导管。拔管时应避免患儿出现剧烈呛咳，以防出现颅内压增高和颅内出血。对于术前已经昏迷、颅脑损伤严重的患儿，应保留气管插管或行气管切开，便于术后呼吸管理。

（刘超　张建敏）

参考文献

［1］ 中国儿童颅缝早闭症诊治协作组.儿童颅缝早闭症诊治专家共识［J］.中华小儿外科杂志,2021,42(9):769-773.

［2］ CHRISTOPHER FR, RICHARD HA. Craniofacial Syndromes and Surgery［J］. Plast Reconstr Surg, 2013, 131(1): 86e-109e.

［3］ SAWH-MARTINEZ R,STEINBACHER DM. Syndromic craniosynostosis［J］. Clin Plast Surg,2019,46(2): 141-155.

［4］ GARCIA-MARCINKIEWICZ AG, STRICKER PA. Craniofacial surgery and specific airway problems［J］. Paediatr Anaesth, 2020, 30(3): 296-303.

［5］ FORTE ANTONIO J, LU X, HASHIM PETER W, et al. Airway analysis in apert syndrome［J］. Plast Reconstr Surg, 2019, 144(3): 704-709.

［6］ SMGIU K, HISHIKAWA T, MURAI S, et al. Treatment outcome of intracranial tumor embolization in Japan: Japanese registry of neuroendovascular therapy 3 (JR-NET3)［J］. Neurol Med Chir (Tokyo), 2019, 59(2): 41-47

［7］ KAMBE A, NAKADA S, NAGAO Y, et al. A dedifferentiated intracranial solitary fibrous tumor with osteosarcoma components: rapid tumor progression and lethal clinical course［J］.Brain Tumor Pathol, 2020, 37(4): 165-170.

［8］ 朱瑞芳,陆朋玮,李春德,等.儿童颅咽管瘤术后血钠水平的波动及其与癫痫发作的关系［J］.临床神经外科杂志,2021,18(2):137-140+145.

［9］ KATO Y, DONG VH, CHADDAD F, et al. Expert consensus on the management of brain arteriovenous malformations［J］.Asian J Neurosurg, 2019, 14(4): 1074-1081.

［10］ REVUELTA M, ZAMARRÓN A, FORTES J, et al.Neuroprotective effect of indomethacin in normal perfusion pressure breakthrough phenomenon［J］.Sci Rep, 2020, 10, 15466.

［11］ YU Q, LI L, LIANG WM. Effect of sevoflurane preconditioning on astrocytic dynamics and neural network formation after cerebral ischemia and reperfusion in rats［J］. Neural Regen Res, 2019, 14(2): 265-271.

［12］ PENG Y, GUAN Q, TAN S. Comparison of Dexmedetomidine and Etomidate on Intraoperative Wake-Up Equality, Hemodynamics, and Cerebral Protection in Operation of the Brain Functional Area［J］. Evid Based Complement Alternat Med, 2021.

［13］ ZHAO E, BAI L, LI S, et al. Dexmedetomidine alleviates CCI-induced neuropathic pain via inhibiting HMGB1-mediated astrocyte activation and the TLR4/NF-κB signaling pathway in rats［J］. Neurotox Res, 2020, 38(3): 723-732.

［14］ HAN SJ, LEE TH, YANG JK et al. Etomidate sedation for advanced endoscopic procedures［J］Digest Dis Sci, 2019, 64(1): 144-151.

［15］ GEERAERTS, T. Moderate hypocapnia for intracranial pressure control after traumatic brain injury: a common practice requiring further investigations［J］.Intensive Care Med, 2021, 47: 1009-1010.

［16］ LAI LL, SEE MH, RAMPAL S, et al. Significant factors influencing inadvertent hypothermia in pediatric anesthesia［J］. J Clin Monit Comput, 2019, 33(6): 1105-1112.

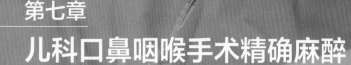

第七章
儿科口鼻咽喉手术精确麻醉

第一节 小儿扁桃体、腺样体切除手术精确麻醉

一、扁桃体与腺样体的解剖特点

扁桃体是咽部淋巴组织的一部分，扁桃体可分为 4 部分，即所谓的 Waldeyer 环，是由 4 组呼吸道上皮覆盖的淋巴组织在咽部构成的环，这 4 组淋巴组织英文都是 Tonsil。

（1）腭扁桃体，俗称"扁桃体"。

（2）咽扁桃体，俗称"腺样体"。

（3）咽鼓管扁桃体，正好位于咽鼓管口后方。

（4）舌扁桃体，位于舌后部。

患儿常因扁桃体发炎或肿大来就诊，而往往引起麻醉医师注意的是腭扁桃体和咽扁桃体。

腺样体：位于咽穹后部，鼻咽的顶壁和后壁交界处。每个孩子在刚出生时都会有这个小小的器官，在正常生理情况下，6~7 岁发育至最大，青春期后逐渐萎缩，成人则基本消失，不会再出现反复发炎感染等情况。而扁桃体发炎是任何年龄段人群都会遇到的问题（见图 7-1）。

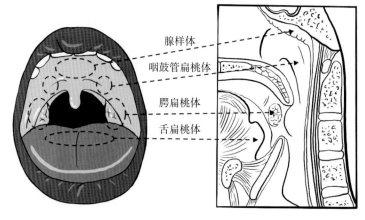

图 7-1 扁桃体与腺样体的解剖

二、扁腺相关问题及外科诊治

1. 概述

在美国小于 15 岁的儿童中，每年有超过 53 万例扁桃体腺样体手术。手术适应证包括反复感染以及由于梗阻引起的睡眠呼吸障碍，即阻塞性睡眠呼吸暂停（osbtyuctive sleep apnea，OSA）。OSA 见于 1%～6% 的儿童，在肥胖患儿中甚至可以达到近 60%。由于长期的 OSA 导致反复的低氧损伤，会影响机体多个系统的功能，包括中枢神经、心血管、代谢以及免疫系统等，因此往往称其为睡眠呼吸暂停综合征（sleep apnea syndrome，SAS）。

复发性或慢性感染可能累及中耳、乳突气房、鼻、鼻咽、腺样体、鼻旁窦、口咽、扁桃体、扁桃体周围组织和颈部淋巴结。导致睡眠呼吸障碍或 OSA，是扁桃体腺样体手术最常见的适应证，比例超过 75%。气道梗阻可能累及鼻咽、口咽及吞咽通道。对于 2 岁以上无其他健康问题的腺样体扁桃体肥大患儿，腺样体扁桃体切除术被视为 OSA 的一线治疗方法。伴有扁桃体肥大的睡眠呼吸紊乱的患儿行扁桃体切除术后可以得到症状改善，包括生长发育迟缓、学习能力差、遗尿以及行为异常等。

腺样体扁桃体切除术常被认为是一种单期联合手术，然而，在评估手术指征时，应将扁桃体切除术和腺样体切除术分开考虑。

3 岁以下患儿很少接受单纯扁桃体切除术，而 14 岁以上患儿很少接受单纯腺样体切除术。男孩中腺样体切除的手术率约为女孩的 1.5 倍，而女孩中扁桃体切除的手术率约比男孩高 1/3。

一项研究调查了美国耳鼻喉科医师的临床习惯，非互斥性手术指征包括任何类型的阻塞性 SDB（59%）、反复感染（42%）和 OSA（39%）。

2. 扁桃体切除适应证

对于复发性咽喉部感染患儿，手术获益取决于之前感染发作的频率和严重程度。1 年内感染发作不低于 7 次、连续 2 年每年感染发作不低于 5 次，或连续 3 年每年感染发作不低于 3 次。咽喉部感染发作是指咽喉部疼痛发作合并下列一项以上的症状：① 体温高于 38.3 ℃；② 颈部淋巴结炎；③ 扁桃体渗出；④ A 组 β-溶血性链球菌检测阳性。

对于咽喉部感染发作频率和严重程度达不到手术标准，但伴有多种抗生素过敏、不耐受或周期性发热、溃疡性口炎、咽炎、淋巴结炎或具有扁桃体周围脓肿病史，还有口臭以及错位咬合等其中一项的患儿，也建议行扁桃体手术治疗。

因为扁桃体相关问题会随着年龄的增长而自然缓解，所以观察等待并在感染复发时进行对症治疗和抗生素治疗（根据需要）是合理的手术替代方案。对于仅轻度或中度受累的反复咽喉部感染患儿，不建议进行扁桃体切除术。

3. 腺样体切除适应证

腺样体肥大及伴随的中度鼻塞症状（张口呼吸、闭塞性鼻音或嗅觉障碍）已持续至少 1 年，并且保守治疗［包括为期 1 个月的抗生素治疗和（或）6 周至 6 个月的鼻用糖皮质激素治疗］效果不佳，建议行腺样体切除术，而非继续进行保守治疗。

药物治疗效果不佳的慢性鼻窦炎患儿接受腺样体切除术。

以前曾接受过鼓膜置管（TT）但通气管已脱落，且将再次进行 TT 的复发性急性中耳炎或慢性渗出性中耳炎，建议行腺样体切除 +TT，而非仅进行 TT。

4. 手术禁忌证

主要有：腭咽部因素（腭裂），血液系统因素（贫血和止血障碍），急性感染。

5. 手术方式

扁桃体切除术被定义为通过解剖扁桃体被膜与周围肌层间的间隙来完整地摘除扁桃体。有时扁桃体切除术还包括连同腺样体一起摘除，尤其是涉及睡眠障碍性呼吸的治疗时。扁桃体切除术分为完全（囊内）切除以及部分/次全（囊外）切除。目前扁桃体囊内切除术（也称为扁桃体部分切除术或扁桃体次全切除术）的应用越来越多，相比扁桃体囊外切除术，这一技术术后恢复更快，但部分患儿的扁桃体再生风险可能也升高，因此尚未确定最佳手术方案。采用"热"或"冷"分离技术来进行扁桃体囊外（完全）切除术，具体选择哪种技术通常是基于外科医师的偏好和培训经历来选择的。"热"技术采用电刀操作，通过烧灼血管，出血量小；而"冷"技术通过钝性剥离扁桃体，采用等离子、射频或激光的方式，疼痛较小。

三、病史及体格检查

1. 扁桃体

（1）病史及体格检查：

多为发炎肿胀而导致喉咙疼痛，甚至吞咽困难、说不出话。

体格检查发现多数合并肥胖、发育及营养状况差。

（2）扁桃体肿大分级：根据扁桃体占据咽喉部的空间大小分为 0～4 级。

0——扁桃体完全位于扁桃体弓内。

1+——扁桃体占据咽后部的 0～25%。

2+——扁桃体占据咽后部的 26%～50%。

3+——扁桃体占据咽后部的 51%～75%。

4+——扁桃体占据咽后部的 76%～100%。

2. 腺样体肥大

（1）病史：以鼻塞为主，长期张口呼吸，打鼾（习惯性或间歇性，鼾声是否响亮）。可看到患儿睡眠时有呼吸暂停或喘息，或睡眠"不安宁"，磨牙，注意力不集中，反应迟钝，在校表现不良或日间行为问题（极度活跃、困倦或易激惹），听力下降、中耳炎等征象。

（2）体格检查（**见图 7-2**）：有无面部窄长，缺乏表情；朝天鼻；上唇短厚，翘起；牙齿排列不齐，上切牙突出；头颈向前倾；上颌窄、下颌尖。

黏膜下腭裂（**见图 7-3**）容易被漏诊，无论是明显的黏膜下腭裂还是黏膜下隐匿的腭裂，通常都是腺样体手术的禁忌证，因为会加重鼻音。体检时可以发现悬雍垂分叉，软腭中缝变宽变薄，以及在中线处触及 V 型切迹而不是正常平滑的切迹。

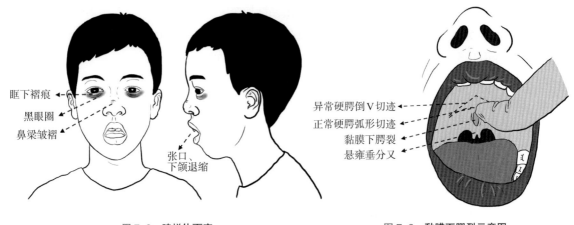

図7-2　腺样体面容　　　　　　　　　　　　图7-3　黏膜下腭裂示意图

図7-2标注：眶下褶痕、黑眼圈、鼻梁皱褶、张口、下颌退缩

图7-3标注：异常硬腭倒V切迹、正常硬腭弧形切迹、黏膜下腭裂、悬雍垂分叉

四、气道评估及完善相关检查

腺样体扁桃体切除术期间喉痉挛的发生率高于在其他外科操作期间的发生率。

（1）麻醉科医师和外科医师共用气道，且必须避免血液及分泌物进入气道。

（2）高危患儿存在增加围术期呼吸系统并发症风险的情况，建议在行腺样体扁桃体切除术前做多导睡眠图（polysomnography，PSG）。这些情况包括肥胖（尤其是重度）、唐氏综合征、颅面畸形、神经肌肉疾病、镰状细胞病或黏多糖病。这些患儿行 PSG 的目的是提高对高危人群的诊断准确度以及明确 OSA 的严重程度从而优化围术期方案。重度睡眠呼吸暂停，是指 PSG 显示呼吸暂停低通气指数（opnea hypopnea index，AHI）≥24 次 / 小时、血氧饱和度最低值 <80%，或 $PaCO_2$ 峰值 ≥60 mmHg。

（3）上呼吸道感染：对于在择期手术的术前筛查过程中发现的患有或曾患上呼吸道感染的儿童，我们应将手术推迟至症状消退后 2~4 周。择期手术当天患儿出现活动上呼吸道感染如果是只有轻度鼻溢且症状轻微的将行小手术的患儿，不建议推迟麻醉；对于体温 ≥38 ℃或者患有湿咳的患儿，建议推迟择期手术至症状消退后 2~4 周。但要意识到气道高反应性可能会持续长达 6 周。

五、麻醉计划的制订

麻醉管理的首要目标包括：平稳、无创的麻醉诱导；术中气道保护；提供术后镇痛；预防术后恶心、呕吐以及平稳、迅速苏醒从而能恢复气道保护性反射，避免气道梗阻和呼吸抑制。

1. 麻醉前用药

避免抗焦虑药的镇静和呼吸抑制作用，尽可能不对接受腺样体扁桃体切除术的睡眠呼吸暂停患儿使用，通常在麻醉诱导期间使用玩具、视频、平板电脑、虚拟现实设备、音乐、贴纸和父母陪同等手段分散其注意力，来取代抗焦虑药物。必须平衡术前抗焦虑和镇静的受益与其带来的术后过度镇静和呼吸系统并发症的风险，尤其是对于伴严重 OSA 的儿童。

2. 诱导技术：吸入诱导还是静脉诱导

对于任何年龄的重度 OSA 患儿，或有多种围术期呼吸系统不良事件危险因素的患儿，尽可能采用静脉诱导。如果对于这些儿童有必要给予吸入诱导，则应当于诱导后尽快建立静脉通路。

3. 气道管理

（1）术前吸入短效 β_2 受体激动剂：若患儿术后发生呼吸系统并发症的风险较高（例如，中、重度 OSA 患儿，2 周内发生过上呼吸道感染的患儿，或曾有哮喘、湿疹、枯草热或被动吸烟史的患儿），宜给予单剂吸入性沙丁胺醇 200 μg 作为预防。考虑到儿童使用一剂沙丁胺醇的安全性和耐受性尚好，可将其用于有术后呼吸道困难风险的儿童。

（2）避免手术因素影响：麻醉医师和外科医师共用气道，且必须避免血液及分泌物进入气道，因此腺样体扁桃体切除术的气道管理尤其具有挑战。气道控制更倾向于使用带套囊的气管导管（即使对于十分年幼的儿童），以避免血液、分泌物进入气道，以及电烙术中起火。文献报道腺样体扁桃体切除术期间喉痉挛的发生率高于在其他外科操作期间的发生率。而且，因 OSA 行腺样体扁桃体切除术的儿童在术后发生严重呼吸系统并发症的风险尤其高。

（3）体位：扁桃体切除术在标准仰卧位下进行，保持患者颈部仰伸。气管插管和手术中都应当小心头颈部体位。这对唐氏综合征的儿童患者尤为重要，这些儿童患者中寰枢椎不稳定（通常无症状）的发病率较高。此外，颈部仰伸可能使 ETT 移动并导致意外脱管

4. 药物选择

相对较高剂量的瑞芬太尼（3～4 μg/kg，静脉给予），应用小剂量肌松药联合丙泊酚（3～4 mg/kg，静脉给予）和一种抗胆碱能药（格隆溴铵，10 μg/kg，静脉给予或阿托品 20 μg/kg，静脉给予）已被证实可以在儿童中创造良好的插管条件，且无血流动力学影响。

5. 麻醉维持

外科医生放置开口器之前，都应达到足够的麻醉深度。操作开始时通过开口器打开口腔是一种突然的伤害性刺激，在麻醉深度不足的情况下经常可导致患者体动甚至喉痉挛、屏气及作呕。

6. 术后镇痛

此类手术术后出现中、重度疼痛，可导致患儿经口摄入减少及脱水。积极采用多模式镇痛，以减少对阿片类药物的需求，这对 OSA 患儿尤为重要，因为他们对阿片类药物的镇静作用和呼吸抑制作用非常敏感，应用阿片类药物时应减量约 50%。

与扁桃体切除术相比，单纯腺样体切除术过程更短且疼痛更轻。

7. 术后止吐

在未给予预防性止吐药的儿童中，PONV 的发生率为 60%～70%；而预防性用药可使 PONV 发生率降至 25% 以下。对于扁桃体切除术患儿，使用地塞米松（0.1～0.5 mg/kg，静脉给药，最大剂量 4 mg）和 5-HT 能拮抗剂（如，昂丹司琼 0.1 mg/kg，静脉给药，最大剂量 4 mg）。

建议术中给予地塞米松来预防术后恶心、呕吐和疼痛，以及缩短扁桃体切除术后到首次进食的时间。尽管术中使用地塞米松的获益似乎已明确，但这与扁桃体切除术后出血的相关性尚不确定。

8. 苏醒

扁桃体腺样体手术患儿平稳苏醒是手术成功的一大保障。苏醒期平稳首先要做到拔管平稳。笔者所在单位通常把此类患儿术后摆放成侧卧位，避免分泌物在重力作用流向声门下，待患儿恢复气道保护性反射，且无药物残留作用引起的气道梗阻和呼吸抑制时，选择积极主动拔管，从而把拔管变成一个可掌控、可培训的麻醉实践来进行训练。

六、术后并发症

扁桃体切除术后的手术所致并发症主要有出血、肺部相关并发症以及扁桃体床感染。虽然扁桃体切除术后出血少见，但是可能发生危及生命的并发症。术后出血可能发生于术后 24 h 以内（原发性出血）或之后，最常见于术后 5~12 日（继发性出血）。

不考虑采用何种术式，外科手术后的出血率为 1%~5%，且最晚在术后 3 周时仍可发生出血。腺样体切除术后也可发生出血，但常见程度低（大约 0.5%），并且最常发生在术后最初的 24 h 内。

成人扁桃体术后出血发生率为 3%~5%，其中约有一半需要在手术室经口控制出血。5 岁以上的出血风险是 6 岁以下儿童的 2 倍多。

七、急诊出血止血手术注意点

（1）低血容量：麻醉诱导前应重点关注识别和纠正切除后出血造成的低血容量。扁桃体切除术后出血导致的失血量可能难以或无法量化。大量血液被吞咽，且呕吐出来的血液量很难估计。头晕和直立位生命征可提示低血容量。低血容量患者有麻醉诱导时发生低血压的风险更高。

（2）饱胃：大部分出血被吞咽，以致这些患者处于饱胃状态，且具有误吸风险。

（3）插管困难：即使先前手术插管较顺利，但术后出血的情况下插管可能仍较困难，因为此时会出现口咽部组织肿胀和血液积聚。

（4）贫血：根据失血程度和晶体液补充量，患者可能出现明显贫血。

（乔晖　贾继娥）

第二节　小儿腭裂手术精确麻醉

一、概述

　　腭裂是小儿常见的先天性发育畸形之一，也可合并有唇裂，发生率为 1/1000～1/800。不仅严重影响面部美观，还可导致患儿出现饮食功能障碍，进而出现发育及营养不良。畸形同时还影响其语言功能，因口、鼻腔相通，经常招致上呼吸道感染并发中耳炎。由于牙列错乱，患儿常呈反𬌗或开𬌗。针对此类先天畸形，目前临床上一般采取手术的方式进行治疗，腭裂修补术通常选择 1～2 岁时间段进行，以尽早开始语言功能训练和改善喂养。由于手术患儿年龄小，手术本身涉及呼吸道，对麻醉方案的设计与实施有较高的要求。

二、腭裂患儿生理特点

1. 呼吸道解剖生理特点和气管插管

　　婴幼儿具有头大、颈短、舌体相对较大，喉头位置较高，会厌长且不灵活，常呈 U 或 V 形等特点，而成人的会厌扁平、易于弯曲且有弹性，因此抬高婴幼儿的上背部和肩部以利于颈部的拉伸，有助于暴露会厌且避免喉镜片放入后掩盖住喉头。

　　在唇腭裂患儿中困难喉镜检查报道的比例为 4.7%，腭裂患儿以颅颌面畸形综合征较为多见，最常见的是腭裂、小颌畸形、舌下垂综合征（Pierre-Robin 综合征）。受累患儿自出生后即表现出明显的气道问题，较大的舌体嵌于腭裂裂隙中导致气道可能发生完全阻塞，小下颌和高喉头导致会厌和声带暴露困难而造成插管非常困难。Pierre-Robin 综合征患儿的气道缺陷可随其年龄增大得到缓解，但早期施行腭裂修复手术有助于改善其气道畸形、进食并提高其语言能力。一旦准备手术，麻醉医师需提前做好充分的插管准备，对于预期困难插管患儿，可采用吸入七氟烷保留自主呼吸进行气管插管。除了颅颌面畸形综合征，其他常见的综合征包括眼、耳、脊椎发育异常综合征（Goldenhar 综合征，**见图 7-4**），先天性短颈畸形综合征（Klippel-Feil 综合征，**见图 7-5**），下颌骨面骨发育不全综合征（Treacher Collins-Francesechetti 综合征，见图 7-6）等。对于这些颅颌面畸形的患儿，处理气管插管困难成了麻醉管理的主要问题，而对于那些未出现明显气道梗阻症状者，也需警惕其存在气管插管困难的潜在危险。

　　对腭裂患儿进行插管时，喉镜凸缘叶容易落入腭裂裂隙中，造成喉镜移动困难，患儿咽喉部组织损伤、出血，导致声门显露和气管插管操作困难。可以采用低凸缘的弯镜片如 Robert Shaw 或 Oxford 镜片，如口咽腔有足够空间，标准的直型 Miller 镜片已能满足需要。婴幼儿常需由助手按压环状软骨，有助于暴露声门，气管导管通过声门但无法继续插入时，操作需要轻柔，切不可强行插入或旋转导管，应更换小半号的导管重新进行气管插管。临床上，当气管的

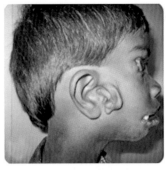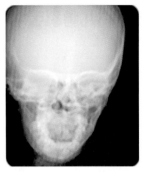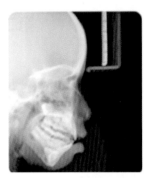

图 7-4　Goldenhar 综合征患者的照片和影像学检查（注意右侧副耳、小下颌、眼睑缺损、牙齿排列不齐）

图片引自 J Clin Diagn Res，2014，8（4）：ZD17-ZD19.

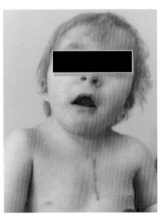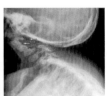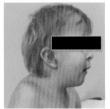

图 7-5　Klippel-Feil 综合征的患儿和影像学表现（右肩部抬高、颈短、蹼颈和低发际线的特点．颈侧位片显示第 1 颈椎发育不全，第 2、3 颈椎融合并前突）

图片引自 Open Access Maced Med Sci，2015，3（1）：129-134.

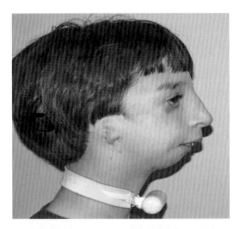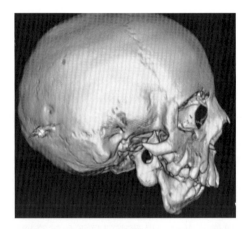

图 7-6　Treacher Collins 综合征患者（面部轮廓明显凸起而形成类似鸟面的外观（左），源于后缩的下颌和相对正常的鼻部；CT 三维重建明显可见髁突发育不良且下颌骨的支、体、角都没有正常的结构）

图片引自 Semin Plast Surg，2012，26（2）：83-90.

压力较高时，可允许导管有少量的漏气，如气管导管号码过大，可引起喉部水肿、气道损伤、拔管后可能发生上呼吸道梗阻。插管成功后用防水胶布固定导管于舌根及下唇中央。

2. 循环生理特点

腭裂患儿合并的心血管系统异常往往不是很严重，对患儿的生长发育影响较小。但仍有5%～10%腭裂患儿伴有先天性心脏病，一般情况下，左向右分流的非发绀型先天性心脏病患儿，无症状，心功能良好，可耐受麻醉和手术，可先行腭裂手术；而发绀型先天性心脏病患儿通常存在不同程度的慢性低氧，易发生代谢性酸中毒，对麻醉耐受性差，如伴有肺动脉高压、大动脉转位、法洛四联症等严重心血管疾病患儿，应先行心脏手术。同时医师需关注婴幼儿3～6个月时 Hb 处于最低值（生理性贫血期）的情况。

三、外科技术

目前除切口不同外，外科修复腭裂的基本操作和步骤大致相同，应用最普遍的是改良兰氏腭裂修复术。手术原理是制作裂隙两侧的双带蒂瓣，使其向中间移位，将两瓣在中线缝合后封闭腭部的裂隙。

四、麻醉前评估

术前访视应全面仔细复习其病史资料，详细进行体格检查，核实术前实验室和胸片等检查结果，评估患儿是否存在困难气管插管，是否合并其他的先天性畸形，有无呼吸和循环代偿功能减退，评估其营养和发育状况，查看患儿术前是否存在呼吸道感染和严重贫血等。合并有上呼吸道感染的患儿围术期憋气、氧饱和度降低、喉痉挛、支气管痉挛等呼吸道并发症的发生率显著增加。对于上呼吸道感染患儿建议暂缓手术（WBC $> 10 \times 10^9$/L），在患儿单纯上呼吸道感染2～4周之内，其呼吸道的应激性较高，可在感染症状消失1个月后再安排手术。术前评估患儿若存在先天性心脏病、其他特殊病史和异常体征时，可在术前请多学科会诊，完善术前准备工作。比如患儿母亲叙述其平时喂食困难，有容易疲乏、口周青紫、皮肤黏膜发绀等表现，则多提示其伴有动静脉血液分流、循环低氧严重。这类患儿可能存在呼吸、循环代偿功能减退的问题。麻醉前还应检查患儿的血红蛋白，伴有严重贫血时（Hb < 100 g/L），择期手术应延期。手术时机：患儿 Hb > 100 g/L；营养发育：患儿体重 > 5 kg，白细胞计数 $\leqslant 10 \times 10^9$/L。

五、麻醉计划制订

1. 麻醉方法及管理

进行常规术前禁食（即禁食固体食物8小时，牛奶以及配方奶6个小时，母乳4 h，清水2 h）。所有患儿从诱导开始至苏醒全程监测心电图、无创血压、脉搏氧饱和度及体温。不合作的小儿以七氟烷吸入诱导以后开放外周静脉，合作的小儿直接开放外周静脉，充分预给氧后以静脉推注芬太尼（2～3 μg/kg）、丙泊酚（3～5 mg/kg）、顺阿曲库铵（0.1 mg/kg）、地塞米松（0.1 mg/kg）进行麻醉诱导，然后对其进行气管插管。术中采用压力控制模式进行机械通气，将麻醉机的呼吸频率（RR）设置为16～20次/分，随时注意潮气量和呼气末二氧化碳波形的变化，如发现变化应立即进行评估，是否单肺通气或分泌物堵塞气道等问题。术中维持采用七氟醚 1.0 MAC 复合瑞芬太尼 0.05～0.3 μg/（kg·min）维持，根据手术刺激、心率、血压调整瑞芬太尼剂量，小剂量间断静脉注射芬太尼，必要时追加肌松剂。外科手术开始时口腔填塞纱布条，防止血液进入呼吸道，待手术结束时取出纱布条。术后恶心、呕吐除因麻醉用药因素外，此类患儿通常由于吞咽分泌物及气体引起，可给予多拉司琼 0.35 mg/kg 进行预防性治疗，术毕停止吸入七氟醚，彻底清除呼吸道分泌物及滞留于咽喉部的血液和分泌物。

2. 苏醒期管理

术毕送至复苏室，避免频繁吸痰刺激咽腔导致继续出血，可采用侧卧体位引流，使渗出的血液和分泌物从口角流出，避免由于重力作用流至声门下。常规放置鼻咽通气道（合并唇裂修复术后的患儿，应放置于健侧鼻腔），不主张放置口咽通气道，以免损伤缝合修补的部位。保证呼吸道通畅是术后复苏成功的关键。腭裂手术后患儿口咽部创面组织水肿和舌后坠，加上气道保护反射尚未完善，易造成急性气道梗阻，一般不适合深度麻醉拔管，需严格掌握拔管指征：要求患儿肌松恢复正常，保护性反射恢复，自主呼吸规律，生命体征平稳，即可拔除气管插管，待其清醒，SpO_2 在 95% 以上后送回病房。拔管时做好再次插管准备。

3. 术后镇痛及防治恶心、呕吐

患儿术后疼痛不仅影响喂养，而且过度的哭闹会使切口裂开，导致治疗效果不佳。该类手术可采用多模式镇痛，术前口服对乙酰氨基酚（10～15 mg/kg）或直肠给药（30～40 mg/kg），或术毕静脉注射非甾体抗炎药（酮咯酸氨丁三醇 0.5 mg/kg），芬太尼剂量一般推荐在 3 μg/kg 作为基础。手术开始时由术者实施局部浸润麻醉，可减少创口渗血，又能强化麻醉效果，减轻手术应激反应，减少全麻药的用量。目前颌面部神经阻滞已广泛应用于该类手术，如上颌神经阻滞、眶下神经阻滞、腭神经阻滞。神经阻滞使得麻醉过程更趋于平稳、安全，而且阿片类药物的用量明显减少，患儿术后苏醒迅速而完全，躁动的发生率也相应有所下降，恶心、呕吐等不良反应也明显减少。同时神经阻滞还能缓解术后一段时间内的疼痛，患儿及家属均取得满意效果，因此神经阻滞可安全、有效地应用于小儿唇腭裂手术。

4. 麻醉管理注意事项

唇裂患儿常伴有牙槽嵴裂，加上小儿头面部和气道的解剖特点，从而给气管插管带来一定的困难，麻醉前应准备好气管导管、管芯、长度不同的喉镜片、吸引器、牙槽嵴裂填塞物或支撑物等。发育较差的患儿对麻醉药耐受低下，须尽量减少麻醉药用量。

置入张口器时刺激强，应加深麻醉；开口器可能压迫导管，须及时注意气道压变化及气管导管是否受压。行两侧硬腭黏膜减张时，应加深麻醉，避免出现吞咽动作；而行鼻侧黏膜、肌层、口腔侧黏膜缝合时，刺激较小，可适当减轻麻醉。术中加大瑞芬太尼的用量可以降低患儿的应激反应而不必考虑对自主呼吸的抑制，长效肌松剂的使用降低了术中患儿呛咳的发生率，从而减少了喉水肿的发生。由于腭裂手术损伤和器械压迫，舌根长时间使用开口器可造成咽部水肿，导致或加重术后呼吸困难，因此，维持术中、术后呼吸道通畅是保证患者安全和手术成功的关键。

唇腭裂手术难度不大，时间也不长，对小儿是安全可靠的，但是对麻醉的挑战很大。因为患儿年龄小，生理功能发育不完善，而且手术可能直接刺激敏感的咽喉部。麻醉的深度要把握得恰到好处，既要能消除各种不良反应，又不能过深。麻醉过浅可能导致喉痉挛或者心律失常，麻醉过深可能导致苏醒困难和拔管延迟。

5. 常见并发症处理

呼吸系统并发症如呼吸道梗阻（舌后坠、喉水肿、喉痉挛、支气管痉挛）、通气不足（麻醉药物代谢不完全、呼吸抑制、肌松药物残余等）。目前一项随机双盲多中心对照进行的前瞻性研究显示在小儿腭裂手术中拔管前 2 min，静脉给予 1.5 mg/kg 利多卡因，可减少喉痉挛和咳嗽的发生。

苏醒延迟可能是由于麻醉药及肌松药残余、术中二氧化碳蓄积、术后低温、低血糖等。苏醒延迟的患者应考虑低血糖，尤其是长时间禁饮食的患者，可考虑输注葡萄糖液体。苏醒期躁动是指患儿苏醒易激惹，不合作，不能安抚的哭闹、乱动、乱踢等兴奋状态，可能与催醒过快、疼痛、全麻药物残留有关。术中给予右美托咪定 1 μg/kg 或复苏期间给予单次丙泊酚 1 mg/kg（1～6 周岁儿童），可避免苏醒躁动。

外科相关并发症：术后出血、组织水肿、气道改变（鼻呼吸改为强制口呼吸）、舌体牵拉压迫软腭及咽部水肿等。尽量缩短手术时间，开口器压迫一定时间松开口器，静脉注射地塞米松 1 mg/kg 以减轻组织水肿。术后出血患儿应按饱胃和存在误吸风险进行麻醉诱导，诱导过程中外科医师应在床旁，以备行紧急气管切开。持续出血存在困难插管可能，必须有 2 路大口径的吸引器以帮助暴露气道，旨在通过容量治疗及输血维持患儿血流动力学的稳定和容量状态。

（傅丹云　贾继娥）

第三节 小儿气道异物取出术精确麻醉

一、概述

气道异物多见于儿童，3 岁以内婴幼儿所占比例约为 80%。80% 以上的气道异物位于一侧支气管内，少数位于声门下及总气道内，右侧支气管异物多于左侧。按照化学性质可将异物种类分为有机类异物和无机类异物，有机类异物以花生、葵花籽、西瓜子等植物种子多见，无机类异物中则常见玩具配件、纽扣、笔套等。异物为圆形（圆形物体最有可能导致气道完全梗阻和窒息）、不易破碎分解、有压缩性以及表面光滑时会增加异物取出难度及并发症发生率。

异物吸入史（目击误吸异物后剧烈呛咳）是气道异物最重要的诊断依据，临床表现有咳嗽、喘息、发热、呼吸困难、喘鸣、发绀等。双肺听诊可闻及异物侧呼吸音弱，当异物位于声门下时常可听到特征性的声门下拍击音，而双肺呼吸音对称。典型的哮鸣音、咳嗽和呼吸音减弱三联征并不普遍存在。CT、X 线颈侧位片和胸片等影像学检查可以帮助诊断。CT 诊断气道异物的敏感性几乎为 100%，特异性为 66.7% ~ 100%。大多数情况下胸片显示的是一些提示气道异物的间接征象，如肺气肿、肺不张、肺渗出等。

二、病理生理学

误吸异物对病理生理的影响取决于不同的梗阻模式，如双向阀（bypass valve）效应，指气流可进可出但部分受限；止回阀（check valve）效应，指气流进入多于流出，导致阻塞性肺气肿；球阀（ball valve）效应，气流能进入但不能流出，导致阻塞性肺气肿；截止阀（stop valve）效应，指气流无法进出，肺内气体吸收导致阻塞性肺不张。

三、手术方式和手术时机

进行麻醉及支气管镜异物取出术的紧急程度取决于呼吸窘迫的严重程度及异物的位置和类型。对于情况稳定且不太可能进展为完全气道梗阻的患儿，应安排在手术医师、麻醉医师及护理等人员配置最佳的情况下进行手术。常规术前禁食（即禁食固体食物 8 h，牛奶及配方奶 6 h，母乳 4 h，清水 2 h），以尽可能保障安全，降低麻醉诱导时的误吸风险。有呼吸窘迫、疑似主气道异物或认为有进展为气道阻塞风险的患儿应紧急送往手术室行支气管镜探查术，不应为了饱胃问题而推迟手术。对于饱胃患儿，可以放置大口径胃管并在麻醉诱导后抽吸，以减少胃内容物。一般认为，对于诊断明确的病例，首选用硬支气管镜取出异物；而对于可疑病例，首选用纤维支气管镜来检查、诊断或排除异物。

四、麻醉前评估

首先要快速评估患者有无窒息、呼吸窘迫、发绀、意识不清等需要紧急处置的危急状况。若患者一般情况比较平稳，可进行详细的麻醉前评估，询问患儿的年龄以及是否能够合作，选择有利的麻醉诱导方案和通气方式。通过详细询问病史以及对症状、体征、影像学检查结果的综合评估，有助于判断有无气道异物以及异物的位置、大小、种类、存留时间等。存留时间较长的有机物类异物会产生炎症介质而加重肺部炎症，围术期比较容易出现低氧血症。如果患儿术前合并上呼吸道感染、肺炎、哮喘发作等，则术中比较容易出现低氧血症[9]，术后容易发生喉痉挛、低氧血症、气胸等呼吸系统相关不良事件。如果患儿肺气肿明显，可考虑采用保留自主呼吸的麻醉方案以避免正压通气造成气压伤。

五、麻醉方法

所有患者从诱导开始至苏醒全程监测心电图、无创血压、脉搏氧饱和度。不合作的小儿可采取七氟烷吸入诱导方案，小于10个月的患儿可选择保留自主呼吸或经支气管镜侧孔通气方案。当气道开放无法监测呼气末二氧化碳时，还需密切注意患者的胸廓起伏、呼吸频率和口唇皮肤颜色以及肺部听诊等情况。置入喉罩或气管导管后要监测呼气末二氧化碳浓度。

（一）声门下及气管异物

患儿常存在不同程度的吸气性呼吸困难、三凹征和特征性的声门下拍击音。预计异物较容易取出时，可以采用吸入七氟烷的方案。预计异物取出困难、手术时间较长时，一般采用全凭静脉麻醉保留自主呼吸方案，可使用右美托咪定方案或丙泊酚复合瑞芬太尼方案。若采用丙泊酚复合瑞芬太尼方案，需警惕呼吸抑制而失去"保留自主呼吸"功能，此时可以手动辅助呼吸保障通气。

1. 吸入七氟烷方案

（1）经面罩吸入8%七氟烷，氧流量8 L/min，保留自主呼吸，开放静脉后注射阿托品0.01 mg/kg、地塞米松0.2 mg/kg。根据呼吸情况调整七氟烷吸入浓度和氧流量。

（2）等麻醉达到一定深度时（持续吸入七氟烷5 min以上，2.2~2.3 MAC），用喉镜暴露声门，经喉麻管以2%的利多卡因（3~4 mg/kg）在声门上和声门下行喷雾表面麻醉。

（3）继续吸入七氟烷数分钟至呼吸平稳、血氧饱和度稳定于满意数值时开始手术，由耳鼻喉科医师快速取出异物。

2. 右美托咪定方案

（1）七氟烷吸入诱导后开放静脉，注射阿托品和地塞米松，负荷量右美托咪定（2~4 μg/kg，>10 min）。

（2）根据呼吸情况调整七氟烷吸入浓度和氧流量，10 min后停吸入，调整右美托咪定

1～3 μg/（kg·h）。利多卡因进行声门上、下表面麻醉。

（3）待呼吸平稳、血氧饱和度稳定于满意数值时开始手术，术中将支气管镜侧孔连接麻醉机供氧，氧流量 5～8 L/min。

3.瑞芬太尼复合丙泊酚方案

（1）七氟烷吸入诱导后开放静脉，静脉注射阿托品和地塞米松，停止吸入七氟烷。

（2）丙泊酚 200 μg/（kg·min）持续输注，瑞芬太尼以 0.05 μg/（kg·min）的速率开始输注，逐渐增加输注速率［每次增加 0.05 μg/（kg·min）］，直至呼吸频率降至接近生理值。

（3）利多卡因进行声门上、下的表面麻醉。

（4）待呼吸平稳、血氧饱和度稳定于满意数值时开始手术，术中将支气管镜侧孔连接麻醉机供氧，氧流量 5～8 L/min。

（二）支气管异物

支气管异物患者一般呼吸窘迫的症状不严重，但因一侧支气管阻塞，患者术前常伴有阻塞性肺气肿、阻塞性肺不张、肺部炎症、低氧血症等，可以采用控制通气方式或保留自主呼吸方式。无论何种方式，术中都要保证足够的麻醉深度以避免屏气、体动、喉痉挛、支气管痉挛等。控制通气时应注意压力选择，防止气压伤、纵隔气肿、气胸等并发症的发生。控制通气方式可以经支气管镜侧孔行控制通气或经喷射通气导管行手动喷射通气。

1.经支气管镜侧孔行控制通气

该麻醉方案的优点是外科操作视野较好，缺点是置入支气管镜的过程中需中断通气，置镜时间过长，容易造成低氧血症（见图7-7）。

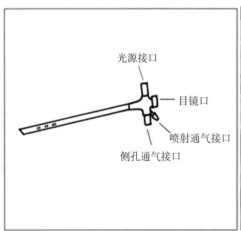
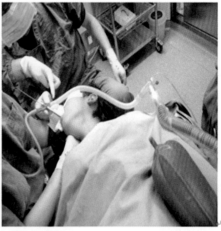

光源接口
目镜口
喷射通气接口
侧孔通气接口

图 7-7　经支气管镜侧孔行控制通气

（1）不合作的小儿以七氟烷吸入诱导以后开放静脉，合作的小儿直接开放静脉，充分预给氧后以芬太尼（2 μg/kg）、丙泊酚（3～5 mg/kg）、琥珀胆碱（1～2 mg/kg）诱导。

（2）置入支气管镜后，将支气管镜的侧孔连接麻醉机行手控辅助呼吸或机控呼吸，或行高频喷射通气（驱动压力 0.3 ~ 1.0 kg/cm²，频率 100 ~ 120 次/分），增加氧流量，以胸廓起伏来判断通气量是否足够。

（3）术中持续输注丙泊酚和瑞芬太尼，必要时追加肌松剂。如果支气管镜进入患侧时间较长引起低氧血症时，需将支气管镜退至总气道，待通气改善、血氧饱和度上升后再行手术，如无好转时应立即退镜，行面罩通气或气管插管。

2. 经喷射通气导管行手动喷射通气

该麻醉方案的优点是通气不依赖于支气管镜，提供了从容的置镜时间，避免了支气管镜进入患侧时健侧肺通气不足导致的低氧血症；缺点是小婴儿置入喷射通气导管可能影响支气管镜的置入和操作视野，存在气压伤的风险（见图 7-8）。

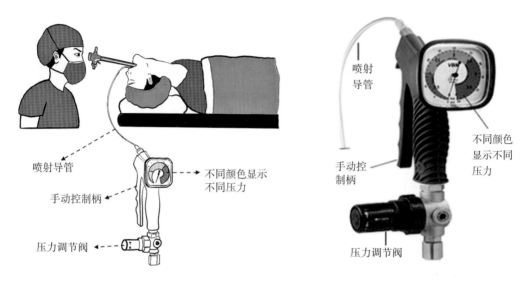

图 7-8　喷射通气导管行手动喷射通气

（1）充分预给氧后以芬太尼、丙泊酚、琥珀酰胆碱诱导。

（2）在喉镜引导下经鼻插入喷射通气导管至声门下 2 cm（避免置入过深），将喷射通气导管连接手动喷射通气装置行手动喷射通气，1 岁以内小儿压力设置为 0.1 ~ 1 bar（1 bar = 1 × 10⁵ Pa），1 岁以上小儿压力设置为 1 ~ 2.5 bar，通气频率为 20 ~ 35 次/分，以胸廓起伏来判断通气量是否足够。

（3）术中持续输注丙泊酚，必要时追加肌松剂。

3. 保留自主呼吸

当患儿较小时，喷射通气导管可能影响支气管镜的置入和操作视野时，或异物取出难度较大、采用支气管镜侧孔通气方案可能导致反复的低氧血症时，可以考虑采用保留自主呼吸的麻醉方案。此外，如果患儿术前有明显肺气肿时，为避免正压通气导致的气压伤，一般也采用保留自主呼吸的麻醉方案。保留自主呼吸的麻醉方案可以采用如前所述的右美托咪定方案和瑞芬太尼复合丙泊酚方案；一般不采用吸入七氟烷方案，因为部分气道开放而不易保持麻醉深度的稳定。

六、麻醉后苏醒管理

取出异物和支气管镜后，应在深麻醉状态下吸引患儿气道分泌物，以减少喉痉挛的可能。术毕将患儿置于侧卧位，有利于分泌物流出口角，对于考虑气道水肿不明显的小儿患者，可通过面罩或喉罩供氧进行苏醒；而对于存在气道水肿、有持续血氧饱和度下降或残余肌松的患者，需要在异物取出后进行气管插管，充分满足拔管条件后再行拔管。

七、常见并发症处理

1. 喉痉挛

常由于在浅麻醉下进行气道操作而诱发。部分喉痉挛时托起下颌、以纯氧行正压通气通常可以缓解；完全喉痉挛时，加深麻醉，给予琥珀胆碱（0.5～1 mg/kg）以后经面罩或插入气管导管行正压通气。小剂量的琥珀胆碱（0.1 mg/kg）可以缓解喉痉挛，同时保留自主呼吸。术中应用肌松剂可减少喉痉挛的发生。

2. 支气管痉挛

常因气道处于高敏状态而受到刺激或由于缺氧、二氧化碳潴留等因素而诱发。去除上述诱因后，可用吸入麻醉药加深麻醉，给予沙丁胺醇喷雾治疗，静脉给予氢化可的松（4 mg/kg）、氯胺酮（0.75 mg/kg）、小剂量肾上腺素（1～10 μg/kg）、氨茶碱（3～5 mg/kg）或硫酸镁（40 mg/kg，20 min 内缓慢输注），都可起到治疗作用。发生支气管痉挛再次行气管插管后，因减浅麻醉痉挛加重而导致无法拔管，可静脉输注右美托咪定 1 μg/kg（＞10 min），1～2 μg/（kg·h）维持，使患儿在耐管的同时恢复自主呼吸，待改善缺氧和二氧化碳潴留、支气管痉挛缓解后常可顺利拔管。

3. 声门水肿

声门水肿可能是由多次置入支气管镜、操作粗暴或取出较大异物时异物擦伤声门所致。除氧疗外，还可给予糖皮质激素治疗。

4. 气胸

气胸可能是由手术操作损伤支气管壁、正压通气压力过高、患者屏气导致胸腔压力增高等因素而诱发。发生气胸后要尽快使患者恢复自主呼吸，避免正压通气。对于缺氧不严重、循环维持相对稳定的患者，可以按照气胸的诊断和处理原则请相关科室协助诊疗。婴幼儿患者缺氧严重应果断地在患侧第二肋间、锁骨中线外区域行胸腔穿刺减压术。

5. 肺不张

在异物取出后耳鼻喉科医师应常规检查有无异物残留并吸尽分泌物，或由麻醉科医师对患儿进行肺复张。

八、诊疗流程

诊疗流程见**图 7-9**。

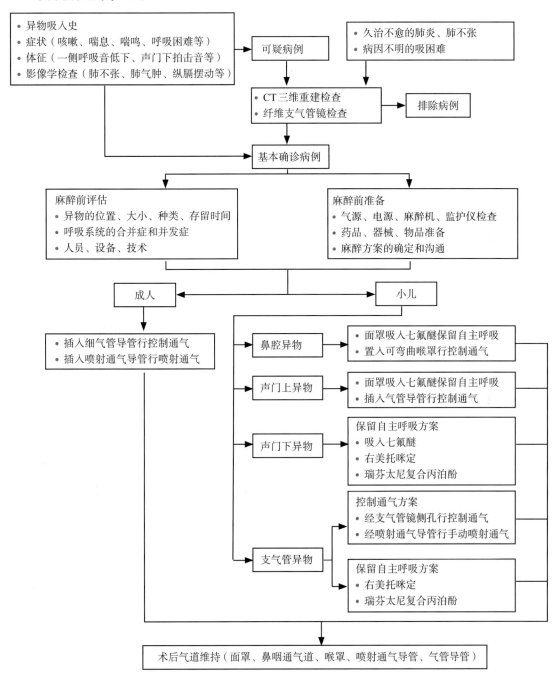

图 7-9 **诊疗流程图**

（傅丹云　贾继娥）

第四节 小儿气道狭窄手术精确麻醉

一、概述

小儿气道狭窄通常是指声门下狭窄（subglottic stenosis，SGS），是指声带下方、气管上方的气道变窄，最常见的是环状软骨位置的狭窄。大部分患儿声门下狭窄是获得性的，只有大约5%是先天性的。插管后损伤是获得性声门下狭窄的最常见原因，由于舌根部和气管的角度使得气道导管向后移位，因此常发生在声门后部。与获得性声门下狭窄相关的危险因素包括插管期间喉部或气管的创伤、插管期间气管导管移动、早产和插管时存在气道感染。

获得性 SGS 通常表现轻微，患儿有早产史或气管切开史，表现为上呼吸道感染复发、慢性咳嗽。喉部通道会随着生长发育而变宽，因此患儿无须进行手术治疗。严重的先天性 SGS 可在出生时即出现，如果涉及广泛的声门和气管结构，则需要立即行气管插管和（或）气管切开术。这类患儿通常需要在拔管前行环甲膜切开术（或环状软骨分离）进行喉气管重建（laryngotra-cheal reconst-ruction，LTR）。

治疗方式主要取决于 SGS 的严重程度。气道手术的挑战在于麻醉医师与手术医师共用同一呼吸道，患儿存在通气不足与低氧血症的风险。麻醉医师需要了解气管狭窄的病因，合理评估患儿的呼吸及循环状况，选择合理的麻醉方式和麻醉药物。麻醉医师在保障患儿气道安全的同时，为外科医师创造良好的手术条件，并注意术中监测及对不良事件的防范。

轻度环状软骨病变可以在内镜下使用球囊扩张术进行治疗，不过这种治疗方式的远期效果还不确定。对于中重度 SGS，在内镜下行环状软骨后部劈开，肋骨移植术是有效的治疗方式。对于更严重的 SGS，比如Ⅲ～Ⅳ级病变，需要进行气管前后部重建，同时需要考虑置入支架以减少肉芽组织形成，以及尽可能维持杓状软骨的解剖位置。对于球囊扩张的麻醉管理与悬吊喉镜以及气管镜的麻醉管理类似。在球囊扩张时，气道会被完全阻塞，因此需要持续监测患者的血氧饱和度以及生命体征，同时和外科医师沟通扩张时间。在气道完全阻塞的时候，要保证患者没有呼吸动作，可以在扩张前进行过度通气或加深麻醉。

SGS 修复术通常紧接着在悬吊喉镜以及支气管镜检查后进行，由于手术重建后需要长时间插管，往往会采用经鼻气管插管以使患儿更加舒适。对于术后紧急事件需要有预案，包括意外拔管、过度镇静等，由于患者气道可能完全塌陷，因此需要提前做好再插管的预案。

此类患者的麻醉风险主要在于能否在狭窄解除前建立适当的通气，包括适度通畅的气道、足够的氧供和排除 CO_2 的换气量，这种风险既取决于患者气管狭窄的位置、程度，也受能否及时建立合适的人工气道以及是否能够采取最优的麻醉诱导和维持方案的影响。需要麻醉医师和手术医师的密切配合才能降低这种风险。

二、小儿气道狭窄的原因

小儿气道狭窄可分为先天性和后天性。先天性气管、支气管狭窄包括气管蹼、气管发育不全、气管软化，气管、支气管狭窄可单部位/多部位狭窄，单独存在或伴发其他呼吸系统/心血管畸形；血管对气道的压迫（双主动脉弓、左位主动脉弓、右位主动脉弓、颈部主动脉弓、异常无名动脉及左肺动脉吊带等），先天性心脏病对气道的压迫（肺动脉扩大、左房扩大、全心扩大）。

儿童后天性的气道狭窄多由创伤、感染、异物及肿瘤造成，而医源性的创伤如气管插管、高位气管切开是继发性气管狭窄的重要原因之一；随着对医源性损伤的认识和预防，其发生率已从20世纪60年代的10%~20%降至目前的1.0%~8.3%。仅1%~2%的患儿有临床症状或存在严重的狭窄。气管插管后气囊甚至是气管导管本身对气道侧壁产生的机械压力可造成气道黏膜缺血、水肿甚至溃疡、坏死，气管内分泌物可继发感染、软骨膜炎，管腔内结缔组织增生最终导致气管狭窄。插管和气管切开后气管狭窄可分为3类，单纯袖套状狭窄、单纯造口狭窄及造口复合袖套状狭窄，其中单纯袖套状狭窄最为常见，于气管导管或气管切开套管气囊水平呈圆柱状狭窄。气管导管套囊压力 > 20 mmHg，插管后患者头部被动地过度运动，继发于心源性休克的呼吸衰竭患者都是气管狭窄发生的风险因素。

先天性声门下狭窄有两种类型：膜性和软骨源性。膜性SGS是一种环状纤维软组织瘢痕。而软骨源性SGS是由于环状软骨增厚，在环状软骨内形成架状结构从而阻塞气道。SGS诊断需要在麻醉下通过硬质支气管镜检查做出。使用不带套囊的气管导管，在漏气量介于10~25 cmH$_2$O时，估计气道梗阻程度。

三、病理生理

膨胀的气囊或者导管周围的气道水肿都会使黏膜受挤压。长时间的压迫会引发局部缺血，导致溃疡形成。二期愈合后的溃疡潜在地导致了软骨膜炎和软骨炎，最终形成瘢痕组织和软骨塌陷。胃食管反流病为大家所熟知不仅是因为它对食管具有破坏性的作用，还因为它在许多呼吸性疾病的发展中扮演了重要角色。许多声门下狭窄的患者都并发有胃食管反流病。

四、外科相关

目前尚未发现对声门下狭窄病程进展有效的药物治疗方法。在动物研究中已发现类固醇类和抗生素能够限制肉芽组织的增生范围，但是在人体使用的确切剂量和持续时间尚未可知。潜在致病因素（例如传染性或炎性因素）应该予以及时处理。除积极治疗胃食管反流病以协助外科治疗之外，也应尽量减少手术修复后发生再狭窄的可能。归根结底，手术矫治是最终治疗方法。

气管狭窄的治疗以外科为主，其术式主要包括：① 内镜或支撑喉镜下摘除或应用激光切除气管狭窄的瘢痕组织或肉芽组织：仅适用于局限的非环形病变。操作简单，缺点是有时需多次手术。② 气管内支架成形术：主要用于气管狭窄长而严重、多次手术失败、恶性肿瘤的姑息治疗。操作简单，短期效果较好，缺点是仅能治疗气管狭窄，对原发病无治疗作用，且支架干扰气道黏膜的生理功能，有局部炎性反应，不易取出，可能移位及再狭窄。③ 气管扩张成形术：适用于轻度良性瘢痕性气管狭窄。操作简单，创伤小，缺点是需反复进行，反复扩张损伤气管内膜后的瘢痕修复可致管腔越来越窄。④ 气管端-端吻合成形术：适用于长度小于 6 cm 的环形气管狭窄。有研究认为端-端吻合术具有术后再狭窄率低、预后好等优点，是气管狭窄的首选治疗方法，但有损伤气管周围神经的并发症。⑤ 移植物修复气管成形术：主要适用于气管前壁的修复，对后壁修复的效果尚不能令人满意。

对于 Ⅱ 度及以下狭窄患者通常采用气道扩张技术或观察治疗，扩张术包括硬支气管镜扩张术、支架置入术、经皮扩张术、纤维辅助球囊扩张、氩气冷凝和激光治疗伴有 / 无支架植入术等；对于 Ⅲ 度及 Ⅲ 度以上狭窄通常采用喉气管重建术；对部分 Ⅳ 度狭窄范围广泛者，可选择狭窄段切除的端-端吻合术。气道手术的选择取决于气管狭窄损伤是否累及气管软骨，即使非手术治疗成功的患者还可能因为气管软骨的损伤而复发，对这类患者来说手术切除狭窄气管或气道重建是唯一可行的治疗方法。

对于声门下狭窄的新生儿，常用的手术是环状软骨前裂开术。实施此手术的指征是：① 两次或以上拔管失败；② 体重超过 1 500 克；③ 由于喉部病理改变导致的拔管失败；④ 手术前有 10 天没有进行辅助通气；⑤ 氧气支持浓度小于 35%；⑥ 术前至少一个月无充血性心力衰竭的表现；⑦ 无上呼吸道感染；⑧ 术前 10 天没有服用抗高血压药物。

在使用硬支气管镜明确狭窄的位置后，将婴幼患儿气管插管的尖端置于损伤部位的下方。头颈部伸展，在颈前环状软骨上方皮肤做水平切口。切断环状软骨环及深层的黏膜，包括甲状软骨的下 1/3 以及第一、第二气管环。在移除气管导管后，在外科医师的指导下经鼻置入比预计型号（根据患儿年龄体重）大一号（0.5 mm）的气管导管。皮肤和皮下组织无张力缝合。患儿的气管导管将被保留大约一周，以便于支撑声门下的狭窄部位。

经典的环状软骨裂开现在已被广泛应用于喉气管成形术及某些有选择的环状软骨切除术中。喉气管成形术和颈前环状软骨裂开术相似。然而，前后方的环状软骨都需要劈开。然后将通常从甲状软骨上取下的软骨缝合在环状软骨前部的裂口以提供更宽敞的声门下开口，小部分情况下也会缝合在后部的裂口。同样需要保留 1 周左右的气管插管以使伤口愈合。

环状软骨切除术是另一种处理小儿声门下狭窄的外科选择。这种方法在技术上相对于喉气管成形术更具有挑战性，可能存在吻合口开裂和喉返神经损伤等并发症。然而，这种方法能够帮助去除严重声门下狭窄患儿的气管造口套管，成功率非常高，这是喉气管成形术所做不到的。当喉气管成形术失败的时候，也有研究证明环状软骨切除术是一种有效的补救方式。

环状软骨切除术包括切除前方的环状软骨弓，打薄后方的环状软骨板，同时保留后方的黏膜皮瓣。横断的正常的气管，压缩后缝合在黏膜下层的皮瓣及甲状腺软骨上。手术通常不会影响到气切口，可以在术后保留。吻合口可以通过留置气管导管 7～14 天或是用 T 管来支撑。一些外科医师会在下颌和胸部之间留有缝线，使得吻合部位不会因头部伸展产生张力。

五、麻醉评估

对于接受气道重建外科手术的儿科患者，麻醉医师需要进行非常周密的术前评估。

1. 病史采集和体格检查

有无喘鸣或呼吸窘迫症状，患儿出生情况（是否足月顺产、出生时体重、哭声情况），有无气管插管/气管切开史，有无呼吸道手术病史，有无心血管疾病史等。体格检查除常规全身体检外还应特别注重胸部的听诊，是否存在哮鸣音，哮鸣音在吸气相还是呼气相等，对于可能影响气道管理的其他头面部畸形也应特别重视，如小颌畸形、巨舌症、后鼻孔闭锁等。存在喘鸣音说明气道狭窄的情况会使麻醉诱导非常危险。严重先天性气道狭窄的婴幼患儿典型的表现为"洗衣机样呼吸"。这种呼吸杂音是双向的，是由于呼吸的时候分泌物通过气管远端狭窄的区域引起的。患者可能因为既往做过手术而存在气管造口或是气道支架，这都会影响麻醉管理。如果是带管的婴儿或儿童，必须确定呼吸机的参数以及氧浓度的需要量。对于不带管或是可以自由行动的患儿，是否需要氧气则取决于家长或护士的意见以及是否有必要使用其他一些帮助通气的物品，如雾化支气管扩张剂吸入等。同时应该确认患儿是否存在上呼吸道感染，因为如果不是非常紧急的手术，存在上呼吸道感染的患者应该延迟手术。

2. 辅助检查

CT扫描气道重建能很好地显示气道管腔的整体形态，如有无狭窄、有无软化及塌陷，还可判断气管软骨有无缺损；硬支气管镜、纤维支气管镜能很好地显示声门及声门下气管的形态，如有无塌陷与软化、有无肉芽组织增生、有无瘢痕组织生长等。对于先天性血管畸形压迫的患者可采用颈胸部MRI。

3. 狭窄部位及严重程度的评估

按部位可分为声门上、声门、声门下及中央气道的狭窄，以声门下及隆突以上气管的狭窄最为多见。目前喉气管狭窄的分期仍然使用Myer-Cotton系统共分为4度，该系统以气管内插管的大小来衡量气道直径，以可通过患儿气管内狭窄处最大导管的直径（即可测的漏气压力在$10 \sim 25 \, cmH_2O$）与同年龄组的非患病儿童正常值的比值来计算狭窄的百分数。1度为管径狭窄＜70%，2度为管径狭窄介于70%～90%，3度为大于90%但仍可见腔隙，4度狭窄者几乎完全阻塞。

4. 气道评估的方法

包括张口度、颈部活动度、下颌骨水平长度、甲颌间距、颈胸间距、身高-甲颌间距比例、上下唇咬合试验、Mallampati困难气道分级法、Cormack-Lehane评分、Willson综合评估法等。但这些评估方法都有各自的局限性。因此通常将这些变量结合起来，更能提高气道评估的敏感性及准确性。巨舌或是张口受限会导致气管插管困难。存在三凹征、鼻翼扇动的患者还应进行呼吸困难的评估，可采用MRC呼吸困难量表及博尔格量表对呼吸困难程度从0～10进行定级。达尔豪西呼吸困难和主观知觉量表（Dalhousie Dyspnea and Perceived

Exertion Sceles）以图画的方式将胸闷、咽喉闭合、呼吸费力程度及腿部劳累程度进行评估，从而反映呼吸困难的程度。

5. 和外科医师沟通

在进入手术室之前和外科医师讨论手术的计划非常重要。术前需要明确进行修补的病变的类型以及修补的方式，比如合适型号的气管导管、是否需要保留自主呼吸，以及是否有必要不使用肌松药物以利于进行神经监测等，以上都是常见的需要和外科医师沟通的问题。

六、通气方式及优缺点

全身麻醉能达到足够的麻醉深度，在保障患者安全的基础上，减轻患者的痛苦，为术者提供理想的手术条件。气管插管、喉罩及高频喷射通气能够满足不同部位的气道手术要求。常规全身麻醉建立人工气道均采用气管插管的方式，但是气道狭窄的位置过高易影响气道内手术的操作。儿科患者特别是婴幼儿，存在纤维支气管镜通过普通气管导管不顺畅的问题，手术视野暴露不佳。而喉罩不进入气管，不直接接触声带，对气管和声门不会产生机械性损伤，并可根据狭窄的部位、程度决定治疗的时间，使通气和手术操作得以同时进行。

1. 控制通气

气管插管控制通气是最安全的麻醉技术。优点是可控制气道，间歇正压通气确保术中氧供，能进行 $P_{ET}CO_2$、气道阻力等呼吸功能监测，声带固定，麻醉深度平稳，术中体动、呛咳、支气管痉挛和喉痉挛的发生率较低，且导管的气囊可避免血液和肿瘤组织进入气道。但是，气管导管干扰了手术视野及手术操作特别是声带后联合和声门下的手术，激光手术则需使用特制的气管导管，氧浓度（FO_2）小于 40%，避免气道燃烧。为了减少气管导管对手术野暴露的干扰，一般采用小口径导管，气道阻力与气道半径的 4 次方成反比，导管太细易致气道压力增高，甚至通气不足。

气道检查后，外科医师或是麻醉医师根据检查的情况选用合适大小的气管导管进行气管插管。较大的婴儿或儿童的气道外科手术通常是使用带套囊的气管导管。带套囊的气管导管在手术期过程中更加的稳定，遇到需要重复插管的情况很少，同时可以减少麻醉气体对手术间的污染。对于新生儿和较小的婴儿而言，带套囊的气管导管的外径就显得太大了。而且现代的这种带低压套囊的导管对于新生儿的远期影响目前还没有定论。

大多数情况下，支气管镜检查以后可以使用肌松药物，一方面利于气管插管，另一方面也可为手术提供足够的肌松条件。接下来可以使用静吸复合的平衡麻醉，包括吸入药物如七氟醚、非去极化肌松药物（罗库溴铵或是顺式阿曲库铵）及芬太尼［1 ~ 2 µg/（kg·h）］等。采用低于 50% 氧浓度的空氧混合气体进行控制通气，根据血氧饱和度的情况进行适当的调整。一氧化氮曾经在临床上使用过，现在已经几乎不用了，因为它是助燃的，在使用电灼的过程中会增加气道燃烧的风险。同样的道理，吸入氧浓度应尽可能地维持在最低可允许的水平。呼吸机的压力和容量模式都可以使用，根据氧饱和度和呼气末二氧化碳的浓度来调节呼吸频率、潮气量和吸气压力。

2. 自主呼吸

优点是气道开放，不影响手术操作：因患儿维持自主呼吸，在某些特殊手术（小儿喉软化症、杓会厌褶切除术）可观察气道运动以供准确掌握手术范围。但要求操作者技术娴熟，维持恒定麻醉深度的同时确保足够通气。缺点是开放气道不能监测 $P_{ET}CO_2$，有可能发生高碳酸血症，血液或组织碎片有可能流入下气道。

通常，在真正开始气道重建手术前，外科医师会通过纤维支气管镜和硬支气管镜来检查气道的情况，判断阻塞的部位。这时候需要保留自主呼吸，以便能够看到声带的运动。现在有很多的麻醉技术能够达到这样的条件。比如麻醉开始时以较大的剂量 $[200 \sim 250 \, \mu g/(kg \cdot min)]$ 静脉输注丙泊酚，同时在强刺激的时候间断给予小剂量的芬太尼（$0.5 \sim 1\mu g/kg$）。通过鼻导管供氧 $4 \sim 6 \, /min$。使用鼻导管的内置侧孔监测呼气末二氧化碳，如果鼻导管没有侧孔监测，可以用一根单独的二氧化碳采样管放置在另一侧的鼻腔内。外科医师在插入硬支气管镜之前也可以喷洒一些利多卡因进行表面麻醉。通过这种方法，大多数患者可以在自主呼吸的情况下进行气道检查。在插入支气管镜的时候偶尔会出现喉痉挛，这时可以使用琥珀胆碱（$0.5 \, mg/kg$）来处理。

3. 间歇通气呼吸暂停

常规麻醉诱导后插入合适的气管导管，给予正压通气直到 $SpO_2 > 98\%$，然后拔出气管导管，进行外科手术。当 SpO_2 低于 90%，再次置入气管导管开始新一轮控制通气，通气与手术交替进行。呼吸暂停时，$PaCO_2$ 在第一分钟升高 $12.2 \, mmHg$，随后的 4 分钟每分钟升高 $4.2 \, mmHg$，PaO_2 在第一分钟降低 $105 \, mmHg$，随后的 4 分钟每分钟降低 $31 \, mmHg$。插入气管导管后，通常 $4 \sim 7$ 次的过度通气就可扩张闭合的肺泡，排出 CO_2。其优点包括改善手术视野、没有可燃物质和术中没有声带活动。其最主要的问题是通气不足引起的缺氧，$3 \sim 4$ 岁小儿耐受呼吸暂停时间约 $3 \, min$，因此间歇通气呼吸暂停技术只适用于短小的外科手术。虽然满足了手术操作的要求，但移除气管导管时可能发生误吸、反复插管易引起损伤、通气暂停引起缺氧及二氧化碳潴留以及外科操作时间受限等缺点。

4. 喷射通气

喷射通气是使用小直径的导管通过高压气流驱动进行合适的通气。其原理是利用 venturi 效应，即当高压下的氧气流通过一个狭小的开口时，在其压力迅速降低的同时，将大量空气卷入氧气流中，使总气流量明显加大而达到有效通气。喷射通气的优点是导管口径小，最细可允许内径 $1.5 \, mm$ 的导管，不妨碍手术视野，已被广泛用于耳鼻喉科支撑喉镜下的手术，缺点是难以进行 $P_{ET}CO_2$ 监测，可能造成气压伤，包括皮下气肿、纵隔气肿和气胸，还可能将血液和组织碎片吹入气道。喷射通气根据途径可以分为声门上喷射通气和声门下喷射通气。声门上喷射通气，其缺点是有将血液和组织碎片吹入气道的可能，不推荐用于喉乳头状瘤切除术。声门下喷射通气是将喷射导管经口（或经鼻、经环甲膜穿刺）插入气管内，优点是喷气通路和手术入路不在一条通道内，避免声带震动，缺点是导管占据气道内一定空间，且增加了气压伤的风险。

气道内手术通气方式的选择应同时考虑患者和手术两方面的因素，包括气道内病变的性质及位置、拟施行的手术方式、术前气道困难的程度、呼吸功能状态、存在的合并症等，原则上应选择麻醉医师和手术者最熟悉且对患者最安全的通气方式。

七、麻醉方案的制订

气道狭窄的患者都存在一定程度的气道阻塞，术前镇静药物的使用需慎重，必须根据病情权衡利弊后使用。

1. 麻醉前用药

有人主张使用抗胆碱能药物（比如格隆溴铵 10 μg/kg），既能减少腺体分泌，又能预防吸入药物引起的心动过缓。也有认为使用抗胆碱能药物不利于术后分泌物的排出。全身麻醉前，对于婴儿及大于 1 岁的儿童，如果患儿不存在喘鸣，给予口服 0.5 mg/kg 咪达唑仑可以使患儿安静便于诱导过程的进行。如果患者存在喘鸣或是呼吸窘迫，就不应该使用术前用药。

2. 全身麻醉药和镇痛药选择

麻醉药采用静脉麻醉还是吸入药物麻醉一直是颇具争议的话题。七氟烷因具有无刺激性气味、诱导快速平稳的特点，是较为理想的吸入性麻醉药物，特别在尚未开放静脉通路的小儿麻醉诱导有着不可替代的优势。与成人相比，小儿因其分钟通气量/功能残气量较高，血/气分配系数较低，吸入麻醉药的吸收和分布较成人快。七氟烷溶解度较低，对中枢神经可产生激惹的不良反应，干扰中枢神经系统神经元突触抑制和兴奋间的平衡，容易出现麻醉快速苏醒后躁动，其发生率可高达 80%。停止吸入七氟烷后使用丙泊酚（1 mg/kg）及芬太尼（1μg/kg）均可减轻术后躁动，丙泊酚更能有效地降低术后恶心、呕吐的发生率。咪达唑仑及丙泊酚均具有良好的镇静遗忘作用，能提供较好的舒适度和快速苏醒。阿片类药物能较强地抑制气道应激反应和镇咳，应用于气道手术中具有独特的优势。有研究报道采用丙泊酚复合瑞芬太尼泵注保持自主呼吸的方式在小儿斜视及气道手术中取得满意的麻醉效果，50% 患儿保留自主呼吸的瑞芬太尼最大输注速度与年龄相关：< 3 岁，0.192 μg/（kg·min）；3～6 岁，0.095 μg/（kg·min）；6～9 岁 0.075 μg/（kg·min）。幼儿比儿童更加容易维持自主呼吸，小于 3 岁的幼儿可以忍受更高剂量的瑞芬太尼输注速度，这可能与婴幼儿比儿童的药物分布容积与清除率更大相关。血浆靶控输注瑞芬太尼对呼吸的抑制作用主要表现为呼吸频率减慢或呼吸暂停，并在用药后 5~10 min 时最为明显，这与瑞芬太尼的效应浓度变化相一致。在临床实践中，对于气道狭窄或怀疑存在气道梗阻困难插管的患儿，可以采用保持自主呼吸方法，但无论何种药物或联合应用均对呼吸有一定程度的抑制。

3. 肌松药应用

气道手术是否使用肌松药也存在不同的意见。有学者认为保持自主呼吸容易出现呼吸抑制及二氧化碳潴留，使用肌松药可减少气道痉挛和体动。

因此，需要在加深麻醉的过程合理把握麻醉深度，使术中操作时患儿既不呛咳、体动，又不抑制呼吸，在自主呼吸情况下仍保持良好的通气。

八、不良事件

气道手术可能存在气道痉挛、气道梗阻、气道管理困难（标准选择的气管导管难以通过狭窄气道）、低氧血症、血流动力学不稳定、创面出血、误吸、气胸、纵隔气肿、感染、气管–食管瘘及术后气道水肿等。

全麻诱导可能会导致气道完全阻塞，需要行紧急气管插管或气管切开。手术过程中会发生意外的导管脱落，血液和分泌物堵塞气管导管的情况也会时常发生。患儿体位改变或是外科医师重新插管后会导致导管进入右主气管或导管打折的情况。正压通气时空气可能进入纵隔或胸膜，造成气胸或纵隔气肿。可能发生源自胸腺、无名和甲状腺血管的出血。

麻醉恢复期是潜在的最危险时期。新建的气道非常脆弱，头部大幅度活动、剧烈的咳嗽、较长时间的术后机械通气都可影响吻合口的愈合。患者进入 ICU 应行全面的监测，在进行充分的镇痛和适度的镇静（安静、呼之能睁眼）下，一旦拔管时机成熟，即刻拔除气管导管。在整个围术期均需要麻醉医师和外科医师的仔细沟通和紧密配合，严格管理气道，最大限度保证患者的安全。

在恢复过程中，可能会发生意外拔管。这将导致需要紧急再次插管及可能损伤气管修复部位。按计划拔管后也会因为气道水肿，声带功能障碍或外科手术修复的问题发生气道阻塞。即使手术过程和恢复过程都很平稳，患儿也可能会遭受因麻醉药和镇静药撤药带来的不良反应以及肌松药使用导致的肌肉萎缩。

手术的并发症包括肉芽组织形成瘢痕组织、喉返神经损伤和移植物破坏导致的气道梗阻。气管切开及吻合部位会发生异常愈合，结果导致气道狭窄或畸形。最后，气道重建手术可能会影响杓状软骨的功能和位置，需要做进一步的手术并且可能影响患者的发音。

（乔晖　贾继娥）

参考文献

［1］ TANG X, ZHANG M, YANG L, et al. Individual cartoon video for alleviating perioperative anxiety and reducing emergence delirium in children：a prospective randomised trial［J］. BMJ Paediatr Open，2023，7(1): e001854.

［2］ MITCHELL RB, ARCHER SM, ISHMAN SL, et al. Clinical practice guideline：Tonsillectomy in children (Update)［J］. Otolaryngol Head Neck Surg, 2019, 160(1_suppl): S1-S42.

［3］ 朱也森. 唇腭裂手术麻醉［J］. 中华口腔医学研究杂志(电子版). 2011, 5(3): 321.

［4］ 孙红莉，石翊飒. 颌面部神经阻滞在唇腭裂修复术围术期的应用进展［J］. 国际麻醉学与复苏杂志，2017, 38(10): 915-918.

［5］ CAI Y, LI W, CHEN K. Efficacy and safety of spontaneous ventilation technique using dexmedetomidine for rigid bronchoscopic airway foreign body removal in children [J]. Paediatric Anaesthesia, 2013, 23(11): 1048-1053.

［6］ SHEN X, HU CB, YE M, et al. Propofol-remifentanil intravenous anesthesia and spontaneous ventilation for airway foreign body removal in children with preoperative respiratory impairment [J]. Paediatric Anaesthesia, 2012, 22(12): 1166-1170.

［7］ CHEN KZ, YE M, HU CB, et al. Dexmedetomidine vs remifentanil intravenous anaesthesia and spontaneous ventilation for airway foreign body removal in children [J]. Br J Anaesth, 2014, 112(5): 892-897.

［8］ 谭乐恬, 陈琦, 林岳鑫, 等. 喉气管重建术治疗儿童声门下狭窄的临床分析 [J]. 中华耳鼻咽喉头颈外科杂志, 2012(12): 978-981.

第八章

儿科胸部手术精准麻醉

儿科胸部手术主要涉及胸壁畸形（如漏斗胸、鸡胸）、先天性肺囊性病变（根据来源分为支气管源性肺囊肿、先天性肺囊性腺瘤样畸形、先天性大叶性肺气肿和肺隔离症）、原发性和继发性肿瘤（如纵隔肿瘤、继发性肺肿瘤等），以及感染类疾病（如脓胸、肺脓肿、支气管扩张等）。先天性食管闭锁和先天性膈疝通常在新生儿早期进行治疗，详见第十二章《新生儿手术精确麻醉》。本章以小儿漏斗胸和肺隔离症手术为例，介绍儿科胸部手术精准麻醉的主要方法、技术和管理要点。

第一节　小儿漏斗胸手术精确麻醉

漏斗胸（pectus excavatum）是以胸骨凹陷为特征的胸壁畸形，通常表现为胸骨柄中部至剑突逐渐下陷，以及两侧肋骨异常向后凹陷而形成漏斗样胸廓畸形，最深处位于胸骨剑突根部，双侧胸廓可能不对称。漏斗胸患者胸骨下端与脊椎的距离缩小，严重者凹陷最深处可达脊柱，心脏受压移位，胸廓运动受限影响气体交换，从而影响心肺功能。漏斗胸的临床意义取决于胸壁畸形的严重程度和心肺并发症，以及由于胸廓外观改变导致的社会和心理影响。

一、流行病学

漏斗胸占前胸壁畸形的 90%，发病率为 1：400～1：1000 活产婴儿，男女比例为 3：1～5：1，通常呈散发性，可能与结缔组织病、神经肌肉疾病和某些遗传病有关，可合并肺发育不良、马方综合征、哮喘等疾病。虽然没有发现明确的基因缺陷，但在一项研究中，阳性家族史高达 65.5%。

术后复发率与外科医师经验、手术类型和是否合并结缔组织病等因素有关，多数报道为 2%～10%，也有报道再次手术率高达 37%。

二、病理生理学

漏斗胸的原因尚不明确。目前解释胸壁畸形的主要理论是肋软骨的过度生长。II 型胶原蛋白是肋软骨的主要结构成分之一，但对漏斗胸患者肋软骨的组织学和生化研究结果仍无定论。

三、临床特征

（一）自然病程

约 1/3 漏斗胸发生于婴儿期。小部分婴儿期漏斗胸有自行消失可能，称为假性漏斗胸。1 岁以后自行好转的概率进一步降低，6 岁以后不再有自行好转的可能。12 岁以后，随着青春期生长发育高峰的到来，约 1/3 漏斗胸患者会进一步加重，尚无可靠标志物预测疾病的进展。随着漏斗胸进展，单纯对称性畸形可能发展为更复杂的非对称性畸形。在儿童或年轻成人中，漏斗胸不会造成严重影响日常活动能力的生理残疾或死亡，成人漏斗胸常导致运动耐受能力下降。

（二）症状和体征

通过视诊可定性评估胸骨凹陷情况，使用卡尺可定量测定胸骨凹陷最深点与脊柱的距离以及胸廓横径，但尚无根据这些指标界定漏斗胸严重程度的标准，主要用于证实畸形（包括胸廓不对称）和监测病情进展情况。除胸骨凹陷外，漏斗胸患者通常还有胸壁前后径缩小、胸部扁平宽大，部分患者还伴有脊柱侧凸，尚不明确胸壁修复能否影响脊柱侧凸的进展。

大部分患者在静息时存在呼吸过速，尤其在青春期更为突出。部分漏斗胸与婴儿期喉软骨软化有关，提示胸壁畸形可能由长期吸气做功增加而诱发，而非总是原发性畸形。心脏检查异常在单纯性漏斗胸患者中不常见，更常见于伴有相关综合征的漏斗胸患者（如马方综合征）。重度漏斗胸患者可因每搏输出量降低而出现心动过速，这取决于心脏变形及移位的程度。部分患者可闻及功能性收缩期杂音，通常由左室流出道受压所致，另有少量患儿合并二尖瓣脱垂。

（三）影像学

X 线平片（后前位或侧位）对评估胸壁畸形的价值有限，但有助于评估合并脊柱侧弯或肺部疾病。

CT 检查通常仅用于中重度胸壁畸形或心肺功能受损的患者，结合三维重建技术可精准评估这些患者胸壁畸形的严重程度以及对心肺和大血管的影响。凹陷严重指数（pectus severity index，PSI），又称 Haller 指数，反映畸形的严重程度，应在最大吸气状态进行 CT 检查，以尽量扩大胸腔并获得标准化测量结果。PSI 的正常值为 ≤ 2.5。

（四）肺功能

漏斗胸患者大多都有不同程度的呼吸系统症状，如呼吸急促、胸痛或运动不耐受等，但仅不足 1/3 患儿肺功能检查存在异常，且肺功能检查结果与主观症状之间的相关性较弱。中重度漏斗胸患者的平均功能残气量（functional residual capacity，FRC）、第 1 秒用力呼气容积（forced expiratory volume in one second，FEV_1）和平均通气量（mean ventilatory volume，MVV）通常仍处于正常范围。需要注意的是，肺功能检查正常并不能排除运动时心肺功能受限，必要时应进行运动试验。

（五）心功能

漏斗胸患者常有心脏左移，部分患者可经心电图证实右心室劳损。重度漏斗胸患者的心电图可显示心电轴右偏和 ST 段压低，这通常反映心脏扭转和受压，而不是心肌的固有病变。部分患者因心脏受压变形可引起传导阻滞，通常表现为束支传导阻滞。

超声心动图检查可发现重度漏斗胸患者存在轻微右心室流出道梗阻和右心室收缩功能减低，这些指标在手术矫治后可改善。采用术中经食管超声心动图检查，可实时显示手术修复后右心腔受压缓解和心输出量改善的情况。

一项纳入了重度漏斗胸患者的病例系列研究显示，PSI 为 5.2 ± 1.3，心脏磁共振检查显示心室中部和顶部存在心肌劳损，心室容量也低于未受累的对照者。

（六）运动耐量

运动试验可评估心肺系统之间的相互作用，与静息状态下的肺功能检查相比，对评价心肺功能异常更加敏感。运动试验可以证实一些重度漏斗胸患者的轻度功能受损，该受损程度与畸形严重程度相关。

四、手术指征、时机、方式和并发症

手术矫正漏斗胸可改善大多数患者的外观和部分患者的心肺功能，但手术指征尚无统一标准。视诊表现为中度或重度的漏斗胸患者，应行 CT 检查以确定 PSI，即同一平面胸廓最大横径与凹陷处胸骨距脊柱前缘距离的比值。通常对符合以下 2 条或以上标准的患者，可考虑行矫治手术：① PSI > 3.25（由 CT 扫描测量）；② 心脏受压、移位、二尖瓣脱垂、杂音或传导异常；③ 肺功能测定显示限制性通气障碍；④ 既往漏斗胸手术失败。

年幼儿童接受广泛肋软骨切除可能限制胸廓生长，早期接受手术的儿童在青春期漏斗胸复发的风险增高。在青春期或之后进行手术治疗的并发症发生率和失败率高。目前普遍认为矫正漏斗胸的最佳时机应在青春期结束以前，最早为 8 岁。这个年龄范围儿童的肋软骨顺应性足以适合重塑胸廓，并可降低青春期生长高峰期间复发的可能性。

漏斗胸主要有 2 种手术方式：① 改良 Ravitch 手术，包括切除软骨膜下肋软骨、胸骨部分截骨和暂时内固定以支撑胸骨，也被称为"开放手术"；② Nuss 手术，该手术无需切除软骨，它通过预制的塑形钢板（"Nuss 钢板"），在胸骨向内凹陷的最低点对胸骨施加向外推力。术中先将 Nuss 钢板放置胸膜腔内，经过胸骨后方，旋转 180°，然后将两侧固定于胸廓外缘。该术式也被称为"微创手术"。目前国内外通常都以 Nuss 手术为主。

Nuss 手术的改良包括：通过进行"松解性"软骨切开以减少胸骨应力，使用外侧固定器以加固胸廓的钢板，以及使用多个钢板以矫正面积广泛、更复杂的胸壁凹陷等。Nuss 钢板通常在大约 2 年后拆除。尚无客观证据来指导钢板拆除时机。

Nuss 手术的术中严重并发症包括心律失常、血胸、心脏和心包损伤等。虽然这些并发症极其罕见，但可危及生命。术后常见并发症包括气胸和纵隔气肿。胸腔镜手术后发生小的气胸很常见（52%），多与伤口漏气、未放胸腔引流管和引流不畅有关。手术关胸时可将患儿置头低脚高位正压通气膨肺（20 cmH$_2$O）6～7 次，排尽胸腔积气，可以降低气胸的发生率。手术结束后行胸部 X 线检查，可评估是否存在气胸、血胸或纵隔气肿等并发症。年龄较小患儿术后不明原因极度烦躁并伴血氧饱和度下降，应警惕气胸等并发症。术中上肢长时间外展大于 90°时，存在臂丛神经损伤的风险。

五、麻醉前评估和准备

漏斗胸患儿麻醉前评估的重点是胸廓畸形严重程度和有无心肺功能受损。通过问诊和体格检查，提示存在中重度漏斗胸和心肺功能受损时，应进行 CT 检查、心电图和超声心动图检查，以及肺功能检查和运动试验等，以准确评估漏斗胸的严重程度和心肺功能。

麻醉前准备最重要的工作，是做好应对大量出血的应急预案。Nuss 手术存在意外心脏和大血管损伤的潜在风险，术前必须进行血型检查和交叉配血，患儿进入手术室前必须确认已做好紧急输注血液制品的准备。

麻醉前准备的另一项重要内容是做好术后疼痛管理计划。漏斗胸手术，无论是"开放手术"还是"微创手术"，都伴随剧烈的术后疼痛，术前还须做好患儿和家属的心理教育和干预，主要是对疼痛预期的管理和缓解术前焦虑，有条件的医院，可组织患儿及其家长参加科普教育课程，这有助于围术期的治疗和康复。

六、麻醉管理

患儿进入手术室后，常规监测心电图、脉搏氧饱和度和无创血压，最好开放 2 条大口径（22 G 或 20 G）外周静脉通路，为可能的快速输液或输血做好准备。有创动脉测压有助于连续监测血压和进行血气分析。患儿置于仰卧位，但由于外科医师需要从腋中线前进入胸腔，通常将患儿手臂置于解剖位置，手掌向外，在头顶上方成直角。为了最大限度减少对上肢的牵引损伤，应使用填充物保护受压部位，并保持肩关节外展不超过 90°。

对于术前合并心肺功能不全的患儿，应警惕术中操作对肺组织的进一步压迫，导致通气血流比例失调，从而造成低氧血症，应配合手术步骤严密观察。对于这类患儿，应备好血管活性药物，以防血压的剧烈波动，积极进行调整，并注意合理的液体管理。

术中需特别关注手术操作对心脏和其他纵隔结构的损伤，这种并发症可能发生在 Nuss 钢板放置时，也可发生在钢板移除时。放置钢板时，使用双侧胸腔镜辅助在肺、纵隔和心包膜周围仔细剥离，到达对侧胸膜间隙。纵隔操作时容易发生心律失常。调高脉搏血氧饱和度监测的音量，有助于外科医生及时识别剥离操作的潜在风险。麻醉医师应密切关注手术操作和心电图监测情况。

在 Nuss 钢板放置就位并固定后，应对医源性双侧气胸进行处理。通常情况下，闭式引流和 Valsalva 手法膨肺，可缓解两侧气胸。

术毕应避免咳嗽和躁动，以避免发生皮下气肿。通常选择深麻醉下拔管，并给予充分镇痛。手术损伤心脏或血管可导致术中死亡；手术取出 Nuss 钢板时，偶尔会遇到钢板附着在肺或心包上，导致移除时大血管或心脏突然发生灾难性破裂。这种情况尽管罕见，但必须提高警惕。预防的关键是开放足够的静脉通路和充分备血。

其他常见的术后并发症还包括钢板移位、残余气胸和感染，也可见心脏损伤、假性动脉瘤和持续性心律失常等。

七、术后镇痛

漏斗胸手术，无论是"开放手术"还是"微创手术"，都伴随剧烈的术后疼痛，通常可持续 5～7 天，部分患儿可持续 2 周以上。常用多模式镇痛，包括患者自控静脉镇痛、硬膜外阻滞、椎旁阻滞、竖脊肌阻滞、肋间神经阻滞等区域阻滞技术，这项技术需要在侧卧位下实施，应在手术开始前完成。手术后由于担心术中置入的 Nuss 矫形钢板移位，通常不能再将患儿置于侧卧位。

1. 硬膜外阻滞

从 $T_4 \sim T_6$ 椎间隙进针能更好地覆盖手术范围，从而提高镇痛效果，并建议使用硬膜外超声确定穿刺位置，预测阻滞范围。导管置入深度为超过针尖 3～4 cm，置入过深会引起单侧阻滞或阻滞失败。用药以局部麻醉药为主，加入辅助用药可提高镇痛效果，减少不良反应。负荷剂量予 0.375% 左布比卡因 +1～2 µg/kg 可乐定，维持药物为 0.2～0.4 µg/(kg·h) 芬太尼 + 0.1% 左布比卡因，该作者认为阿片类药半衰期短且亲脂性强，可限制药液向头侧扩散，并可阻断脊髓受损途径，可减少 TEA 相关并发症的发生。一项研究比较了 TEA 的药物选择，该研究中 NUSS 术后患儿不同组分别使用 0.125% 布比卡因 + 5 µg/mL 芬太尼，0.125% 布比卡因 + 10 µg/mL 氢吗啡酮及 0.1% 罗哌卡因 +20 µg/mL 氢吗啡酮，得出三种方案在总体镇痛效力方面无明显差异，而术后第一天镇痛效果及术后恶心呕吐发生率方面显示：0.1% 罗哌卡因 + 20 µg/mL 氢吗啡酮有优势。硬膜外阻滞对椎管内流体静力学压力及脊髓灌注压有影响，当压力及脊髓灌注改变时，儿童对损伤更易感。

并发症包括：低血压、操作失败、单侧阻滞、上肢无力或麻木、霍纳综合征、阻滞平面未达到，少见而严重的并发症为硬膜外血肿或脓肿。尽管 TEA 严重并发症发生率极低，但其风险-效益系数也应谨慎评估，因为 Nuss 手术多因美观因素而行。置管期间应监测体温，发热可为硬膜外置管感染表现，而持续高热是一项拔管指证。

2. 超声引导下双侧椎旁神经阻滞

镇痛机制是局部麻醉药渗入脊神经周围，阻断痛觉传入神经的传导，于术前进行可阻断手术疼痛刺激传入中枢，减轻中枢敏化。同时椎旁神经阻滞麻醉药直接作用于神经，影响背支和交感链，产生肢体节段性麻醉的效果，对血流动力学和呼吸的影响小，并具有操作简单、麻醉效果好、不良反应少等优点。其潜在风险有气胸及血管、神经损伤，而超声引导可大大降低此风险。

单点阻滞可在 T_4 行双侧椎旁神经阻滞，0.3% 罗哌卡因每侧 0.5 ml/kg，通常可获得较满意的镇痛效果。如需更确切的镇痛效果，可采用双点阻滞，可在 T_3 和 T_5 行双侧椎旁神经阻滞，每点 0.3% 罗哌卡因 0.25 ml/kg，也可降低浓度，增大给药容量，罗哌卡因总量以不超过 3 mg/kg 为宜。

3. 超声引导下双侧肋间神经阻滞

具有定位准确、成功率高、并发症少、麻醉效果确切、费用相对经济等优点。通常在 $T_3 \sim T_6$ 腋中线行双侧肋间神经阻滞，0.3% 罗哌卡因 1～2 ml，总量不超过 3 mg/kg，加用激素可显著延长镇痛时间。

4. 超声引导下双侧竖脊肌阻滞

宜采用低浓度大容量，0.2%～0.3% 罗哌卡因 0.3～0.6 ml/kg 进行双侧竖脊肌阻滞。

5. 超声引导下双侧前锯肌平面阻滞

宜采用低浓度大容量，以充分浸润平面。每侧 0.15% 罗哌卡因 1 ml/kg。

6. 区域阻滞药物

通常使用 0.15%～0.3% 罗哌卡因，最大剂量 3 mg/kg。

疼痛管理的多模式方法已经被证明是最有效的。患者可使用静脉自控镇痛进行持续镇痛，常用舒芬太尼（3 μg/kg 稀释至 150 ml，2 ml/h，单次给药量 1 ml，间隔时间 15 min），根据患儿疼痛程度，加用口服止痛药，术后持续服用止痛药 2 周。年龄大于 17 岁的患者术后可能需要更长时间的麻醉止痛药，住院期间有过度疼痛问题的患者随后进行慢性疼痛服务，直到成功地过渡到不使用止痛药为止。

总之，漏斗胸手术是一种常见的先天性胸壁畸形修复手术，即使采用微创手术，仍会伴随剧烈术后疼痛。术前评估应集中于患者症状、心肺检查和病变严重程度的放射学证据。准备工作应包括患者家长教育和血制品的准备，并制订术后疼痛管理计划。

八、病例：儿童漏斗胸 Nuss 手术麻醉

（一）一般情况

患儿，男，13 岁，体重 54 kg。发现胸骨凹陷 8 年，加重 3 年。患儿 8 年前，家长发现其胸骨凹陷，似漏斗状，未予特殊处理，近 3 年来，该处凹陷较前严重，患儿晨起偶有胸闷，无气促、喘憋、呼吸困难、发绀、活动耐力下降等。入院查体，发育正常，营养良好，自主体位，查体合作。专科查体，胸骨中下部凹陷，双侧胸廓不对称，右侧较对侧稍凹陷，胸骨体下段向

下凹陷约 3 cm，双侧腋前线经过胸骨凹陷最低点约 28 cm。胸部 CT 平扫及三维重建示：双肺支气管血管束粗多，双肺内未见明确异常密度。双肺门影不大。气管及支气管通畅。纵隔窗，胸骨向后凹陷，胸骨下段后缘距胸椎约 1 m，剑突稍左偏。气管及纵隔居中，纵隔内未见肿大淋巴结。心脏及大血管影未见异常。未见胸腔积液及胸膜增厚征象。胸骨向后凹陷，胸骨下段后缘距胸椎约 61 cm，剑突稍左偏。印象：漏斗胸。PSI 指数 3.8。

（二）麻醉过程

入室监测生命体征平稳，连续监测 SpO_2、HR、BP，给予丙泊酚 100 mg、舒芬太尼 10 μg、罗库溴铵 30 mg、阿托品 0.5 mg，肌肉松弛后插入 6.5 号带套囊气管导管，另开放一路静脉通路。术中采用丙泊酚、瑞芬太尼、七氟烷维持，术中给予潮气量 300 ml，呼吸频率 20 次 / 分。术毕用 20 cmH_2O 给膨肺，并给予舒芬太尼 5 μg。每侧使用 0.3% 罗哌卡因 15 ml 行胸椎旁神经阻滞，给予镇痛泵舒芬太尼 150 μg 到 150 ml（2 ml/h，单次给药量 1 ml，间隔时间 15 min）。患儿自主呼吸平稳后，拔出气管导管，观察生命体征平稳，送苏醒间，观察 30 min，送回病房。手术时间 60 min，麻醉时间 100 min。术中输入钠钾镁钙葡萄糖 400 ml，出血 5 ml。术后患儿恢复顺利，7 天出院。

（潘守东　郭海娟）

第二节　小儿隔离肺手术精确麻醉

肺隔离症（pulmonary sequestration，PS）又称为有异常动脉供血的肺囊肿症，简称"隔离肺"，是临床上少见的先天性肺发育畸形。肺隔离症是胚胎时期部分肺组织与正常肺主体分离单独发育并接受体循环动脉的异常动脉供血，所形成的无呼吸功能的囊性包块。本病男性多于女性，叶内型多于叶外型，左侧多于右侧，下叶多于上叶。

一、临床分型

根据是否有独立的脏层胸膜，分为叶外型肺隔离症（extralobar sequestration，ELS）和叶内型肺隔离症（intralobar equestration，ILS），也有混合型者。

1. 叶内型

60%以上位于左肺下叶的后基底段 . 约35%位于右肺下叶。

2. 叶外型

常合并其他先天畸形、膈疝（30%）、先天性心脏病、肺部发育等。

（1）胸腔内：① 胸内型64%～77%位于左侧与食管相邻，常位于膈肌与下叶之间，也可见于心包、纵隔内。② 一种特殊类型：病变完全位于膈肌内，以左侧为主。膈肌内的隔离肺胸部及上腹部增强CT及三维重建可见实性或囊实性包块，新月形或椭圆形膈肌包裹病灶，局部膨隆，可见体循环的供血动脉，病变无钙化。

（2）腹腔内：肺隔离症通常在腹膜后。

二、诊断

随着产前超声检查的普及，越来越多的肺隔离症在孕期被发现。孕期16周即可发现，超声可以探及胎儿胸腔内或腹腔内强回声或稍强回声包块，呈三角形或叶状，内部均匀，边界清，有体循环分支的动脉供血。有些患儿因肺炎，在做检查时被发现患有本病。

三、治疗

肺隔离症诊断明确后，均需要进一步治疗。目前的治疗方式以手术切除为主，也有采用介入栓塞治疗。手术时机选择在肺隔离症感染前。如果合并感染，建议感染控制1～2个月后择期手术。产前超声发现的无明显症状的肺隔离症可以选择在3～6月龄时进行手术。有人认为无症状的叶外型隔离肺可以观察。

四、麻醉前评估

（1）是否合并气道感染。

（2）CT 检查示有无合并气道畸形，决定选择单肺通气的方式。

（3）彩超检查示有无合并心脏及其他器官的畸形。

（4）心电图检查示有无合并心律失常。

五、麻醉管理

肺隔离症首选的手术方式是胸腔镜微创手术，术中为了易于术野暴露，通常采用单肺通气。常见的单肺通气技术包括支气管封堵器、双腔支气管导管和普通气管导管选择性支气管插管。

（一）支气管封堵器用于单肺通气

常用的支气管封堵器有 5F、7F、9F 三种型号（见表 8-1）。

表 8-1　封堵器与最小型号单腔管匹配表

阻塞器型号 （Fr）	外径 （mm，套囊下方）	适合年龄 （岁）	最小单腔管内径 （mm，管内安放）	最大套囊充气容量（ml）	纤维支气管镜 （mm）
5	1.7	2～8	4.5	2.0	2.2
7	2.3	8～12	6.0	3.0	3.5
9	3.0	＞12	7.5	4.5	3.8

1.优点

（1）适合小儿。

（2）放置相对简单，可进行气管导管内和气管导管外封堵。

（3）首都儿科研究所附属儿童医院，使用的坦帕封堵器较多，坦帕角，30°角，合适的硬度、强度，能把力量准确传导下去，出现移位后也容易调节位置。

（4）封堵器可以只封堵指定支气管开口肺叶，开放其余肺叶，最大限度满足非术侧肺和术侧肺的通气。

（5）在术侧肺萎缩不良时，可通过封堵器的吸引管进行吸引，加速肺的萎陷。

（6）撤除简单，适合术后需要继续带气管导管的患者。

2.缺点

（1）对于早产儿及低体重新生儿，由于患儿气道较细，无法进行气管导管外封堵。

（2）一般需要纤维支气管镜进行定位及调整封堵器的位置，操作时间相对较长。

（3）对于气管导管外封堵，放置封堵器及拔出封堵器会造成声门的损伤，出现声嘶，并且一旦撤除气管导管外封堵器，无法再次置入。

（4）对于术中需要肺复张，因阻力较大，复张常不充分。

（5）术中进行手术操作时，有可能将封堵器进行结扎或者造成封堵器破损。

3. 支气管封堵器管内置入的流程

（1）插管前充分润滑气管导管、封堵器和纤维支气管镜，检查封堵器球囊有无破损，并完全抽瘪。

（2）常规的诱导麻醉。

（3）正常插入普通的气管导管。

（4）吸引气管导管内分泌物，用纤维支气管镜测量气管导管末端距离隆突的长度，最好距隆突 2 cm 左右，方便支气管封堵器置入及纤维支气管镜调节。

（5）向预定的方向置入支气管封堵器。

（6）再次下纤维支气管镜调节封堵器的方向及球囊位置处于预期的位置。

（7）固定封堵器。

（8）摆完体位后，再次下纤维支气管镜定位。

4. 封堵器放置在气管导管外

（1）适应证：① 婴幼儿，气管插管较细；② 纤维支气管镜与封堵器无法同时通过气管导管，无法在可视下定位者。

（2）操作方法：先放封堵器，再行气管插管，吸引气管导管内分泌物，用纤维支气管镜对封堵器进行定位。

（二）双腔支气管导管用于单肺通气

1. 优点

（1）放置简单，即使没有纤维支气管镜，也可以通过听诊进行准确的定位。

（2）利于隔离肺的吸引。

（3）术中可以随时进行肺萎陷和肺不张。

2. 缺点

（1）对于年龄较小的儿童及呼吸道解剖异常者，没有合适的双腔气管导管进行选择。

（2）易损伤声门，出现喉咙痛及声音嘶哑。

（3）操作不够轻柔，易出现气管膜部损伤及隆突损伤。

（4）术后需要带管回监护室的患儿，需要更换气管导管。

小儿专用的型号有：32F、28F、26F，最小可用于 7 ~ 8 岁儿童。

表 8-2　双腔支气管导管规格表

双腔支气管导管型号/F	双腔支气管导管外径/mm	外径与之接近的单腔导管型号/ID	适合患儿的年龄范围/岁	双腔气管导管的单腔内径/mm	纤维支气管镜
26	8.7	6.5 ~ 7.0	7 ~ 8	3.2	2.2
28	9.3	7.0 ~ 7.5	9 ~ 12	3.4	2.8
32	10.7	7.5 ~ 8.0	13 ~ 15	3.5	2.8
35	11.7	8.0 ~ 8.5	16 ~ 18	4.3	3.8

3. 双腔支气管导管置入的流程

（1）插管前，检查双腔支气管导管球囊有无破损，并完全抽瘪，充分润滑双腔支气管导管及纤维支气管镜。

（2）行常规诱导麻醉。

（3）将双腔气管导管的前端成角与声门的纵轴平行置入声门，入声门后拔除管芯，按预定的支气管方向，旋转90°，继续向前推进双腔气管导管至气管下部。

（4）通过双腔气管导管的主管下纤维支气管镜调节双腔气管导管于预期的位置。

（5）固定双腔气管导管。

（6）排完体位后，再次下纤维支气管镜定位。

（三）气管导管置入一侧支气管用于单肺通气

1. 优点

（1）简单，易操作，可通过听诊或在纤维支气管镜引导下进行。

（2）经济。

2. 缺点

（1）术中肺萎缩不充分，影响手术视野。

（2）无法对术侧进行吸引和CPAP。

（3）需要双肺通气，退气管导管时，有脱管的可能。

3. 气管导管置入一侧支气管置入的流程

（1）插管前，检查气管导管球囊有无破损，并完全抽瘪（需要置入带套囊气管导管时），充分润滑气管导管及纤维支气管镜。

（2）行常规诱导麻醉。

（3）右侧支气管插管时，应注意不能插管过深导致右肺上叶无法通气，气管导管的侧孔可对准右上肺叶进行通气。左主支气管插管时，导管进入声门后旋转90°，同时患者的头向右旋转。

（4）通过纤维支气管镜调节气管导管于预期的位置。

（5）固定气管导管。

（6）排完体位后，再次下纤维支气管镜定位。

4. 麻醉诱导

正常气道的患儿可选择经静脉快速顺序诱导的气管内插管全身麻醉方式；预计困难气道的患儿，除按常规方法处理外，还必须做好相应准备。

镇静：丙泊酚 $2 \sim 3$ mg/kg。

镇痛：舒芬太尼 $0.1 \sim 0.2$ μg/kg。

肌松：罗库溴铵 $0.5 \sim 1$ mg/kg。

抗胆碱药：阿托品 0.01 mg/kg。

5. 神经阻滞

见漏斗胸神经阻滞章节。

6. 麻醉维持

静吸复合麻醉维持或者静脉维持，根据手术需要追加肌松药。

术前肺功能正常的患者两种通气模式不影响氧合，对肺功能、体重指数正常的患者都可以应用，应用时复合 PEEP 5 cmH$_2$O。若是危重患儿，单肺通气时 SpO$_2$ 难以维持在 90% 以上，可将吸入氧浓度提高指到 100% 给与肺复张手法，改善动脉氧合；如果低氧血症持续存在，可间断实施单肺通气，也可直接放弃单肺通气恢复双肺通气。

切肺手术结束，进行双肺通气前，有条件者，要对患侧气管进行吸引。膨肺时，用压力 20 cmH$_2$O，在胸腔镜直视下，将萎陷的肺进行复张。手术关胸时可将患儿置头低脚高位正压通气膨肺（压力 20 cmH$_2$O）6～7 次，排尽胸腔积气，迅速缝合胸膜及胸肌可以降低气胸的发生率。

7. 术后镇痛

切肺患儿术后疼痛，使患儿不敢深呼吸，易引起低氧血症、肺部感染等并发症，延长住院时间，还会使急性疼痛转为慢性疼痛，因此充分镇痛对于切肺患儿尤为重要。

常用的镇痛方法有给予阿片类药物、切口浸润、外周神经阻滞、自控静脉镇痛、镇痛贴以及多模式镇痛。

给予阿片类药物：舒芬太尼 0.1 μg/kg、曲马多 2 mg/kg 或酮铬酸氨丁三醇 0.5 mg/kg。

切口浸润：0.25%～0.375% 罗哌卡因，最大剂量 2.5 mg/kg。

外周神经阻滞：常用利多卡因、罗哌卡因、生理盐水，将三者比例调为 1∶1∶1，行椎旁神经阻滞、竖脊肌神经阻滞、前锯肌平面阻滞、肋间神经阻滞、胸壁神经阻滞。

自控静脉镇痛：舒芬太尼 0.02～0.05 μg/(kg·h)，单次给药量 0.01～0.02 μg/kg，锁定时间 15 min。

六、病例：支气管封堵器气管外封堵单肺通气肺隔离症手术的麻醉

（一）一般情况

患儿，女，7 月 24 天，体重 10 kg。孕 20 周孕检发现左侧胸腔包块。产检 B 超提示：胎儿左侧胸腔见 2.1 cm × 1.2 cm 不规则多囊性回声，考虑先天性肺隔离症。入院后查体患儿发育正常，营养中等，精神反应好，查体合作。专科检查，胸廓无畸形，双侧对称，无肋间隙增宽或变窄。气管无移位，双侧触觉语颤对称存在无减低。双肺叩诊清音，呼吸音稍粗，左下肺呼吸音较右侧稍低，未闻及明显干湿啰音。增强 CT 扫描左下肺后基底段见致密影，增强扫描可见起自腹腔干左缘迂曲细小血管汇入病灶，符合隔离肺改变，主动脉、肺动脉及肺静脉 CT 三维成像未见明显异常。

（二）麻醉过程

入室监测生命体征平稳，面罩吸氧，连续监测 SpO$_2$、HR、BP，给予丙泊酚 20 mg、舒芬太尼 2 μg、罗库溴铵 10 mg、阿托品 0.1 mg，肌肉松弛后先在喉镜直视下置入 5 F 封堵器，后置入 ID 4.0 带套囊气管导管，连接麻醉机，纤维支气管镜通过气管导管调整封堵器于左主支气

管，固定封堵器。给予动脉及中心静脉穿刺。患儿右侧卧位后，使用 0.2% 罗哌卡因 5 ml 行胸椎旁神经阻滞，再次通过纤维支气管镜观察封堵器位于左主支气管，将封堵器套囊注入 1 ml 气体，撤出纤维支气管镜。术中肺萎陷良好，生命体征平稳。隔离肺切除结束，通过封堵器吸引左支气管内分泌物，抽空封堵器套囊，用 20 cmH$_2$O 压力将肺复张，缝合手术切口时，给予 1 μg 舒芬太尼，患儿自主呼吸平稳后，拔出气管导管，观察生命体征平稳，送麻醉恢复室，观察 30 min，送回病房。手术时间 40 min，麻醉时间 70 min。术中输入钠钾镁钙葡萄糖 120 ml，出血 1 ml。术后患儿恢复顺利，3 天出院。

（潘守东　郭海娟）

参考文献

［1］ 胡盛寿.心胸外科高级教程［M］.北京：人民军医出版社，2012：296-299，399-402.

［2］ 李文志，杨万超.胸外科手术麻醉经典病例解析［M］.1版.北京：人民卫生出版社，2021：196-221.

［3］ BLISS DP JR, STRANDNESS TB, DERDERIAN SC, et al. Ultrasound-guided erector spinae plane block versus thoracic epidural analgesia: Postoperative pain management after Nuss repair for pectus excavatum［J］. J Pediatr Surg, 2022, 57(2): 207-212.

［4］ HALL BURTON DM, BORETSKY KR. A comparison of paravertebral nerve block catheters and thoracic epidural catheters for postoperative analgesia following the Nuss procedure for pectus excavatum repair［J］. Paediatr Anaesth, 2014, 24(5): 516-520.

［5］ FRAWLEY G, FRAWLEY J, CRAMERI J. A review of anesthetic techniques and outcomes following minimally invasive repair of pectus excavatum (Nuss procedure)［J］. Paediatr Anaesth, 2016, 26(11): 1082-1090.

［6］ ARANDA-VALDERRAMA P, GREENBERG RS, VECCHIONE TM, et al. Combined erector spinae plane block with surgical intercostal nerve cryoablation for Nuss procedure is associated with decreased opioid use and length of stay［J］. Reg Anesth Pain Med, 2023, 5: 104407.

［7］ LUKOSIENE L, MACAS A, TREPENAITIS D, et al. Single shot intercostal block for pain management in pediatric patients undergoing the Nuss procedure: a double-blind, randomized, controlled study［J］. J Pediatr Surg, 2014, 49(12): 1753-1757.

［8］ FABILA TS, MENGHRAJ SJ. One lung ventilation strategies for infants and children undergoing video assisted thoracoscopic surgery［J］. Indian J Anaesth, 2013, 57(4): 339-344.

［9］ GOETSCHI M, KEMPER M, KLEINE-BRUEGGENEY M, et al. Inflation volume-balloon diameter and inflation pressure-balloon diameter characteristics of commonly used bronchial blocker balloons for single-lung ventilation in children［J］. Paediatr Anaesth, 2021, 31(4): 474-481.

［10］ 陈煜，连庆泉.当代小儿麻醉学［M］.北京：人民卫生出版社，2011：523-526.

第九章
儿科先天性心脏病手术精确麻醉

先天性心脏病（congenital heart disease，CHD），简称"先心病"，是指出生时即存在的心脏结构性缺损，我国每年新发病例的数量约为每 1 000 活产婴儿中 9（4～13）例。近几十年来，先天性心脏病纠治手术的蓬勃发展极大地改变了 CHD 的自然病程，大大降低了患病儿童的病死率，提高了生活质量。随着预期寿命的持续延长，越来越多的 CHD 儿童，以及具有 CHD 病史的成人需要接受与其心脏疾病相关或者无关的手术。早期接受姑息治疗手术的 CHD 患者是麻醉医师在择期或急诊非心脏手术期间可能遇到的主要患者群体。在某些情况下，儿童在接受治疗心血管疾病的手术之前可能需要进行非心脏手术。

第一节　小儿先天性心脏病纠治手术精确麻醉

CHD 患儿的麻醉管理基础在于对特定心脏畸形解剖结构、相关病理生理学，以及多系统器官功能及储备的综合了解。CHD 异常血流导致的基本病理改变可分为分流、混合、梗阻和反流，而室间隔缺损（ventricular septal defect，VSD）、法洛四联症（tetralogy of Fallot，TOF）、大动脉转位（transposition of the great arteries，TGA）和完全性肺静脉异位连接（total anomalous pulmonary venous connection，TAPVC）正是临床上极具代表性的分流（左向右分流，或右向左分流）、循环间混合，以及梗阻性先心病。

一、小儿室间隔缺损手术精确麻醉

室间隔缺损是最常见的 CHD，足月新生儿的发病率为 1.5‰～3‰，早产儿发病率为 4.5‰～7‰。VSD 自发关闭的可能性比较大，可达 30%～40%。VSD 常合并各种染色体异常综合征，包括 13、18 和 21 三体综合征，以及 VACTERL（椎体、血管、肛门、心脏、气管食管瘘、肾和肢体异常）和 CHARGE（缺损、心脏畸形、后鼻孔闭锁、发育迟缓，以及生殖器和耳部异常）综合征等。

（一）解剖与病理生理

妊娠第 4 周，心管的心室部分从最终形成心脏横膈面的位置开始进行分隔。到了妊娠第 38～45 天，膜部区域最后闭合，完成心室分隔。若室间隔在膜部区域未能完全形成，导致膜周（膜旁、膜部、主动脉下、嵴下）型 VSD。膜周型 VSD 是最常见的亚型，约占 VSD 的 80%。缺损位于圆锥隔和肌部室间隔之间，则为圆锥心室（主动脉下、嵴下）型 VSD。由于缺损就位于主动脉瓣右冠瓣叶下方，流经 VSD 的血液喷射可能会产生文丘里效应，导致主动脉瓣的右冠瓣或无冠瓣向缺损处脱垂，从而造成主动脉瓣反流的重大风险。这种缺损距离希氏束非常远，因此术后发生完全性传导阻滞的风险极低。缺损位于圆锥隔，紧邻肺动脉瓣下方，即为肺动脉下（嵴上、圆锥隔、圆锥隔内）型 VSD；当形成流入道室间隔或房室管间隔的心内膜垫发育缺陷，则导致流入道（房室管）型 VSD；肌部室间隔的任一部位出现缺损，被称为肌部型 VSD。肌部型 VSD 可能是多个，占 VSD 的 2%～7%。

孤立性 VSD 在心室水平产生左向右分流。所有左向右分流都会增加心脏的容量负荷，即当肺循环血流量大于体循环血流量（Qp∶Qs＞1）时，额外增加的血流并不能进一步升高动脉血氧含量，反而增加了心脏的容量负荷，导致心室收缩和舒张功能障碍，并使体循环输出量减少。同时，肺血流增加可降低肺顺应性，增加气道阻力致呼吸做功增加。长期的肺循环血流量增加和压力升高，可同时造成肺小动脉内膜增生和中层平滑肌肥厚，这种病变进一步发展，可导致肺小动脉纤维化，甚至由于血栓形成导致肺血管阻塞性疾病（pulmonary vascular obstructive disease，PVOD）。VSD 的左向右分流大小取决于缺损的大小和肺血管阻力（pulmonary vascular resistance，PVR）。VSD 较小，左向右分流受到限制，分流量不取决于 PVR 水平。分流不受限制的较大 VSD，左向右分流量很大程度上取决于 PVR 水平。当 PVR 超过体循环血管阻力（systemic vascular resistance，SVR）时，分流发生逆转，出现右向左分流，导致发绀和红细胞增多症。当 PVR 的这种变化不可逆时，即为艾森曼格综合征（Eisenmenger syndrome）。

（二）手术纠治

经心导管输送封堵装置可以成功关闭肌部型 VSD，这也是目前一部分孤立性肌部型 VSD 患儿治疗的首选方法。然而，大多数 VSD 与流入道或流出道瓣膜和（或）三尖瓣的腱索支撑装置，以及传导系统有着密切的关系。因此，使用心导管介入治疗仍然面临近期和远期完全性传导阻滞等心律失常的较大风险。这种风险也远高于外科手术关闭 VSD 所带来的风险。外科手术修复通常在浅低温或中低温体外转流下使用补片关闭 VSD。大部分 VSD 可通过右心房切口并分离三尖瓣隔瓣暴露后进行关闭，例如膜周和流入道型 VSD，以及中段肌部 VSD。动脉下 VSD 一般经肺动脉切口关闭。位于心尖部的肌部 VSD 可能需要切开右心室心尖部以获得最佳途径进行修补。然而，右心室切开可能会带来传导阻滞和心室功能障碍的风险。法洛四联症前向对位不良型 VSD，需要通过漏斗部切口解除右心室流出道梗阻，同时关闭 VSD。近年来，为了美观，更多的人采用胸骨正中小切口或右外侧切口进胸修补 VSD。成人中，还有使用全胸腔镜进行 VSD 修补手术的报道。然而，这种手术方式并不适合所有 VSD 患者，伴有胸部畸形、胸膜粘连、股动脉或主动脉畸形或者其他心脏畸形则不适合进行。

（三）麻醉管理

左向右分流病变的麻醉管理因人而异，但确实存在某些共性，了解麻醉药物对 PVR 和 SVR 的影响，平衡 PVR 和 SVR 是麻醉成功的关键。所有麻醉药对心肌的抑制都呈剂量依赖性，其中 6 个月以下婴儿最为敏感。因此，小剂量联合应用几种不同麻醉药物的平衡麻醉技术比单一用药更有利于保持心输出量（cardiac output，CO）和血流动力学的稳定。控制通气是调控 PVR 的最可靠方法。通过调节吸入氧浓度和通气参数以维持足够的氧合，但并不能因此降低 PVR 而使左向右分流增加。尤其是术前就有充血性心衰表现的患儿，应避免 PVR 过低。

患儿应在心电图、无创血压和脉搏血氧饱和度等基本监测下开始麻醉诱导。吸入或者静脉麻醉诱导技术都能安全应用于 VSD 患儿。气管插管后，需要对动脉和中心静脉穿刺置管，行有创动脉压力（arterial blood pressure，ABP）和中心静脉压（central venous pressure，CVP）监测。通常情况下，动脉穿刺置管的首选部位是左侧桡动脉，也可选择右侧桡动脉、股动脉或腋动脉，一般避免使用肱动脉。中心静脉穿刺置管通常选择右颈内静脉，也可经左颈内静脉或股静脉，较少选择锁骨下静脉。无论是动脉穿刺，还是中心静脉穿刺，建议常规在操作前使用超声进行解剖定位以明确血管位置和通畅性，随后在超声实时引导下穿刺置管，以提高穿刺安全性，降低相关并发症的风险，并对导管位置进行验证。应注意避免中心静脉导管尖端位置过深，这不仅会增加中心静脉置管并发症的发生率，还可能增加体外转流（cardiopulmonary bypass，CPB）上腔静脉插管的操作难度。

CPB 脱机后，应设法控制 PVR，防止 PVR 过高而增加右心室后负荷，并进一步导致右心功能不全。因此，脱机前即可考虑使用磷酸二酯酶抑制剂（如米力农）、曲前列尼尔或吸入一氧化氮（NO）以降低肺动脉压力。CPB 后，心输出量很可能依赖于心率，故应尽力维持窦性心律，并将心率保持在患儿年龄相应的正常范围。由于手术操作部位临近窦房结和希氏束，膜周和房室通道型 VSD 修补术后常发生一过性的心内传导阻滞，可予异丙肾上腺素 $0.05 \sim 0.1 \, \mu g/(kg \cdot min)$ 持续泵注。若发生完全性房室传导阻滞，首选拆除 VSD 补片并重新缝合。在恢复正常心律之前，应放置临时起搏导线，采用房室顺序起搏，同时输注异丙肾上腺素以维持一定的心率。

术中使用经食管超声心动图（transesophageal echocardiography，TEE）检查可以识别 VSD 残余分流的和心内小气泡，并可对心室容积和功能进行评估。较大的 VSD 关闭后，小的肌部 VSD 往往会变得明显。对于这些分流量很小的 VSD，尤其是靠近心尖部的缺损，因位置特殊，外科手术修复操作困难且损伤较大，还可能存在关闭失败的风险，因此不值得冒险做再次体外转机下进行修补。心功能良好且无并发症，围术期不需要正性肌力药物支持的患者，麻醉管理的主要目标还应包括术后早期拔管，其优点已得到广泛认可。益处包括避免与长时间插管相关并发症的发病率，以及在心肺生理改变的情况下镇静和正压通气的后果。

二、小儿法洛四联症手术精确麻醉

法洛四联症（tetralogy of Fallot，TOF）是最常见的发绀型先天性心脏病，发病率占先天性心脏病的 5%～7%。TOF 病因多种多样，部分患儿与遗传有关，家族中的再现风险率为 3%。此外，约 25% 的患儿存在染色体异常，以唐氏综合征和染色体 22q11.2 微缺失（DiGorge 综合征）最为常见。

（一）解剖与病理生理

TOF 属于圆锥动脉干畸形，解剖学特征包括 4 种心血管畸形：右室流出道狭窄、对位不良的室间隔缺损、主动脉骑跨（骑跨范围 ≤ 50%），以及继发性右心室肥厚。这些畸形的基本病理改变为，肺动脉下圆锥不发育导致主动脉瓣相对于肺动脉瓣过于靠前靠右靠上，使圆锥隔及室间隔错位引起前向对位不良型的 VSD，以及右心室流出道梗阻（right ventricular outflow tract obstruction，RVOTO）。VSD 多为非限制性缺损，根据漏斗部的存在或缺如，分为膜周部 VSD 和肺动脉下 VSD。RVOTO 可发生在右心室漏斗部、肺动脉瓣、瓣环、肺动脉主干及分支部位，可以是单一水平的狭窄，也可以是多个水平狭窄。RVOTO 导致的右心室压力升高使通过 VSD 的左向右分流量减少，主动脉骑跨使右心室血液右向左分流入主动脉。随着右心室流出道梗阻加重，心内右向左分流量增加，肺血流量减少，导致组织缺氧和发绀加重。当漏斗部发生痉挛，则肺循环血流极度减少，心室水平右向左分流增加，低氧血因此大量流入主动脉，造成体循环极度低氧而导致特征性的缺氧发作。缺氧发作是自 TOF 的标志，有时甚至因发绀加重、昏厥、抽搐而严重威胁患儿生命。TOF 合并肺动脉闭锁（pulmonary atresia，PA）时，肺血流常来源于肺动脉以外的主-肺动脉侧支血管，这在 TOF 合并肺动脉瓣狭窄（pulmonary stenosis，PS）的患儿中则相当少见。此外，有 4%～6% 的 TOF 患儿合并冠状动脉畸形，包括冠状动脉穿过右室流出道、右冠状动脉粗大的圆锥分支、冠状动静脉瘘、前降支起源于右冠状动脉、单支冠状动脉等。TOF 典型的临床表现为青紫、喂养困难、呼吸困难和缺氧发作，喜蹲踞，严重者可出现心力衰竭。

（二）手术纠治

TOF 患儿一旦确诊，都应考虑手术治疗。手术方式包括一期根治手术和分期矫治手术。美国胸外科医师协会（Society of Thoracic Surgeons，STS）数据库 2002—2007 年的大型队列研究显示，大约 10% 的 TOF 患者接受分期手术，其中 53% 为新生儿，大部分 6 月及以上患儿则接受根治手术。2015 年 STS 的报告显示，根治手术的年龄中位数（四分位间距）为 3 月（2.5～6 月）。TOF 根治术的目标在于切除右室流出道肥厚肌束以解除梗阻，还可使用心包补片扩大流出道，同时关闭 VSD。早期手术的优点在于减少右心室流出道肌束继发性肥厚，使肺血管正常发育。无法行根治手术的患儿，可选择姑息手术（体-肺动脉分流）以增加肺血流，如改良体-肺分流手术（Blalock-Taussig shunt，BTS）、右室流出道补片加宽手术。合并冠状动脉畸形、部分多发 VSD 的患儿往往也需要行分期手术。

（三）麻醉管理

TOF 患儿右心室流出道狭窄，肺血流减少，多伴有低氧。术前应详细询问病史，并做全面细致的体格检查。仔细评估患儿术前氧合情况，包括脉搏血氧饱和度、口唇颜色、有无杵状指、是否喜蹲踞，以及缺氧发作史等。术前检查包括最近的经胸超声心动图报告、胸片、心电图，以及全血细胞计数、动脉血气和电解质、肝肾功能和凝血功能等。TOF 患儿由于长期低氧继发红细胞增多症，造成血液高黏滞性，进而影响凝血功能。血细胞比容（hematocrit，HCT）升高直接反映其低氧血症的程度。发绀造成的凝血异常，表现为凝血酶原、部分凝血活酶和出血时间延长。预防和治疗缺氧发作是 TOF 患儿术前管理的重点。缺氧、哭吵、脱水以及各种应激反应都会诱发缺氧发作，表现为发绀加重，ABP 和 SpO_2 下降。术前充分镇静，减少因开放静脉等造成的患儿哭吵，在一定程度上可以降低缺氧发作的风险。术前 20～30 min 给予咪达唑仑糖浆 0.5 mg/kg 口服是常用的镇静方法。新型静脉麻醉药艾司氯胺酮滴鼻镇静效果良好，而又不降低 SVR，可能更适用于 TOF 患儿。对于手术等候时间较长的患儿，可于术前 2 小时给予术能 ≤ 5 ml/kg 口服以尽可能缩短禁食时间、补充容量缺失，防止血液黏滞性进一步增加。此外，应开放静脉通路积极扩容，常用 5% 白蛋白或晶体液（15～30 ml/kg）增加前负荷，并减少右心室流出道痉挛的动力性梗阻发生。

麻醉诱导和维持应保持心率、心肌收缩力和前负荷，保证心输出量；同时避免 PVR 增加和 SVR 降低为原则。患儿应在心电图、无创血压和脉搏血氧饱和度等基本监测建立后进行诱导。无论采用吸入还是静脉诱导方案，都应以预防应激反应、维持氧合和血流动力学稳定为关注点。由于七氟醚或氟烷平行降低 PVR 和 SVR，大部分婴儿和儿童能很好地耐受吸入诱导，但应注意安抚患儿，减少因面罩恐惧引起的哭吵。发绀明显且血细胞比容增高的患儿，采用纯氧-芬太尼-潘库溴铵能顺利完成麻醉诱导。芬太尼可以保持麻醉诱导和维持期间的血流动力学稳定，抑制刺激引起的 PVR 增加。由于静脉麻醉药较吸入麻醉药更容易引起体循环血管扩张而使右向左分流加剧，致使发绀加重。因此诱导时，应考虑选择依托咪酯、氯胺酮等不引起 SVR 降低的静脉麻醉药，并注意缓慢推注以保持血流动力学稳定。氯胺酮轻微加快心率、升高 PVR 和 SVR，因此只要保持气道通畅并做好呼吸管理，可考虑用于麻醉诱导。此外，右美托咪定兴奋血管平滑肌上的 α_2 肾上腺素能受体，升高血压，减慢心率，用于 TOF 患儿的诱导可能更具优势。有研究者认为，与丙泊酚相比，右美托咪定用于 TOF 患儿的诱导，可增加 QP/QS，升高 SpO_2，同时减少氧耗。TOF 患儿的 $P_{ET}CO_2$ 与 $PaCO_2$ 之间差值增大，这与分流的严重程度和肺血流多少有关。血气分析结果可以直观反应 $PaCO_2$ 水平。

CPB 转流前，若发生右心室流出道的动力性梗阻加剧，右心室压力升高或 SVR 下降造成右向左分流量增大，可导致缺氧发作。其治疗原则在于升高 SVR，由此增加经右心室流出道的前向血流量，具体措施包括：① 纯氧过度通气，降低 PVR；② 镇静，静脉注射吗啡 0.1 mg/kg 缓解痉挛及缺氧，减慢心率，减少儿茶酚胺释放；③ 静脉输注晶体液或胶体液（15～30 ml/kg）增加右心室前负荷；④ 静脉注射普萘洛尔 0.005～0.01 mg/kg 或艾司洛尔

0.5 mg/kg 负荷剂量后，50~200 μg/（kg·min）持续输注，避免心肌过度收缩并缓解动力性流出道梗阻；⑤ 去氧肾上腺素 0.5~2 μg/kg 单次静脉注射或 0.01~0.05 μg/（kg·min）静脉泵注增加 SVR；⑥ 根据血气分析结果适当给予碳酸氢钠纠正代谢性酸中毒，增加 SVR 并降低 PVR；⑦ 手术室内发生严重缺氧发作而无法缓解，应立即建立 CPB。

CPB 后心输出量更多地依赖于心率。大多数患儿的右心室功能需要足量的正性肌力药物支持，常予多巴胺 5~10 μg/（kg·min）和（或）小剂量肾上腺素 0.02~0.1 μg/（kg·min）、磷酸二酯酶抑制剂米力农 5~1.0 μg/（kg·min）泵注。由于室间隔缺损补片修补部位非常靠近传导系统，缺损修复后可因为补片周围组织水肿而出现暂时性心律失常和心脏传导阻滞。术后可能需要心外膜临时起搏，直到水肿消退、自主心律恢复。术后心外膜临时起搏超过 10 天仍未恢复自主心律，通常是需要放置永久起搏器的指征。交界性异位心动过速（junctional ectopic tachycardia，JET）是 TOF 纠治术后常见的严重心律失常，年龄较小、术前心率较快、发绀、未使用 β 受体阻滞剂，以及低钙低镁是独立的预测因素。术后，当心脏的收缩和舒张功能受损时，将很难耐受快速心率。心电图显示心动过速（通常 180~260 次/分）、狭窄的 QRS 波群，以及房室传导分离是 JET 的诊断依据。其治疗策略包括加深麻醉、降低体温至 35℃、输注镁、艾司洛尔或胺碘酮，必要时予心房起搏。右美托咪定可以减少 JET 的发生，CPB 复温时开始预防性使用胺碘酮也可能降低 JET 的发生率。TOF 患儿长期低氧继发红细胞增多症，导致血液黏滞性增高，进而影响凝血功能。CPB 脱机后，使用 Sonoclot 凝血与血小板功能监测仪监测凝血功能，并根据结果补充血小板、冷沉淀复合物、纤维蛋白原或凝血酶原复合物等相应的血液制品。DiGeorge 综合征的 TOF 患儿应使用巨细胞病毒阴性的照射血液制品。这是因为大多数 DiGeorge 综合征患儿胸腺发育不全，造成 T 细胞数量较少，容易使患儿血清转为巨细胞病毒阳性，导致外来白细胞的移植物抗宿主病。此外，DiGeorge 综合征患儿的甲状旁腺功能减退，应密切关注血钙水平。

扩大右心室流出道的跨肺动脉瓣环补片将引起肺动脉反流而增加心室容量负荷，残余梗阻或肺动脉远端发育不良将加重压力负荷。若当 FiO_2 为 50% 而肺动脉血氧饱和度大于 81% 时，则提示存在残余左向右分流，这一切均使 CPB 后病情复杂，并影响术后恢复。

三、小儿完全性大动脉转位手术精确麻醉

大动脉转位（transposition of the great arteries，TGA）是新生儿期最常见的发绀型先天性心脏畸形之一。出生后几天，室间隔完整型的 TGA（TGA/IVS）新生儿一旦动脉导管关闭即可因为缺氧而死亡。合并 VSD 或房间隔缺损（atrial septal defect，ASD）的 TGA 患儿则很快发生严重的肺血管病变，婴儿期（出生后第一年内）也会死于心力衰竭。因此，此类患儿出生后即需手术纠治。

（一）解剖与病理生理

大动脉转位是一种圆锥动脉干畸形。经典理论认为，动脉干间隔没有以正常的形式旋转，

导致心室-大血管连接不一致。Van Praagh 的理论则认为其根本问题是肺动脉下圆锥发育不良，造成肺动脉和二尖瓣之间的纤维连续，这也是大动脉转位的重要解剖标志。根据节段法描述的完全性大动脉转位（d-TGA），心室位置关系正常，即形态学左心室位于左侧，形态学右心室位于右前侧。d-TGA 最明显的特征之一是主动脉圆锥或漏斗部上移，远离心脏的其他三组瓣叶。主动脉存在圆锥使得主动脉瓣的位置高于肺动脉瓣。d-TGA 一般合并开放的动脉导管，还可能有卵圆孔未闭（patent foramen ovale，PFO）或继发孔型 ASD，约 20% 的 d-TGA 新生儿合并 VSD。20% 的 d-TGA 合并 VSD 患儿在出生时就存在左室流出道梗阻（left ventricular outflow tract obstruction，LVOTO）。由于胚胎期冠状动脉主干与来源于主动脉的乏氏窦的异常融合，可导致冠状窦口狭窄或闭锁。

　　d-TGA 患儿，由于心房-心室连接一致（右心房-右心室，左心房-左心室），心室-大动脉连接不一致（右心室-主动脉，左心室-肺动脉）而出现两个平行而不是正常有序的血液循环，即从体循环返回右心房（right atrium，RA）的未氧合血流入右心室（right ventricular，RV），再经主动脉直接搏出至体循环，随后又返回到 RA。包括大脑和心脏等重要器官在内的组织因此受到未氧合血的灌注。相反，肺循环返回左心房（left atrium，LA）的氧合血液流入左心室（left ventricular，LV）后则从肺动脉（pulmonary artery，PA）流入肺循环，最后又返回 LA。这导致体、肺循环完全独立、并联存在，血流由在肺循环中再循环的肺静脉血以及在体循环中再循环的体静脉血组成。来自一个循环系统并从同一循环系统动脉流出的再循环的静脉血百分比都是 100%。PA 血氧饱和度也因此高于主动脉血氧饱和度，此即"转位生理"的基础。除非在两个平行循环之间存在交通可以使血液混合，才能够建立起有效的肺循环和体循环血流，否则此类患儿不可能存活。循环间血液混合可以发生在多个水平，心内交通包括心房水平的 ASD 和 PFO，或心室水平的 VSD；心外交通包括大动脉水平的动脉导管未闭（patent ductus arteriosus，PDA）和肺侧支血管。通过循环间混合建立起有效体循环和有效肺循环，解剖右-左分流对于提供有效的肺血流是必要的，可以将未氧合血液送入肺部；反之，解剖左-右分流对于提供有效的体循环血流也是必要的，可以将氧合血液输送到全身。

　　循环间混合对 TGA 患儿的生存至关重要，混合是否有效既决定了血氧饱和度和临床表现的严重程度，又受到解剖、生理等诸多因素的影响，包括循环间交通的数量和部位，以及是否限制性交通。通常情况下，房间隔水平混合是最有效的，因为左房压（left atrium pressure，LAP）始终高于右房压（right atrium pressure，RAP），因此在整个心动周期中血流方向是左向右（氧合的肺静脉血—未氧合的体循环静脉血），RV 血氧含量因此增加，主动脉血氧饱和度升高。由于很可能发生双向分流（主动脉血通过 PDA 分流到 PA，RV 血液通过 VSD 分流到 LV），因此室间隔或 PDA 水平的混合往往不那么有效。D-TGA 最常见的循环间混合通常只是未关闭的 PFO，往往需要通过房隔造口增加循环间混合，改善发绀。然而，近年来的研究发现，接受与未接受球囊房隔造口患儿的病死率并无差异，房隔造口患儿脑卒中和需要 ECMO 支持的发生率却明显较高。混合效率还受到肺循环总血流量（Qp）的影响。各种原因引起的肺血流减少，例如 PS，或者血容量不足、麻醉药抑制心肌收缩力而使总的心输出量减少等，也可以导致混合程度降低，发绀加重。发绀是 TGA 最常见的临床表现。PDA 或 PFO 小的 TGA/IVS 新生儿在出生第一天就可表现出严重发绀、酸中毒和心功能不全。TGA/IVS 合并大的 PDA 或 PFO/ASD，或者 TGA 合并 VSD，循环间混合更有效，PaO_2 也因此更高，但进展为充血性心力衰竭（congestive heart failure，CHF）的风险也更大。

（二）手术纠治

d-TGA 诊断本身即是外科手术的适应证。目前大多通过大动脉调转手术（arterial switch operation，ASO）从解剖上纠正心室–大动脉连接不一致的问题。ASO 手术通过相互调换主、肺动脉的位置，以及将冠状动脉种植到主动脉根部，主动脉重新连接至左心室，肺动脉连接至右心室，从而恢复心室与大动脉的正常连接，是 d-TGA 的首选术式。手术成功的先决条件是原肺循环（左）心室必须具有足够的心肌质量来承担术后体循环心室的功能，即只要左心室压力能够维持在体循环压力的 2/3 以上，那么左心室还是能够承受一期动脉调转术的。室间隔完整的 d-TGA 患儿应尽早手术，因为新生儿出生后随着 PVR 下降可出现左心室心肌迅速退化，几周内就可明显变薄。一般认为，d-TGA/IVS 患儿超过 8 周龄后，左心室心肌已经发生明显退化，可先实施旨在提高左心室压力，锻炼左心室功能的快速二期修复手术。合并 VSD 和严重 LVOTO 的 d-TGA 患儿不能行 ASO 手术，一般可以选择 Lecompte 操作，或者 Nikaidoh（即主动脉根部移植和双心室流出道重建，使重建后的主、肺动脉对位更好，从而达到解剖纠治的目的）和 Rastelli 手术（即构建心室内隧道，并通过外管道连接右心室和肺动脉）。心房调转手术（Mustard 或 Senning 术）目前已较少实施。脑损伤、脑发育受损和远期神经发育问题在 TGA 患儿中很常见。有研究认为，TGA 患儿在出生 2 周以后接受手术与其大脑发育受损和语言发育迟缓有关，可能由于发绀和肺部过度循环对大脑和远期神经发育的不利影响有关。

（三）麻醉管理

d-TGA 患儿麻醉前评估应重点关注：① d-TGA 合并的心脏异常，例如 VSD 或 LVOTO 等；② 循环间混合是否充分有效，依赖 PDA 开放的患儿，术前应静脉持续输注前列腺素 E_1 $0.01 \sim 0.05$ μg/（kg.min）直至 CPB 开始；③ 发绀程度，严重低氧血症（PaO_2 低于 $20 \sim 25$ mmHg）和代谢性酸中毒（pH < 7.20）意味着循环间混合非常有限，可经导管或超声引导下行球囊房隔造口术以增加循环间混合并降低左房压，改善体循环缺氧；④ 心室大小和功能，是否存在心律失常，以及正性肌力药支持水平；⑤ 冠状动脉的解剖。

ASO 麻醉的主要目标包括：① 通过保持心率、心肌收缩力和前负荷维持心输出量，防止心输出量减少造成的体循环动脉血氧饱和度降低；② 避免 PVR/SVR 比值升高，防止 PVR 升高以确保有效肺血流，肺血流减少或循环间混合不佳的患儿应控制通气，尽量降低 PVR，包括适度提高 FiO_2 和过度通气、避免酸血症、体温过低和低氧血症等。同时，也应避免 SVR 下降导致的体循环静脉血再循环增加，并进一步降低动脉血氧饱和度；③ 需要注意的是，TGA/VSD 患儿若有 LV 超负荷和 CHF 表现，试图通过通气干预降低 PVR 以改善体循环氧合，结果往往是以牺牲体循环灌注作为代价，因此并不可取。

全麻诱导和维持常规采用的大剂量合成阿片类药物（芬太尼或舒芬太尼）主导的静吸复合

麻醉有利于减轻应激引起的 PVR 增加，保持血流动力学稳定，且对循环间血流混合无明显不良影响。新生儿 ASO 手术一般需要在深低温停循环/低流量脑灌注 CPB 条件下完成，这是已经明确的术后神经系统并发症的危险因素。采用近红外光谱技术通过测量氧合血红蛋白和脱氧血红蛋白的浓度，确定大脑区域组织血氧饱和度（rSO$_2$）可以评估大脑氧供情况。虽然，CPB 各种条件下，脑氧饱和度的正常值以及变化范围尚不明确，但有一些研究已经证实了其用于 CPB 期间对术后神经发育方面的益处。

CPB 脱机应在确认充分复温，排除心脏或冠状动脉中的空气，心功能良好且没有心律失常或心肌缺血表现后进行。体循环心室功能不全时，可输注正性肌力药物多巴胺 5～10 μg/（kg·min）或多巴酚丁胺 5～10 μg/（kg.min），严重左心室功能不全可加用肾上腺素 0.02～0.5 μg/（kg·min）和（或）米力农静脉注射 50 μg/kg 负荷剂量后 0.5 μg/（kg·min）静脉输注维持以助 CPB 脱机。CPB 脱机后血流动力学管理的目标是保证足够的心输出量。心输出量更多地依赖于心率，必要时放置起搏器导线，连接临时起搏器。即使不存在房室传导阻滞，临时心房起搏也有助于将心率维持在所需范围内。同时，谨慎输注液体，保持尽可能低的 LAP，并避免肺动脉压力升高。LAP 反映左心室功能，一般维持 LAP 6 mmHg，收缩压 55～75 mmHg 可实现目标。心肌功能障碍可能是冠状动脉内气栓、冠状动脉受牵拉、心肌保护不良，或者左心室功能失调的结果。还可使用超声心动图评估 LV 功能。积极干预冠状动脉移植后心肌缺血，但若由于机械梗阻，如血栓形成、扭曲或外源性压迫等所致，予硝酸甘油等扩张冠脉收效甚微。保持相对较低的主动脉和肺动脉压力可减少吻合口出血。血栓弹力图（thromboelastography，TEG）通过测量与纤维蛋白聚合相关的全血黏弹性变化，能够在较短时间内生成有关凝血因子活性和血小板功能的信息。CPB 脱机后，可根据 TEG 测定结果指导止血药和血小板、冷沉淀复合物、凝血酶原复合物以及纤维蛋白原等的使用，以减少术后出血。浓缩红细胞中所含的枸橼酸盐易与血液中钙离子螯合，不仅使其在凝血反应中失去作用，而且心功能储备有限的新生儿对低钙的耐受性较差，因此对输注枸橼酸盐造成的钙离子紊乱特别敏感，需要及时补充。鉴于纤溶激活也是术后出血的主要原因，预防性给予氨甲环酸等抗纤溶药物有助于减少纤溶激活，但不建议大剂量使用，以避免增加癫痫发作的风险[10]。

四、完全性肺静脉异位连接

完全性肺静脉异位连接（total anomalous pulmonary venous connection，TAPVC）指所有四支肺静脉不直接汇入左心房，而是异位连接到右心房或体静脉分支，导致氧合血回流入右心房的心脏畸形。TAPVC 是最重要的肺静脉畸形，发病率占先心病的 1%～5%。TAPVC 可以是孤立性病变，也可以是内脏异位综合征的组成部分。

（一）解剖与病理生理

目前推测，所有肺静脉都未能从内脏静脉系统中独立出来，且发育中可能同时存在房隔左移，是胚胎发育过程中造成 TAPVC 的主要原因。根据肺静脉回流入体循环的部位不同，

TAPVC 通常分为四型：① 心上型（占 40%～45%），即肺静脉异位连接到心上静脉结构，最常见通过垂直静脉流入无名静脉，汇入上腔静脉，进入右心房。一些心上型 TAPVC 的垂直静脉位于左主支气管和肺动脉之间，容易因受压而梗阻；② 心内型（占 20%～30%），肺静脉共汇经冠状静脉窦直接回流入右心房；③ 心下型（占 10%～30%），肺静脉共汇通过垂直静脉，穿过膈肌，流入心下血管，例如下腔静脉、门静脉、肝静脉等；④ 混合型（占 5%～10%），同时具有两种以上的肺静脉异位连接。异常肺静脉通路的任何部位都可能发生梗阻，垂直静脉行走路线越长，受压狭窄引起肺静脉梗阻的可能性就越大。因此，心下型是最常发生肺静脉梗阻的解剖类型。

由于所有氧合的肺静脉血回流入右心房导致左向右分流，右心房内完全混合的体静脉血和肺静脉血必须通过 ASD 才能进入左心房，因此心房间交通是生存的必要条件。患儿出生后存活依赖心内右向左分流（PFO，ASD），影响血流动力学的因素包括肺静脉回流是否存在梗阻，以及心房水平分流量的大小。ASD 和 PFO 通常为非限制性或者轻度限制性。TAPVC 患儿胎儿期左心房回心血量减少，使左心相对发育较差，心腔小，顺应性差。因此左、右心房间虽然基本无压力阶差，但右向左分流却受到限制。患儿发绀程度取决于体、肺静脉相对血流量，且很大程度上取决于肺静脉是否梗阻。无肺静脉梗阻的 TAPVC 新生儿出生后，随着 PVR 下降，同时左心发育欠佳、顺应性明显降低使得体、肺静脉混合血进入肺循环，QP∶QS 可大于 2∶1，甚至可达 3∶1。此时，肺动脉压力升高，接近体循环动脉压力。梗阻型 TAPVC 由于肺静脉梗阻，肺循环静脉端压力升高造成肺水肿，导致 PVR 增加使肺血流减少。此外，右心室压力升高使室间隔左偏，左心室容量可进一步减少，体循环心输出量和组织器官灌注因此严重受损。左心房排空受阻又使得右向左分流减少，右心室扩张。因此，患儿常表现为严重发绀、心动过速和低血压。血气分析结果显示代谢性酸中毒，动脉血氧分压可低至 20 mmHg，乳酸明显升高。

（二）手术纠治

TAPVC 手术时机和方法因解剖类型不同而大相径庭。轻症者，异常解剖结构简单，外科操作相对容易，手术风险较小，可行择期手术。然而，当肺静脉发生严重梗阻，TAPVC 则会成为少数几种真正需要急诊手术的先心病之一。目前，对梗阻严重的 TAPVC 患儿，有时还需要先采用体外膜肺氧合（extracorporeal membrane oxygenation，ECMO）支持，而非急诊手术。即便是非梗阻型 TAPVC，由于发绀和长期容量超负荷，可导致心、肺等脏器功能受损，因此也应在婴儿期及早手术纠治。

心上型 TAPVC 通过结扎垂直静脉（肺静脉有梗阻可部分结扎或开放），在肺静脉共汇水平直接切开左心房后壁吻合，用心包补片关闭 ASD 完成纠治。心内型 TAPVC 通过扩大房隔，用自体心包补片作为板障，将异位肺静脉血流引入左心房。心下型 TAPVC 患儿大多有肺静脉梗阻，手术常需要在深低温低流量 CPB 脑灌注或深低温停循环下完成。目前常采用"无内膜接触缝合"技术，切开肺静脉共汇和左房后壁，并将之与心包缝合，避免与肺静脉直接吻合，防止术后肺静脉吻合口狭窄导致术后梗阻。

（三）麻醉管理

梗阻型 TAPVC 多伴有肺动脉和右心室压力升高。梗阻严重的患儿出生后就可出现严重低氧血症（$PaO_2 < 20$ mmHg）、体循环灌注不良、进行性代谢性酸中毒和多脏器（肝、肾）功能障碍迹象。因此 TAPVC 新生儿一经超声检查确诊，急诊手术解除梗阻是最为有效的治疗手段，切忌过多术前准备和试图稳定病情。慎用 TEE，因为当探头置于食管中部时，直接位于肺静脉共汇后方，可能造成压迫，从而加剧肺静脉梗阻，危及患儿生命。高渗的血管造影剂可能加重肺水肿，因此术前也不建议行心导管造影检查。

患儿入室前大多需要气管内插管、控制通气和给予正性肌力药物维持。麻醉管理中注意保持心率、心肌收缩力和前负荷稳定以维持心输出量。心输出量减少会使体静脉血氧饱和度降低。一般认为，应避免纯氧过度通气，适当控制吸入氧浓度以限制肺血流增加要好于纯氧过度通气。由于肺静脉梗阻，过度通气、一氧化氮（NO）和其他吸入性肺血管扩张剂降低肺阻力，增加肺血流，最终只会加重肺水肿，因此绝对禁忌。大剂量阿片类药物麻醉既能有效抑制与手术刺激相关的 PVR 升高，又能避免 PVR/SVR 比值降低。肺血流增加而 PVR/SVR 比值降低必须依靠增加心输出量来维持体循环血流量。肺血流增加和右室容量超负荷需通过调控通气来升高PVR，减少肺血流，同时控制入液量，降低右心室容量负荷。由于存在轻度左心发育不良，适当加快心率可能有利于保持足够的心输出量。积极治疗代谢性酸中毒，必要时给予正性肌力药维持并补充大剂量钙剂和维持较高的血红蛋白水平。

CPB 脱机后，通气管理至关重要。提高吸入氧浓度并予过度通气以降低 PVR，将 $PaCO_2$控制在 $25 \sim 30$ mmHg 范围内。为保证脑灌注，$PaCO_2$ 也不应低于 25 mmHg。CPB 后心输出量更多依赖于心率，目标是维持与患儿年龄相适应的心率，必要时使用临时起搏器。予正性肌力药支持右心功能，肺血管扩张剂降低 PVR，力争将 PAP 降至 ABP 的 50%。降低 PVR 的方法包括适当的通气管理，吸入 NO 和（或）伊洛前列素 30 ng/(kg·min)，还可选择曲前列尼尔［$10 \sim 80$ ng/(kg·min)］、米力农等静脉持续输注。同时，还应注意保持一定的麻醉深度，以降低肺血管反应性。梗阻型 TAPVC 患儿术前即存在左心发育不良，顺应性差。围术期的急性心肌损伤和 RV 扩张也会造成左心压力高。因此容易出现左心充盈不足或过度，应谨慎补充容量，保持 60 mmHg 左右的收缩压和足够的体循环灌注。术中放置 PA 和 LA 测压管有助于鉴别术后肺动脉高压（pulmonary arterial hypertension，PAH）的原因。PA 和 LAP 都升高，PA 收缩压与 LAP 差值小于 5 mmHg，则 PAH 的原因与左心发育不良、顺应性差以及 CPB 后 LV 功能不全导致的 LAP 升高有关。PA 升高，LAP 降低或正常，且 PA 收缩压与 LAP 差值大于$15 \sim 20$ mmHg，则 PAH 是因为存在肺静脉梗阻或反应性肺血管收缩。心脏超声检查有助于判断肺静脉与 LA 吻合口、心室功能以及充盈情况。

非梗阻型 TAPVC 围术期麻醉管理要点与梗阻型 TAPVC 大致相似。但这类患儿出生后，随着 PVR 下降，右心容量负荷增加，术前通常需要予抗充血性心衰治疗。

（汲玮　孙莉萍　黄悦）

第二节　小儿先天性心脏病姑息手术精确麻醉

先天性心脏病手术发展史与姑息治疗息息相关。早期，完全修复婴儿期心脏缺陷在技术上具有挑战性，因此先心病手术的历史是从分期修复心脏缺陷的姑息治疗开始。这些旨在让患者存活到有机会可以进行更明确的手术，在此过程中吸取的教训推动了外科、麻醉和监护理念和技术的迅速发展，也极大地影响了目前姑息治疗的手术方法和围术期管理。

一、解剖与病理生理

单心室（single ventricular，SV）生理是一个术语，指肺静脉和体静脉血在心房或心室水平完全混合，并且由单一心室将血液泵入体循环和肺循环血管床的一种状态。单心室病变约占 CHD 的 5%。单心室生理患儿可以有一个发育完全和一个发育不全的心室。主要的单心室畸形包括左心发育不良综合征（hypoplastic left heart syndrome，HLHS）、内脏异位、室间隔完整的肺动脉闭锁（pulmonary atresia/intact ventricular septum，PA/IVS）、三尖瓣闭锁（tricuspid atresia，TA）、单心室双入口、不平衡型完全房室间隔缺损（complete atrioventricular septal defect，CAVSD）。

单心室混合了体循环和肺循环血。其心室输出量是肺循环血流量（Qp）和体循环血流量（Qs）的总和，主动脉和肺动脉的血氧饱和度相同。若无梗阻（包括心内和心外），体、肺循环的血流量取决于血流进入两个平行循环的相对阻力。肺血流无梗阻时，患儿出生后随着肺循环阻力下降，肺血流逐渐增加导致发生充血性心力衰竭；肺血流梗阻时，出生后随着 PDA 的关闭将出现进行性青紫。体循环血流梗阻将导致肺血流增加、充血性心力衰竭和体循环低灌注。解剖单心室常有肺循环或体循环血流梗阻，要保证患儿出生后存活就必须有来自体循环或肺循环的血流。某些先心病中，PDA 是体循环血流（HLHS）或肺循环血流（PA/IVS）的唯一来源，此即动脉导管依赖循环。TA 伴大血管连接正常时，心内途径（PFO 和非限制性 VSD）可提供体循环和肺循环血流而不必一定存在 PDA。

单心室生理的治疗通常需要一系列手术，目标在于维持最佳体循环氧供及灌注压，治疗着重于减少心室容量负荷（上腔静脉-肺动脉分流）并最终通过全腔肺连接，即房坦（Fontan）手术建立体循环动脉血氧合完全的循环。

二、初期姑息手术

初期姑息手术的目的在于使功能性单心室的容量和压力工作正常化，同时向体循环提供充分氧供，而不在于解决潜在的心脏解剖结构问题。新生儿初期手术方法取决于解剖形态及其所致的病理生理学结果。肺动脉环缩手术常用于限制肺血流。肺血流量过多和容量超负荷的心力衰竭表现，会随着 PVR 降低而恶化。非限制性肺血流还会降低体循环氧供，并最终导致肺动脉高压及 PVOD 的发生。控制过多的肺血流对于降低肺循环的容量超负荷，改善体循环氧供和避免进展为肺动脉高压及 PVOD 极其重要。肺血流量减少的严重发绀（$SpO_2 < 70\%$）患儿，应考虑实施体-肺分流（Blalock-Taussig shunt，BTS）手术。体循环流出道梗阻，可考虑通过 DKS 手术或 Norwood 手术重建，将肺循环流出道代替体循环流出道。还有些患儿虽然存在心脏解剖畸形，但由于肺血流（pulmonary blood flow，PBF）轻度受限，新生儿期体肺循环"平衡良好"，既没有严重发绀，也不会进展为 CHF，可能不需要手术干预。出生后几个月之内，这些患儿会因发绀加重就诊，通常在 6 个月前或者更早期接受上腔静脉-肺动脉吻合手术。

（一）肺动脉环缩手术与麻醉管理

肺动脉环缩手术的策略是通过人为制造的肺动脉狭窄控制过多的肺血流量，试图优化肺循环与体循环血流比（Qp：Qs），以免造成多系统器官功能障碍。手术操作常在非 CPB 下进行，通过胸骨正中切口，可选择聚四氟乙烯（polytetrafluoroethylene，PTFE）、脐带或丝线等多种材料对肺动脉进行环缩，目标是将 PA 降至 ABP 的 30%～50%。

需要接受肺动脉环缩手术的患儿表现为 PBF 过多和不同程度的 CHF 征象，通常发绀不明显，呼吸急促，接受利尿剂治疗。术前评估包括详细询问病史和细致全面的体格检查、通过胸片评估心脏大小和肺过度循环的程度、基础 SpO_2 值和血红蛋白水平评估发绀程度，以及利尿剂治疗下的电解质情况，经胸超声心动图（transthoracic echocardiography，TTE）检查明确解剖结构和心功能情况。

患儿入手术室后，连接心电图、无创血压和脉搏血氧饱和度等无创监测后行麻醉诱导，通常采用静脉麻醉诱导后气管插管，予动脉和中心静脉穿刺置管，便于术中监测 ABP 和 CVP。中心静脉穿刺可选择右颈内静脉或股静脉。也有机构由于存在上腔静脉（superior Vena Cava，SVC）血栓形成的顾虑而选择术后放置 RA 导管。

重要的关注点在于：肺动脉环缩时，应通过通气参数的设置，将 FiO_2 和 $PaCO_2$ 保持在患儿的基础水平，即 $FiO_2 < 30\%$ 或更低，$PaCO_2$ 在 40 mmHg 左右。手术操作在经食管超声心动图（TEE）引导下进行，通过评估 SpO_2 变化调节环缩带的松紧度，目标 SpO_2 为 75%～85%。同时，还需直接测定环缩带远端的 PAP，通常目标值为 ABP 的 30%～50%。稳定后使用缝线固定环缩带，并测定血气。环缩带太紧会造成 PBF 过度减少，导致严重发绀和心动过缓；太松则不能起到减少 PBF 的作用，原有的肺过度循环和 CHF 不能得到改善。肺动脉环缩后，血流进入肺循环的阻力增加，流入主动脉的血流因此增多，ABP 通常有较明显升高，很少需要正性肌力药支持。

（二）体-肺分流手术与麻醉管理

经典的 BTS 手术是 20 世纪 40 年代由 Blalock 和 Taussig 医生，以及 Thomas 博士共同创立。以后，又有不少外科医生尝试创建各种体-肺分流手术，包括降主动脉-左肺动脉吻合的

Potts 分流术，升主动脉-右肺动脉吻合的 Waterson 分流和 Cooley 分流术，以及主动脉-肺总动脉连接吻合的中央分流手术。目前，这些术式大部分都已成为历史，不再具有临床应用价值，但左右肺动脉分支细小的患儿有时会考虑使用中央分流手术。

经典 BTS 手术是将右锁骨下动脉与右肺动脉（right pulmonary artery，RPA）做端侧吻合。改良 BTS 手术可以在 CPB 或非 CPB 下经胸骨正中路径进胸或右/左侧开胸路径进胸，在锁骨下动脉和 PA 之间搭建 PTFE 管道，是目前最常用的初期姑息治疗手术。术后，TEE 可用于评估分流量。PTFE 管道过粗，PDA 开放或主肺动脉间侧支形成等可造成分流过度；PTFE 管道过细、扭曲，或者周围组织水肿压迫等则可导致分流不足。

单心室动脉导管依赖型患儿，术前应持续输注前列腺素 E_1 以维持 PDA 开放。通过通气干预限制肺血流，调控肺血管阻力以获得理想的 Qp∶Qs。有必要使用正性肌力药物（如多巴胺等）增加心输出量，保证体循环氧供及冠状动脉灌注。麻醉诱导一般采用大剂量阿片类药复合肌松药静脉注射。气管插管前，仍建议给予纯氧去氮以防止诱导期低氧血症，一旦控制气道后即降低吸入氧浓度。由于患儿心功能储备有限，麻醉过浅或手术刺激都可能引起心室颤动。当主动脉舒张压降低至 20～30 mmHg 时，心率增快至 140～150 次/分有心肌缺血的潜在风险。因此，主动脉舒张压低而基础心率快的患儿可给予维库溴铵或顺式阿曲库等不引起心率增快的肌松药，避免医源性心肌缺血。中心静脉导管置管后可能存在腔静脉狭窄和血栓形成的风险，这对于单心室生理患者可能造成严重后果，导致妨碍后期的姑息手术，因此也有人建议经外周静脉放置中心静脉导管（peripherally inserted central catheter，PICC）。开胸后，若外科医生采用血管束带机械性地限制肺血流，则随着体循环灌注增加可出现呼气末二氧化碳降低和血氧饱和度下降，此时有必要增加吸入氧浓度。

BT 分流管搭建完成，通过通气干预调控 PVR 和 Qp∶Qs。通常采用肺泡低通气联合 FiO_2 40% 以增加 PVR，使 $PaCO_2$ 维持在 40～45 mmHg，SaO_2 维持在 75%～85% 水平，临床认为此状态下 QP∶QS 可以保持在 1∶1 左右。同时，允许性高碳酸血症可增加体循环氧供，升高平均动脉压和脑氧饱和度。此外，机械通气时应注意确保足够的潮气量，维持 FRC 和避免肺不张，以免诱发肺内分流和通气/血流比（V/Q）不匹配导致的低氧血症。由于体循环氧供和 CO、肺静脉血氧含量、体循环氧耗以及 Qp∶Qs 之间存在复杂的函数关系，因此可能存在 SaO_2 和 Qp∶Qs 之间相关性不佳。有研究认为，SvO_2 与 Qp∶Qs 具有一定的相关性，可以作为 QP∶QS 的预测指标。然而，获取此类患儿的混合静脉血在技术上存在难度。因此，也可考虑使用脑氧饱和度监测 BTS 术后分流是否适度。

术中植入人工管道，必须使用肝素抗凝。动脉侧壁钳夹前约 3 min 通过中心静脉给予普通肝素 1～1.5 mg/kg，使 ACT 保持在大于 250 s 水平。分流管道搭建完毕，如果吻合口没有明显出血，可以不用鱼精蛋白拮抗。如果需要拮抗，肝素与鱼精蛋白用量比不超过 1∶1。术后宜尽早使用肝素以降低分流管内血栓形成的风险。当评估认为出血风险低、胸腔引流量<3 ml/(kg·h)，aPTT<60 s 时，予普通肝素 6～10 U/(kg·h) 或每 12 h 给予速碧林 0.01 ml/kg，同时定期监测相关凝血指标。由于血小板是术后血栓阻塞管道的重要危险因素，因此避免输注血小板。

（三）Norwood 手术和 Damus-Kaye-Stansel（D-K-S）手术与麻醉管理

Norwood 手术是 HLHS 的初期重建手术，目标在于形成右心室到主动脉和冠状动脉的无梗阻血流，通过避免压力负荷或过多的容量负荷，避免 PBF 过多或因限制性 ASD 引起的肺静脉梗阻，并促进肺动脉发育来保护心室功能。手术离断肺总动脉近端作为绕行旁路，以避开功能性单心室和体循环之间的梗阻区域。由于 HLHS 患儿的室间隔通常完整，且功能性右心室型单心室仅与肺总动脉相连，并且几乎总是存在主动脉弓发育不良和主动脉缩窄，因此 Norwood 手术必然包括主动脉弓和近端降主动脉重建，并将肺总动脉连接到新的主动脉。

D-K-S 手术是 Norwood 手术的一种改良。TA、左心室双入口或者 TGA 伴右心发育不全的患儿，若合并体循环流出道梗阻，则应考虑实施 D-K-S 手术。手术通过离断肺总动脉，并将升主动脉与其近端作端侧吻合，来解除体循环流出道梗阻。新生儿期，PBF 可通过 mBTS 或单心室到肺动脉分流（Sano 分流）提供，婴儿期则由双向 Glenn 分流提供。

HLHS 患儿的体循环血流是导管依赖性的，存活不仅需要动脉导管开放，还取决于体肺循环平衡。因此，既要证保足够的体循环血流以避免终末器官缺血，同时又要保证足够的肺血流防止发生严重低氧血症。由于体循环灌注依赖于 PVR，故应避免降低 PVR，升高 SVR。术前严格控制吸入氧浓度，应予空气吸入，避免过度通气以维持 PO_2 在 40～50 mmHg，$PaCO_2 >$ 45 mmHg，SpO_2 70%～80%。这类患儿，体温过高是有害的，保持轻度低体温可能对面临缺血损伤的中枢神经系统有一定的保护作用，因此避免过度积极的复温。此外，冠脉血流是由 PDA 通过发育不良的升主动脉逆行提供的，因此特别容易发生心肌缺血。

在术后早期，实施 mBTS 的患儿，SVR 高往往会使 QP∶QS 升高，舒张期主动脉分流量增加，导致肺血流过度循环，由此影响体循环氧供，可选择酚苄明和（或）米力农降低后负荷。SVR 高对 Sano 分流患儿的不良影响则较小，因为右心室血在进入体循环动脉系统之前需流经长且固有阻力高的右心室-肺动脉管道后才流入肺动脉。因此，这类患儿若积极降低后负荷和右心室压力，则可导致 QP∶QS 下降和低氧血症。米力农所致的心律失常更少、全身灌注更好，因此围术期输注米力农可改善 Norwood-Sano 手术后的病死率。

D-K-S 手术的麻醉管理与 Norwood 手术十分相似。D-K-S 手术往往用于功能性左心室单心室患者，而不是 HLHS 患者。这类患儿不存在主动脉瓣闭锁，冠脉循环也不似 HLHS 那般脆弱，因此在 D-K-S 术后通常病理生理状况比 Norwood 术后患儿更加稳定。

三、上腔静脉肺动脉连接术

（一）手术纠治

上腔静脉-肺动脉吻合术（superior cavopulmonary anastomosis，SCPA）也称为双向 Glenn（bidirection Glenn，BDG）分流术，是单心室治疗的第二阶段。目的在于将体循环静脉血从上腔静脉直接引入肺动脉，提供有效的肺循环血流，改善青紫，同时消除单心室容量超负荷，因此降低心室舒张末压，并为将来三期手术重塑提供条件。Glenn 手术大多在患儿 3～6 月龄时进行。

一般不能早于 2～3 月龄，因为在此之前，PVR 相对较高，血流缺乏足够的压力驱动进入肺部，会通过 Glenn 连接影响 PBF、体循环氧合与 CO，故不宜施行 BDG 手术。BDG 手术通常是在 CPB 平行循环下完成。体外转流建立后，在 SVC 和 RA 交界处离断 SVC，并将其与 RPA 吻合，同时关闭 RA 残端。此外，合并的其他解剖或生理异常（例如 PA 狭窄/扭曲或 AV 瓣膜反流）也可以同时得到解决。术后是否保留肺总动脉前向血流一直存在争议。支持者认为，当肺内缺乏肝脏产生的一种成血管抑制因子时，会导致能产生肺内分流的小动静脉瘘或小动静脉畸形形成，从而造成低氧血症。因此，若关闭肺总动脉，则 BGS 术后就会缺乏来自肝静脉，含这种肝因子的血液回流进入肺循环，从而导致肺动静脉畸形发生。这种保留肺循环前向血流的方法还经常用于轻度 RV 发育不全的三尖瓣狭窄，或者 Ebstein 畸形患儿，被称之为 $1\frac{1}{2}$ 心室修复术。反对者认为，即便保留这部分血流，也不能进一步改善氧供。因为，部分肺静脉回流的血发生了再循环，此外单心室还可能面临容量过负荷的风险。支持这种观点的医生通常会缝合肺总动脉和肺动脉瓣叶，防止肺动脉瓣窦内血栓形成，逆行进入体循环造成栓塞。最近的研究表明，Fontan 术前建立 Glenn 分流的同时保留肺前向血流，虽然能够维持较高的血氧饱和度和较粗的肺动脉直径，但是死亡或移植的风险较高。

（二）麻醉管理

6 月龄以下患儿，术前一般不予镇静药口服。初期手术后数月，患儿心肌进一步发育成熟，同时代偿机制使心脏对平行循环的适应能力明显增强。此外，随着生长发育，分流量相对减少，使患儿很少受到因 PVR 降低所致的急性容量增加的伤害。尽管如此，还是应注意避免给心室带来额外的容量负担，并且通过尽可能降低吸入氧浓度和减少通气保持血碳酸正常，以限制肺血流的增加。

入室建立心电图、无创血压和脉搏血氧饱和度等无创监测后，进行麻醉诱导。建议采用静脉诱导的方式，以便能够迅速控制气道。吸入麻醉药、阿片类药物和肌肉松弛剂联合应用可以尽可能减少对血流动力学的影响。术中控制阿片类药物总量不超过相当于 5～10 μg/kg 的芬太尼，以便术后能够迅速复苏，尽早拔除气管插管。气管插管后超声引导下放置动脉和中心静脉导管，持续进行 ABP 和 CVP 监测。动脉穿刺置管部位应避开搭建 BTS 分流管道同侧的上肢动脉。中心静脉穿刺一般选择右颈内静脉，术后可作为 PA 监测途径，但考虑到血栓形成风险大，因此术后最好尽早拔除。接受 BDG 手术的患儿大都经历过初期手术，手术操作导致纵隔内组织广泛粘连，因此在开胸和组织分离过程中大出血和心律失常的风险较大。术前应开放大口径静脉通路、准备适量的血液制品、事先放置心脏电复律/除颤电极并连接体外自动除颤仪，以及预充 CPB 管路以备随时启用。

BDG 手术一旦完成，循环模式将由初期手术后的并联循环转变为串联循环，心输出量也随之降至正常。从心室射入主动脉的血液分配到全身，由上半身返回的血液经 SVC 通过 Glenn 连接进入肺循环，氧合后返回心脏。来自下半身的血液经下腔静脉（inferior vena cava，IVC）返回心脏，与来自肺循环的含氧血混合。6 月龄的婴儿，SVC 回流的血量约占全身静脉回流的

1/3，IVC 则占全身静脉回流的 2/3。若 SVC 回流的血液氧合充分，即 SpO_2 为 100%，IVC 回流的血液 SpO_2 通常约为 70%。根据如下计算预测，体循环血氧饱和度约为 80%：

$$100\% + 70\% \times 2 = 240\% \div 3 = 80\%$$

CPB 脱机后，PVR 管理策略也发生变化。由于 Glenn 连接中缺乏心泵的推动作用，SVC 静脉血液进入肺循环只能取决于 CVP 与 LAP 的压力梯度。正压通气（positive pressure ventilation，PPV）将减少 SVC 静脉回心血量，减少 PBF。在 PPV 呼气阶段，较高的 $PaCO_2$ 可以使 PBF 增加，因此机械通气中除了注意避免平均气道压升高，还应设置较慢的呼吸频率（10～15 次/分）并将吸气时间限制在不超过 1 s，慎用呼气末正压，仅在必要时用于保持正常的功能残气量。使用将 $PaCO_2$ 维持在 45～50 mmHg 水平的允许性高碳酸血症通气策略，反而可以增加脑血流量，这些血流量将通过 Glenn 连接进入肺循环使 PBF 增加，从而改善体循环氧供，升高体循环和脑血氧饱和度。当然，$PaCO_2$ 升高同时也面临着 PVR 增加的风险，因此需要谨慎权衡。

当 BDG 术后患儿出现低氧血症，则应考虑下列情况，并采取相应的措施：① CO 低，组织摄氧增加，则下腔静脉回流血氧饱和度降低，即使上腔静脉回流血液充分氧合，体循环血氧饱和度依然降低。此时，需要通过增加 CO 来升高 IVC 回流静脉血氧饱和度，进而升高体循环血氧饱和度；② 当 Glenn 连接受阻时，肺血流减少。则在混合血中，来自 SVC 的氧合血液成分减少，势必影响体循环血氧饱和度。如果 PBF 减少与 PVR 相关，可以增加吸入氧浓度，或使用肺血管扩张剂进行治疗。

BDG 术后患儿容易发生出血，其危险因素包括年龄小于 2 岁、再次手术、低氧血症、术前使用阿司匹林抗凝等。使用鱼精蛋白拮抗肝素后，新鲜全血因含有所有止血元素，是首选血液制品。

四、全腔肺连接术（Fontan 术）

（一）手术纠治

Fontan 手术的目的是将体循环静脉血直接引入肺动脉而无须经过肺循环心室，从而使混合的体、肺静脉血分隔开来，消除发绀并减少单心室的容量负荷。早期 Fontan 手术是采用 RA 与 PA 直接吻合，但由于术后并发远期室上性心动过速、肺静脉梗阻以及右心房不断扩张所造成的血栓高发生率，而对手术方式进行了不断的改良。改良 Fontan 手术术式包括心内隧道全腔肺连接术和心外管道全腔肺连接术，哪种手术方式更优越仍然存在争议。心内隧道全腔肺连接术后早期不良结果更多可能与操作技术复杂有关，因此心外管道全腔肺连接术是目前大多数心脏中心首选的手术方式。在二期 BDG 手术的基础上，CPB 主动脉阻断下，在心外 IVC 和 RPA 之间搭建一根粗细适宜的 PTFE 管道，实现全腔静脉与肺动脉连接，将肺循环和体循环完全分开，恢复正常的生理血流模式，消除或明显减少了心内混合，并使动脉血氧饱和度恢复或接近正常。由于新建立的全腔静脉肺动脉连接通路中没有肺循环心室，血液流入肺循环不受心室泵的推动，相反在很大程度上取决于胸腔内负压的"抽吸"作用，促进血液从胸腔外体循环静脉系统流向胸腔内的静脉系统。体循环心室功能不全和房室瓣反流会造成共同心房舒张末压升高，从而增加 PVR，因此对理想的 Fontan 连接意义重大。

Fontan 术中常行约 3 mm 的板障开窗（fenestraed Fontan）术，允许血液右向左分流。这虽然会使 SaO₂ 下降，术后早期通常为 88%～95%，但对于维持术后 PVR 升高或心功能不全时的心室充盈十分重要。然而，开窗术能否真的改善手术结果依然存在争议。一项荟萃分析的研究结果显示，Fontan 开窗术能有效降低肺动脉压力，并缩短胸腔引流时间，但对术后早期 Fontan 循环衰竭、死亡和住院时间延长并无太大影响。开窗部位好发交叉性栓塞，因此当已获得理想的血流动力学时，可选择经导管关闭窗口。当然，即使没有开窗，占心输出量 3%～5% 的冠状静脉血也会回流入共同心房。

（二）麻醉管理

单心室患儿一般在 15 月龄至 3 岁之间接受 Fontan 手术。该年龄段儿童会表现出明显的分离焦虑。此外，既往手术经历可能会增加他们对医院和手术的恐惧感。因此，术前可给予咪达唑仑 0.5 mg/kg 口服（最大剂量 15 mg）来缓解焦虑，减少恐惧。

术前给予常规补液扩容以保证适当的前负荷。心电图、无创血压和脉搏血氧饱和度等无创监测建立后进行麻醉诱导。由于血液右向左分流绕过肺部会延迟吸入麻醉药的摄取，因此患儿吸入诱导效应出现较慢。虽然对于那些术前评估显示无心功能障碍或血流动力学异常表现的患儿，可采用静脉或者吸入的方式进行麻醉诱导，但静脉诱导能够更加迅速地控制气道以应对血流动力学波动。麻醉维持通常联合使用吸入麻醉药、阿片类药物和肌肉松弛剂。吸入麻醉药应根据患儿血流动力学反应适当调整吸入浓度。心功能障碍者首选依托咪酯或氯胺酮以提供稳定的血流动力学。阿片类药物的总药量限定在相当于 10～15 μg/kg 的芬太尼，为尽早在 CICU，甚至手术室内拔除气管导管做准备。

Fontan 手术在胸骨切开、周围组织分离过程中存在大量出血的可能性，通过 SVC 给予容量输注，液体在进入心房之前必须通过 PA 和肺静脉，由此会造成心室充盈延迟或流失到手术野。因此，诱导插管后尽可能开放至少一处下肢静脉通路以便需要时液体可以直接从 IVC 进入心房。

CPB 脱机后的管理旨在精准控制通气以尽力降低 PVR、正性肌力药支持心室功能以及使用鱼精蛋白和新鲜全血等血制品快速止血。Fontan 循环建立以后，由于缺乏肺循环心室的心泵作用，因此关键需要维持一定的体循环静脉压与共同心房间的压力梯度。理想的平均体循环静脉压（肺动脉压）应维持在 12～15 mmHg，心室舒张末压维持在 7～10 mmHg，跨肺压即维持在 2～8 mmHg 水平。正压通气将减少腔静脉回心血量，减少 PBF、肺静脉回流入心脏和 CO。这种影响可以通过升高 CVP 和使用正性肌力药物支持来克服。同时，机械通气应注意避免平均气道压升高，使用相对较大的潮气量（10～12 mmHg），较慢的呼吸频率（10～15 次/分）以及较短的吸气时间，以及慎用呼气末正压。一项随机双盲对照研究显示，Fontan 术后输注精氨加压素与早期跨肺压降低，以及胸腔引流量减少有关，而不影响肝、肾功能。

尽早脱离机械通气与术后早期血流动力学的改善息息相关，因此早期拔除气管导管并恢复自主呼吸是改善全腔肺动脉连接后早期结果的主要策略。当患儿体温正常，血流动力学稳定，且无明显活动性出血，应在入 CICU 后尽早拔管，甚至可以考虑在手术室内拔管。对于正中胸骨切开进行心脏手术的患儿，胸横肌平面阻滞可以促进术后镇痛和早期拔管。自主呼吸有利于静脉回流，但应注意防治可能伴发的肺不张、低氧性肺血管收缩以及高碳酸血症等，这些也都将增加 PVR。

单心室患儿不仅面临阶段性姑息手术，而且需要多次接受诊断性操作、心导管造影手术和非心脏手术，即便在姑息性根治手术——Fontan 手术完成以后再干预的比例也很高。因此，此类患儿围术期管理内容广泛，包括仔细评估，全面了解每个治疗阶段的心脏解剖结构和病理生理学、拟施手术可能产生的影响，以及麻醉药、心血管药和通气干预等措施与患儿生理间的相互作用。此外，手术的结果还取决于麻醉科医师、心血管外科医生、心内科医生和重症监护医师的精心策划和相互间的充分交流沟通。

（汲玮　孙莉萍　黄悦）

参考文献

［1］ MURALIDARAN A，SHEN I. Ventricular septal defects, In：Ungerleider RM, Meliones JN, McMillan KN, et al.(eds) Critical Heart Disease in Infants and Children［M］. 3rd ed. Philadelphia, PA：Elsevier, 2019, 597-605.

［2］ ZHOU K, YANG L, HE BL, et al.Total thoracoscopic repair of ventricular septal defect：A single center experience［J］. J Card Surg, 2021, 36(1)：2213-2218.

［3］ WINCH P, STAUDT A, SEBASTIAN R, et al. Learning from experience：improving early tracheal extubation success after congenital cardiac surgery［J］. Pediatr Crit Care Med, 2016, 17：630–637.

［4］ KOPPEL CJ, JONGBLOED MRM, KIÈS P, et al. Coronary anomalies in tetralogy of Fallot-a meta-analysis ［J］. Int J Cardiol, 2020, 306：78-85.

［5］ The Society of Thoracic Surgeons and Duke Clinical Research Institute. Data analysis of the Society of Thoracic Surgeons Congenital Heart Surgery Database：24th harvest report(January 1, 2012-December 31, 2015).

［6］ ISMAIL MF, ARAFAT AA, HAMOUDA TE, et al. Junctional ectopic tachycardia following teteralogy of Fallot repair in children under 2 years［J］. J Cardiothorac Surg, 2018, 13：60-66.

［7］ GHIMIRE L, CHOU F. Efficacy of prophylactic dexmedetomidine in preventing postoperative junctional ectopic tachycardia in pediatric cardiac surgery patients：a systematic review and meta-analysis［J］. Pediatr Anesth, 2018, 28：597-606.

［8］ HAMZAH M, OTHMAN HF, PELUSO AM, et al. Prevalence and outcomes of balloon atrial septostomy in neonates with transposition of great arteries［J］. Pediatr Crit Care Med, 2020, 21(4)：324-331.

［9］ LIM JM, PORAYETTE P, MARINI D, et al. Associations between age at arterial switch operation, brain growth, and development in infants with transposition of the great arteries［J］. Circulation(New York, NY), 2019, 139(24)：2728-2738.

［10］ FARAONI D, RAHE C, CYBULSKI KA. Use of antifibrinolytics in pediatric cardiac surgery: where are we now?［J］Pediatr Anesth, 2019, 29(5): 435-440.

［11］ SHI G, ZHU F, WEN C, et al. Single ~ institution outcomes of surgical repair of infracardiac total anomalous pulmonary venous connection［J］. J Thor Cardiovasc Surg, 2021, 161: 1408-1417.

［12］ ROSS FJ, JOFFE D, LATHAM GJ, et al. Perioperative and Anesthetic Considerations in Total Anomalous Pulmonary Venous Connection［J］. Semin Casrdiothorac Vasc Anesth, 2017, 2(2): 138-144.

［13］ RAO PS. Single ventricle–a comprehensive review［J］. Children, 2021, 8(6): 441.

［14］ KAIPA S, MASTROPIETRO CW, HAMZA B, et al. Upper body peripherally inserted central catheter in pediatric single ventricle patients［J］. World J Cardiol, 2020; 12(10): 484-491.

［15］ KANAZAWA T, SHIMIZU K, IWASAKI T, et al. Perioperative milrinone infusion improves one-year survival after Norwood-Sano procedure［J］. J Cardiothorac Vasc Anesth, 2021, 35: 2073-2078.

［16］ BAEK, JS, PARK CS, CHOI ES, et al. The impact of additional antegrade pulmonary blood flow at bidirectional Glenn shunt on long-term outcomes［J］. J Thorac Cardiovasc Surg, 2021, 162(5): 1346-1355. e4.

［17］ DALEY M, D'UDEKEM Y. The optimal Fontan operation: Lateral tunnel or extracardiac conduit?［J］J Thorac Cardiovasc Surg. 2021, 162(6): 1825-1834.

［18］ BOUHOUT I, BEN-ALLI W, KHALAF D, et al. Effect of fenestration on Fontan procedure outcomes: a meta-analysis and review［J］. Ann Thorac Surg, 2020, 109: 1467-1474.

［19］ HUNTINGTON JH, MALVIYA S, VOEPEL-LEWIS T, et al. The effect of a right-to-left intracardiac shunt on the rate of rise of arterial and end-tidal halothane in children［J］. Anes Analg, 1999, 88: 759-762.

［20］ BIGELOW AM, GHANAYEM NS, THOMPSON NE, et al. Safety and efficacy of vasopressin after Fontan completion: a randomized pilot study［J］. Ann Thorac Surg, 2019, 108(6): 1865-1874.

［21］ OVROUTSKI S, KRAMER P, NORDMEYER S, et al. Early extubation is associated with improved early outcome after extracardiac total cavopulmonary connection independent of duration of cardiopulmonary bypass［J］. Eur J Cardiothorac Surg, 2018, 54: 953-958.

［22］ CATMAK M, ISIK O. Transversus thoracic muscle plane block for analgesia after pediatric cardiac surgery ［J］. J Cardiothorac Vasc Anesth, 2021, 35: 130-136.

小儿腹部疾病包括先天性畸形、腹部肿瘤、急腹症以及外伤等，年龄跨度从新生儿到接近成人，有些疾病还可能伴随合并症以及治疗过程中出现的并发症。麻醉医师只有充分了解这些疾病的特点以及患儿相对应年龄的生理特点，才能把麻醉做得更加精准。精确麻醉应该包括：明确的术前诊断、全面的术前评估、完善的术前准备、合理的麻醉方案制订和实施以及术后针对性的多模式镇痛等从术前到术后的每个环节。

第一节　小儿腹部手术术前评估与准备

一、术前评估

术前评估是通过病史、体格检查、实验室检查以及影像学检查等相关信息，判断手术条件和存在的风险，并根据患儿的不同情况做好相应的术前准备。

小儿腹部先天性畸形尤其是病程较长或病情较重的患儿容易出现营养不良、贫血、低蛋白血症、水电解质紊乱等情况；胆总管囊肿等患儿还可能伴有不同程度的肝功能受损和凝血功能障碍等，术前应给予足够重视。

腹部肿瘤要了解肿瘤的性质、恶性肿瘤分期以及是否有手术史和化疗史；恶性肿瘤进展期患儿出现发热、贫血、体重减轻及营养不良等全身症状；部分肿瘤有分泌功能，如神经母细胞瘤可释放儿茶酚胺，引起高血压；还有少数神经母细胞瘤释放血管活性肠肽（vasoactive intestinal peptide，VIP）可致水样腹泻，引起水、电解质、酸碱平衡紊乱；肝母细胞瘤中晚期可能出现较明显的肝功能障碍；对于腹部生长较快的恶性肿瘤、恶性淋巴瘤等，尤其近期有化疗史的，实验室检查出现高尿酸血症、高血钾、高血磷、低血钙和急性肾衰竭等代谢异常时，应考虑肿瘤溶解综合征可能。

阑尾炎及肠套叠等急腹症由于呕吐或腹泻等体液丢失，术前需特别注意患儿容量状况、补

10

液情况、血气及电解质水平等；腹部外伤要了解是否有腹腔脏器损伤以及严重程度。对待急腹症患儿还要考虑到围术期呕吐和误吸的风险，术前要了解患儿最后一次用餐的时间和食物性质。

有些患儿存在哮喘、肾病综合征或糖尿病等疾病；要了解病情、病程和是否有并发症，以及是否有特殊用药史。

二、术前准备

腹部疾病手术术前应根据疾病和病程的特点做相应的准备。营养情况较差、低白蛋白血症患儿术前给予白蛋白支持治疗；合并中重度贫血患儿术前输血纠治贫血；凝血功能障碍的患儿根据情况补充维生素 K_1 或输注新鲜冰冻血浆以及凝血酶原复合物；纠正水电解质紊乱。

有分泌功能的肿瘤如神经母细胞瘤可以分泌过量儿茶酚胺以及肾母细胞瘤分泌血管活性肽或肾素引起高血压，术前应对症治疗；存在肿瘤瘤栓的患儿如肾母细胞瘤下腔静脉内瘤栓，要避免血压剧烈波动，以防栓子脱落造成肺栓塞，术前可以考虑给患儿适当镇静；对确诊或疑似肿瘤溶解综合征的患儿，术前给予恰当的静脉补液增加肾小球滤过率防止尿酸等结晶的沉积，加强水化，液体原则上不加入钾离子，治疗高钾血症、高磷血症和低钙血症，监测血电解质、肾功能和心电图等。

疑似急腹症饱胃的患儿术前可行胃超声评估，对饱胃的患儿术前可以留置胃管实施胃肠减压；对于无肠梗阻的患儿可以给甲氧氯普胺促进胃排空；应用 H_2 受体拮抗剂和抗酸药减少胃酸分泌或中和胃酸。

有哮喘病史的患儿术前要了解是否使用治疗哮喘药物，根据情况决定围术期是否继续使用，了解近期是否有上呼吸道感染，术前应准备沙丁胺醇、氨茶碱以及糖皮质激素等治疗哮喘药物，根据手术需要选择更加合理的麻醉药物和麻醉方式；患有糖尿病的小儿术前要控制血糖，避免低血糖，纠正水电解质紊乱。胰岛素使用方法：20 U 胰岛素加入 500 ml 5% 葡萄糖林格液中，以 1.5 ml/（kg·h）滴速静滴；或者 50 U 胰岛素加入 50 ml 生理盐水以 0.05 U/（kg·h）滴速静滴以控制血糖；肾功能衰竭的患儿术前注意水肿和高血压，须控制水和电解质平衡。

（任璐璐　魏嵘）

第二节　小儿腹部手术常用的麻醉方法

小儿腹部手术麻醉方法的选择应根据患儿年龄、身体状况、疾病性质、手术部位以及手术方式综合考虑。全身麻醉是小儿常用的麻醉方法，短小手术可以选择静脉麻醉或静脉麻醉复合椎管内麻醉以及神经阻滞；对于手术时间长、创伤较大、上腹部以及腹腔镜手术等应选择全身麻醉，对使用喉罩无风险的手术可以代替气管导管，全身麻醉复合神经阻滞或椎管内麻醉可以减少术中阿片类药物用量，改善术后镇痛效果；对于能够合作的儿童下腹部短小手术可以选择蛛网膜下腔阻滞或硬膜外阻滞麻醉。腹部手术椎管内阻滞、腹部手术外周神经阻滞及全身麻醉基本方法分别见表 10-1、表 10-2、表 10-3。

表 10-1　椎管内阻滞

阻滞方式	穿刺点	阻滞节段	药物		适用手术
硬膜外阻滞	$L_2 \sim L_3$	$S \sim T_{10}$	1% 利多卡因或 0.25% 布比卡因或 0.2% 罗哌卡因 腰段硬膜外初始负荷剂量 0.5 ml/kg 胸段硬膜外初始负荷剂量 0.3 ml/kg 追加剂量 0.25 ml/kg		下腹部及下肢手术，如巨结肠根治术
	$T_{11} \sim T_{12}$	$L_2 \sim T_8$			中腹部手术，如阑尾切除术
	$T_8 \sim T_9$	$T_{12} \sim T_6$			上腹部手术，如胆总管囊肿切除术
蛛网膜下腔阻滞	$L_3 \sim L_4$	$S \sim T_{10}$	0.5% 等比重或重比重布比卡因	$0.12 \, mg/cm \times L$	会阴部及下肢手术，如疝气修补术
		$S \sim T_6$		$0.15 \, mg/cm \times L$	下腹部手术，如睾丸下降固定术
骶管阻滞	骶裂孔	骶神经根	0.75%~1.0% 利多卡因或 0.2%~0.25% 罗哌卡因	0.5 ml/kg	包皮环切术
		$S \sim T_{10}$		1.0 ml/kg	疝气修补术
		$S \sim T_8$		1.0~1.25 ml/kg	睾丸下降固定术

$L = T_7$ 棘突至骶裂孔的长度（cm）

表 10-2　腹部手术外周神经阻滞麻醉

神经阻滞方式	入路	阻滞范围	药物	适用手术
腹横筋膜阻滞	腋中线入路	$T_9 \sim T_{12}$ 支配的前腹壁	1% 利多卡因或 0.25% 布比卡因或 0.2% 罗哌卡因，0.3~0.5 ml/kg	中、下腹部手术，如阑尾切除术、结肠造瘘术
	肋缘下入路	$T_7 \sim T_{11}$ 支配的前腹壁		上腹部手术，如胆总管囊肿切除术、胆道闭锁 Kasai 术
	后入路	$T_7 \sim L_1$ 支配的腹壁		下腹部手术，如腹腔镜手术、肾盂成形术
腹直肌鞘阻滞	脐上外侧入路	腹直肌及脐部	药物同上，0.1~0.2 ml/kg（每侧）	脐部、腹中线切口手术以及新生儿幽门切开术
髂腹下、髂腹股沟神经阻滞	髂前上棘上入路	腹股沟区及阴囊部	药物同上，0.1~0.2 ml/kg	腹股沟区及阴囊手术，如腹股沟疝修补术、睾丸固定术

10

神经阻滞方式	入路	阻滞范围	药物	适用手术
腰方肌阻滞	外侧及后侧入路	$T_7 \sim L_1$ 支配的腹壁	药物同上，$0.3 \sim 0.5$ ml/kg	下腹部手术，如腹腔镜手术、肾盂成形术
	前入路	$T_{10} \sim L_4$ 支配的腹壁及髋部		下腹部及髋部手术，如股骨截骨术

表 10-3　全身麻醉方法

术前用药	麻醉诱导		麻醉维持	麻醉药物	
咪达唑仑 0.5 mg/kg 口服或右美托咪定 2μg/kg 滴鼻	静脉诱导	吸入诱导	吸入七氟烷，泵注或间断推注镇痛、肌松药等，并根据BIS、肌松监测调整麻醉深度	咪达唑仑	0.1 mg/kg
	静推镇静、镇痛、肌松药后气管插管或置入喉罩	① 潮气量法：七氟烷挥发罐调至6%~8%，新鲜气流量3~6 L/min，通过密闭面罩平静呼吸 ② 肺活量法：七氟烷挥发罐调至6%~8%，新鲜气流量3~6 L/min，嘱用力深呼吸 ③ 浓度递增诱导法：新鲜气流3~6 L/min，由低到高逐步增加吸入七氟烷浓度		丙泊酚	诱导：2~3 mg/kg
					维持：4~12 mg/(kg·h)
				右美托咪定	负荷量：0.3~1 μg/kg
					维持量：0.2~0.7 μg/(kg·h)
				芬太尼	1~5 μg/kg
				舒芬太尼	0.1~0.5 μg/kg
				瑞芬太尼	诱导：0.5~1μg/kg
					维持：0.1~2 μg/(kg·min)
				顺苯磺酸阿曲库铵	诱导：0.1~0.2 mg/kg
					维持：0.1~0.2 mg/(kg·h)
				罗库溴铵	诱导：0.3~0.6 mg/kg
					维持：0.3~0.6 mg/(kg·h)
				七氟烷	1%~3%

（任璐璐　魏嵘）

儿科精确麻醉

第三节　小儿腹腔镜手术的精确麻醉

腹腔镜手术与传统开腹手术相比，有着手术切口小而且更加美观、术后疼痛轻、术后能够早期活动、进食早以及住院时间短等优势，随着腹腔镜手术技术和设备的不断进步，越来越多的小儿外科手术和诊断选择腹腔镜手术这种方式进行。腹腔镜手术过程中要求气腹，由此引起的腹内压升高、CO_2 吸收以及手术过程中患者体位改变等会产生相应的病理生理学变化，麻醉医师只有充分了解手术过程中的变化，才能更加合理地选择并实施麻醉。

一、小儿腹腔镜手术的特点

腹腔镜手术需要建立一个便于操作的良好气体充盈空间，但小儿腹腔小，胃多呈水平方向横跨于上腹部，且由于哭闹或梗阻等原因易致胃积气，膀胱常从盆腔延伸至下腹部，术前需要置胃管和导尿，以利于手术操作。

小儿腹壁肌肉比较松弛，较低压力即可使腹壁隆起满足手术要求；CO_2 是人工气腹最常用的气体，术中通常 CO_2 压力不超过 12 mmHg，婴幼儿压力不超过 9 mmHg，CO_2 的主要缺点是被吸收后会产生生理效应，而且小儿吸收 CO_2 较成人明显。同时小儿腹壁薄，切口处容易漏气，过快的气体交换会带走患儿的热量。

二、气腹对小儿生理的影响

1. 呼吸系统

气腹和腹内压（intra-abdominal press，IAP）的增加会导致横膈膜头向移位，使功能残气量（FRC）和肺顺应性降低，气道阻力增加，而头低位时这种现象更加明显。这会导致肺内分流和低氧血症的发生。婴儿由于 FRC 降低引起的肺泡塌陷、静脉血混合增加和血氧饱和度降低比成人发生的更快。一项针对婴幼儿腹腔镜手术不同气腹压力的研究表明，呼吸参数变化的程度与腹内压力直接相关，当采用最大气腹压力（Pmax）为 12 mmHg（小于 5 kg）/15 mmHg（大于 5 kg）时，吸入气压力峰值（PIP）增加了 18%，潮气量（Vt）下降 33%，呼气末 CO_2 浓度（$P_{ET}CO_2$）上升 13%，顺应性下降 48%，有 41% 的患儿出现不同程度血氧饱和度下降；另一项针对 8 个月至 11 岁的儿童腹腔镜手术研究发现，在气腹压力维持在 10～12 mmHg 时，吸入气压力峰值（PIP）增加 26.6%，气道阻力增加 20.2%，顺应性下降了 38.9%。体位对呼吸功能也会产生影响。头低位可导致肺顺应性平均下降 17%，气腹使肺顺应性进一步下降 27%，气道峰压分别增加了 19% 和 32%，$P_{ET}CO_2$ 从 33 mmHg 增加到 42 mmHg，气腹后恢复到气腹前水平。

CO_2 通过腹膜迅速吸收可导致全身 CO_2 含量的增加。如果不调节呼吸机参数 $PaCO_2$ 将上升达基础值的 125% 左右。CO_2 的吸收增加了呼吸系统的负荷，大多数患儿通过增加分钟通气以降低 $PaCO_2$。气腹很少对术后呼吸功能有不良影响。成人的研究表明与开腹手术相比，腹腔镜手术对肺功能的损害更小，恢复更快。

2. 心血管系统

气腹会对心血管功能产生不利影响。主要影响因素有气腹产生的腹内压（IAP）、体位和神经内分泌血管活性物质，其中 IAP 水平是影响心血管功能的主要决定因素，可引起包括外周血管阻力、后负荷和心肌收缩力等的变化。

IAP 增加对静脉回流和心输出量有双向影响。成人的研究表明当 IAP 较低小于 10 mmHg 时，由于腹腔静脉血回流增加，使心输出量增加；随着 IAP 增加静脉回流受阻，由于平均动脉压由心输出量和外周动脉阻力决定，在 IAP 不超过 20 mmHg 时，尽管心输出量下降，但外周血管阻力的增加可能超过心输出量的减少，动脉平均血压正常或较高；IAP 再增加，心输出量的继续下降导致平均动脉血压的下降。对儿童的研究也得出类似的结果，一项通过经食管超声研究发现健康儿童 IAP 为 12 mmHg 时左心室收缩功能减弱，CI 下降约 13%，IAP 降低到 6 mmHg 时 CI 恢复到基线水平[7]。IAP 在 10～12 mmHg 时患儿左心室收缩功能减弱，并伴有室间隔运动异常，CI 下降，当停止气腹后 CI 恢复到气腹前的值。IAP 小于 10 mmHg 时，超声心动图显示左心室功能、前负荷或后负荷指标没有明显变化；对于 6～30 个月的患儿，IAP 为 10 mmHg 时，主动脉血流量下降 67%，每搏输出量下降 68%，外周血管阻力增加 162%。

腹腔镜手术时体位可影响心血管系统的改变。头高位可进一步减少静脉回流和心输出量，而头低位可使静脉回流增加。

腹腔镜手术中肾上腺素和去甲肾上腺素的水平明显升高；血浆肾素和醛固酮水平也同开腹手术一样明显增高，这些儿茶酚胺和抗利尿激素的释放对外周血管阻力的增加起到了重要作用。

3. 颅内压

一项针对婴幼儿腹腔镜手术的研究表明，IAP 为 12 mmHg 时，维持 $P_{ET}CO_2$ 不变，脑血流速度从 68 cm/s 增加到 81 cm/s。另有临床报道脑室-腹膜分流患儿术后行腹腔镜手术期间的颅内压（intracranial pressure，ICP）显著增加。腹腔镜手术时 IAP、外周血管阻力和 $PaCO_2$ 增加以及头低位等因素可以增加颅内压。因此对颅内压力增加存在风险或存在脑室-腹腔分流的患儿，行腹腔镜手术前必须仔细评估。

三、小儿腹腔镜手术的麻醉管理

腹腔镜技术在小儿腹部疾病的诊治适应证越来越广泛，目前 80% 的小儿腹部手术可在腹腔镜下完成，包括择期手术和急诊手术，禁忌证主要包括：患儿有严重心肺疾病；无法纠正的凝血功能障碍；存在手术区域腹壁感染；腹腔内广泛粘连等。术前应详细了解病史，体格检查和术前检查应考虑到患儿能否耐受由于 IAP 升高、CO_2 吸收和手术过程中体位改变等引起的心肺功能变化。

术前可以口服镇静药物，应用阿托品可以预防腹压增加引起的反射性心动过缓和减少气道分泌物。腹腔镜手术失血量通常很少，但必须牢记有腹腔脏器和血管损伤的可能，要开放较大的静脉通路，对创伤较大的手术要考虑到备血；有些患儿术前需要放置胃管和导尿管。

短小手术可以采用喉罩全身麻醉，大多数腹腔镜手术需要选择气管插管全身麻醉，可以根据手术性质和部位复合椎管内麻醉或神经阻滞。术中常规监测心电图、血氧饱和度、无创血压、$P_{ET}CO_2$、气道压和体温监测，必要时行有创动脉和中心静脉监测；控制气腹压：新生儿和婴幼儿 IAP 6～8 mmHg，儿童 10～12 mmHg；根据 $P_{ET}CO_2$ 和血气调节通气，使用 PEEP 增加 FRC；新生儿 $P_{ET}CO_2$ 并不能准确反映 $PaCO_2$，需要定期测血气指导通气；高碳酸血症会增加术中心动过速以及心动过缓的发生率；人工气腹期间不能使用 N_2O；长时间手术建议使用肌松药；注意保暖，尤其是低年龄儿须预防低体温的发生。

腹腔镜手术后的疼痛源于多种原因，包括切口部位、腹部残余气体、膈肌的牵引性疼痛和特殊体位对神经的拉伸。可以在术前或术后实施神经阻滞，以防止术后切口疼痛；其他原因引起的疼痛可采用包括静脉自控镇痛、对乙酰氨基酚，非甾体类抗炎药等方法防治。

四、腹腔镜手术并发症

腹腔镜手术术中和术后可能出现的并发症包括：高碳酸血症、内脏或大血管损伤、腹壁血肿、皮下气肿、体温下降以及恶心呕吐等，应对症积极治疗。

（任璐璐　魏嵘）

10

第四节　小儿腹部常见手术精确麻醉

本节主要对小儿胆总管囊肿手术、先天性巨结肠手术、疝囊高位结扎术、肝母细胞瘤、神经母细胞瘤以及小儿急腹症等常见手术的精准麻醉管理进行分析讨论。

一、小儿胆总管囊肿手术精确麻醉

先天性胆管扩张症又称为胆总管囊肿，是小儿常见的一种先天性胆道疾病，其病情发展相对缓慢，典型的临床表现为腹痛、腹部肿块和黄疸。病程长的患儿可伴有不同程度的肝功能受损，出现腹水、凝血功能障碍、门静脉高压等。胆总管囊肿诊断明确后，应尽快完善术前准备，及时手术。

1. 术前评估

胆总管囊肿患儿术前评估重点关注血常规、凝血功能、肝肾功能、电解质等指标；须注意患儿有无凝血功能障碍、脱水、电解质紊乱或贫血情况等。

2. 术前准备

术前准备除按腹部外科常规准备外，还需注意补充维生素 K_1 和纠正酸碱平衡以及电解质紊乱；对肝功能异常的患儿行药物保肝治疗；对贫血的患儿行交叉配血、术前备血；凝血功能障碍患儿可输注新鲜冰冻血浆或凝血酶原复合物予以纠正。病程较长的患儿，常合并低蛋白血症，术前血浆蛋白需补充至正常水平。急性发作期，经禁食、解痉、抗炎等处理缓解后再进行根治手术。

3. 麻醉方案制订与实施

麻醉选择气管插管全身麻醉，凝血功能无显著延长患儿可联合硬膜外阻滞，穿刺点选择 $T_8 \sim T_9$；对于传统开腹手术，也可联合肋缘下腹横筋膜阻滞；腹腔镜手术根据切口位置选择腹横筋膜阻滞和腹直肌鞘阻滞。胆总管囊肿患儿常存在肝功能异常，麻醉药物的选择以不加重肝脏负担及造成肝损害为原则，选择在体内较少或不经过肝脏代谢的药物。七氟烷因血/气分配系数低，大部分经呼吸道排出体外目前是小儿首选的吸入麻醉药。静脉麻醉药可选择丙泊酚、瑞芬太尼等药物。如术中使用舒芬太尼、芬太尼，剂量可酌情减量；顺式阿曲库铵通过霍夫曼消除降解，体内消除不依赖肝肾功能；肝功能异常患儿体内罗哌卡因代谢明显减慢，血药浓度会升高。

术中常规监测心电图、血氧饱和度、血压等，有条件可监测中心静脉压及有创血压。术前存在贫血未纠正的患儿可考虑输注浓缩红细胞；手术时间较长、术中渗出较多、血压维持不佳患儿，可给予20%白蛋白 $1 \sim 2$ g/kg 或血浆等以维持血浆胶体渗透压，保证重要脏器灌注。术中要保持充分的肌肉松弛，可以持续泵注肌松药；无论开腹手术还是腹腔镜手术，术中由于肝脏及肠管暴露在腹腔外或过快的气体交换，均会导致热量散失快，易发生低体温，术中注意监测体温，使用加温毯保温，或给予输血输液加温等。手术过程中由于牵扯胆囊或探查胆道可引起心率减慢、血压下降等胆心反射反应，应引起重视。少数患儿术中胆道造影可发生造影剂过敏反应，需严密监测血压和心率，及时判断。

4. 术后镇痛

术后良好的镇痛可以减轻因疼痛引起的躁动和应激反应，有利于患儿尽早排气及肠功能恢复。可使用硬膜外镇痛或静脉自控镇痛，也可采用神经阻滞或切口局部浸润麻醉复合静脉自控镇痛。

二、小儿先天性巨结肠手术精确麻醉

先天性巨结肠又称 Hirschsprung 病或无神经节细胞症，是小儿常见的消化道畸形。先天性巨结肠患儿病程长短、缓急以及肠梗阻程度不同，术前易存在贫血、低蛋白血症及水电解质紊乱和酸碱失衡。合并小肠结肠炎患儿易合并脓毒血症，严重者可存在凝血机制改变。

1. 术前评估

术前访视了解患儿的出生史、既往疾病史、家族史，注意患儿全身状况。术前检查心电图、胸片、血常规、凝血功能、肝肾功能、电解质及血气分析等；重点关注患儿营养及电解质情况。

2. 术前准备

术前予以肠道准备，肠梗阻程度较重患儿术前通常需要禁食补液，开塞露通便，必要时予胃肠减压；营养情况较差、低白蛋白血症患儿术前予白蛋白支持治疗；合并中重度贫血，术前输血予以纠正；凝血功能障碍的患儿可输注新鲜冰冻血浆或凝血酶原复合物；纠正水电解质紊乱和酸碱失衡。

3. 麻醉方案制订与实施

麻醉选择气管插管全身麻醉。对于无明显凝血功能障碍患儿，可以联合硬膜外阻滞或骶管阻滞麻醉。研究表明，在腹腔镜辅助 Soave 巨结肠根治术的 3～6 个月的患儿中，全身麻醉联合骶管阻滞麻醉可缩短手术时间，术中血流动力学更稳定和术后镇痛效果更好。腹腔镜手术也可以复合腹横筋膜阻滞或腰方肌阻滞麻醉，有文献支持腰方肌阻滞在腹腔镜结直肠手术中镇痛效果较好；由于手术时间长且需要保持良好的肌肉松弛，术中可泵注顺式阿曲库铵或罗库溴铵维持；术中可以采用小潮气量加 PEEP 肺保护性通气策略，减少肺不张的发生；小儿由于腹壁薄，切口处容易漏气，过快的气体交换会带走热量使患儿体温下降，术中要保温并监测体温。

术前根据需要留置胃管和导尿。

4. 术后镇痛

术后可以采用静脉自控镇痛联合腹横筋膜阻滞或腰方肌阻滞，也可采用硬膜外留置导管镇痛。

三、小儿疝囊高位结扎术麻醉

小儿先天性腹股沟斜疝是小儿外科最常见的疾病。是鞘状突关闭不全或异常，致腹腔内脏器（肠管、大网膜、卵巢、输卵管等）通过鞘状突到腹腔外所致。若只有腹腔液通过，则为鞘膜积液。绝大多数腹股沟斜疝通过择期手术治愈，如出现腹股沟斜疝嵌顿，则为急症。手术方法有下腹切口疝囊高位结扎术和腹腔镜下疝囊高位结扎术。

嵌顿性腹股沟斜疝嵌顿物为肠管时，可引起肠梗阻，出现恶心、呕吐等消化道症状，伴有水电解质紊乱及酸碱失衡。术前应当予以纠正。

传统的疝囊高位结扎术可采用全身麻醉或复合骶管阻滞或硬膜外阻滞麻醉；腹腔镜手术可采用气管插管或喉罩全身麻醉复合骶管阻滞、硬膜外阻滞或神经阻滞；神经阻滞可以选择腹直肌鞘阻滞联合髂腹股沟髂腹下神经阻滞、腹横筋膜阻滞或腰方肌阻滞；研究表明神经阻滞的术后镇痛时间较骶管阻滞长。

四、小儿肝母细胞瘤手术精确麻醉

肝母细胞瘤是儿童最常见的肝脏原发性恶性肿瘤，占肝脏原发性恶性肿瘤的 $50\% \sim 60\%$。其中 60% 为小于 1 岁婴儿，< 3 岁者占 $85\% \sim 90\%$。肝母细胞瘤早期肝功能多正常，中晚期可能出现较明显的肝功能紊乱。围术期的影响因素包括肝脏合成、代谢功能、肝脏血流、门静脉压力等。

1. 术前评估

肝母细胞瘤不同时期、不同大小及部位其状态不尽相同。术前评估要了解患儿的临床治疗过程。病史咨询还应包括既往手术麻醉史、家族史、过敏史以及并存的疾病史；了解目前患儿的一般状态、有无"类癌"现象，如高血压等；关注实验室检查结果，包括全血细胞计数、血红蛋白水平、凝血功能、肝肾功能、电解质及营养状况；阅读患儿影像学资料，详细了解肿瘤的部位、大小、与周围血管的关系、有无远处转移以及有无瘤栓，提前预估术中可能会出现的问题，做好相应的麻醉准备；对于肝母细胞瘤化疗后手术的患儿，还应当了解其化疗疗程及化疗药物，评估化疗药物引起的全身毒性反应，尤其关注骨髓抑制、心脏毒性和肺损害。对于骨髓抑制引起的全血细胞减少症、中性粒细胞减少症患儿注意隔离保护，必要时术前使用升白细胞药物；术前检查应包含心脏超声及胸片或胸部 CT 评估化疗后心功能的影响、有无肺部感染及化疗后肺纤维化程度。术前访视应与监护人进行良好的沟通，详细告知患儿家属手术及麻醉风险。

2. 术前准备

严重贫血及血小板减少患儿术前予以纠正，并做好术中输血准备，合并凝血功能障碍患儿术前给予维生素 K_1 及凝血酶原复合物或新鲜冰冻血浆等补充凝血因子；术前注意纠正水电解质紊乱及低蛋白血症；术前 3 天可口服乳果糖，可能通过抑制肠道微生物菌群或直接分解内毒素起到减轻内毒素血症的作用，改善手术结果[15]。

3. 麻醉方案制订与实施

麻醉选择气管插管全身麻醉，无凝血功能障碍的患儿可联合硬膜外阻滞麻醉，也可以复合肋缘下腹横筋膜阻滞可以减少切皮时阿片类药物的用量，麻醉药物的选择以不加重肝脏负担及造成肝损害为原则。术中除常规监测外，需要监测有创动脉血压和中心静脉压，要建立可以快速输液的中心静脉通路（颈内静脉或锁骨下静脉），肝脏肿瘤手术术中常需阻断肝门静脉或下腔静脉，术中搬动或牵拉肝脏、扭曲下腔静脉会导致回心血量突然减少，可致血压骤降，严重者可发生心搏骤停，出现血压下降可加快补液，也可使用多巴胺等血管活性药物，严重者应立即停止手术，将肝脏置于原位；手术操作造成肝静脉破裂，特别是下腔静脉破裂，易吸入空气，形成气栓，也可导致心搏骤停，应加强监护。术中注意监测体温、尿量、血气及电解质，注意纠正酸碱平衡及水电解质紊乱。由于手术时间较长，补液注意晶体液和胶体液的比例，必要时给予输注浓缩红细胞、血浆或白蛋白支持。

根据肝母细胞瘤的大小、部位，术中常需对肝血管进行阻断。了解肝肿瘤术中血管阻断方式及其分别对循环的影响，对麻醉术前准备及术中管理非常重要。常用的阻断方式包括：① Pringle 法（第一肝门阻断），阻断门静脉及肝动脉，以此阻断入肝血流。此种方法适用于大部分肝脏肿瘤，但需除外侵犯下腔静脉及肝门部位的肿瘤。② 全肝血流阻断，其阻断包括下腔静脉阻断，它会导致相当大的全身血流动力学障碍。③ 选择性肝血管阻断，除 Pringle 法阻断的肝外、肝主静脉外，根据肿瘤部位选择性阻断肝脏静脉。国外有文献数据表明，正常肝实质甚至伴肝硬化的肝脏可安全耐受持续常温缺血长达 90 min 和间断缺血长达 120 min[16]。但国内部分专家建议，对非肝硬化肝脏进行 30 min 的 Pringle 连续操作，而对肝硬化肝脏使用 15 min 阻断/灌注 5 min 的间歇阻断。在阻断过程中，麻醉医师应关注血流动力学变化及阻断时间，全肝血流阻断前可给予适当扩容，防止下腔静脉阻断后回心血量减少，血压骤降。阻断过程中，使用小剂量多巴胺有助于维持血压在可接受范围内，阻断结束后可通过加深麻醉防止血压波动过大。在任何方法阻断手术过程中，如有血流动力学不稳定，如血压过低，麻醉医师应及时告知手术医师，停止阻断并待血流动力学稳定后再进行手术。心输出量下降超过 50% 或平均动脉血压下降超过 30%，常被认为是血流动力学不耐受。对于阻断时间较长的患儿，麻醉医师还应当特别关注血气和电解质（特别是钾离子和钙离子水平）情况，预防低体温，避免再灌注后综合征的发生。

4. 术后镇痛

术后可以采用静脉或硬膜外自控镇痛，复合腹横筋膜阻滞，口服对乙酰氨基酚或非甾体类抗炎药等多模式镇痛方式镇痛。

五、小儿神经母细胞瘤手术精确麻醉

神经母细胞瘤是源自神经嵴的胚胎性肿瘤，可发生于交感神经的任何部位，是仅次于脑肿瘤的儿童和婴儿最常见的实体肿瘤。腹膜后是神经母细胞瘤最常见的部位，50% 的病例累及肾上腺，3%起源于盆腔的交感神经节。

神经母细胞瘤症状因原发部位及有无转移而各异，最常见的转移部位为骨髓、骨皮质、肝脏、皮肤；进展期可出现发热、贫血、体重减轻、营养不良及骨关节疼痛等全身症状；部分神经母细胞瘤释放儿茶酚胺，引起高血压；少数肿瘤释放 VIP 可致水样腹泻，引起水电解质、酸碱平衡紊乱；晚期患儿可出现呼吸窘迫、胃食管反流和凝血功能障碍。

1. 术前评估

术前评估需详细了解患儿的病史，是否有高血压病史，关注化疗史以及目前使用的药物；患儿的一般情况、实验室检查如血红蛋白、血细胞比容、凝血功能、电解质、血气分析等；影像学检查关注肿瘤的位置和大小；肿瘤有无转移。

对于肿瘤巨大不能切除的Ⅲ期及Ⅳ期神经母细胞瘤患儿，确诊后通常先行化疗。术前访视特别注意可能由化疗或免疫治疗引起的并发症或合并症。胃肠道毒性反应在接受神经母细胞瘤化疗的儿童中很常见，如长期恶心、呕吐、腹泻、腹痛导致的体重下降、营养不良、发育障碍和恶病质；卡铂和环磷酰胺分别可引起肾和肝毒性，可能影响麻醉药的代谢；阿霉素具有急性和长期心脏毒性，累积效应可导致心肌病和不可逆的充血性心力衰竭，术前应完善超声心动图评估心功能；干细胞治疗使用的清髓药物具有肺毒性，可导致肺功能障碍甚至肺纤维化；化疗相关的骨髓毒性及肿瘤骨髓转移可导致贫血、白细胞及血小板减少。

2. 术前准备

完善的术前准备对于手术及预后至关重要。术前予以纠正肿瘤引起的各系统的病理损害及症状。严重贫血患儿术前给予悬浮红细胞纠正，并在术前备血，做好术中输血的准备；骨髓抑制引起的严重的白细胞及血小板下降术前使用升白细胞药物及输注血小板；对于凝血功能障碍的患儿术前给予新鲜冰冻血浆及凝血酶原复合物、冷沉淀复合物等纠正；术前输注白蛋白纠正低蛋白血症；存在肝肾功能损害及心功能不全的患儿术前予以药物保护治疗；合并肿瘤分泌儿茶酚胺引起的高血压的患儿，术前应使用降压药控制血压，并注意容量补充；对于合并大量水样腹泻的患儿，注意纠正水电解质紊乱及酸碱失衡。

3. 麻醉方案制订与实施

麻醉选择气管插管全身麻醉，可联合硬膜外阻滞或根据手术部位相对应的神经阻滞麻醉；腹膜后的神经母细胞瘤手术神经阻滞可以选择后路腹横筋膜阻滞或腰方肌阻滞麻醉。术中除常规监测外，需要监测有创动脉血压和中心静脉压，要建立可以快速输液的中心静脉通路；术中对肿瘤进行外科操作时可导致血压波动，如血压下降明显，可要求外科医生暂停手术操作，加快补液，在补液充足但低血压状况仍未改善的情况下，可考虑使用多巴胺等血管活性药物升高血压。

高血压在神经母细胞瘤中的发病率从 10% 到 19% 不等。高血压继发于肿瘤分泌儿茶酚胺或腹膜后肿块压迫肾血管，必要时术前检测血中儿茶酚胺及尿液中儿茶酚胺代谢产物水平。手术操作可能引起儿茶酚胺分泌增加使血压升高，可以使用 α 肾上腺素能受体阻断剂酚妥拉明或乌拉地尔降压，也可选用硝普钠降压；如存在心动过速可以选用艾司洛尔等 β 受体阻滞剂。术中注意监测体温、尿量、血气及电解质，根据检测结果予以纠正。

4. 术后镇痛

术后可以采用静脉或硬膜外自控镇痛，复合腹横筋膜阻滞或腰方肌阻滞，口服对乙酰氨基酚或非甾体类抗炎药等多模式镇痛方式镇痛。

六、小儿急腹症手术精确麻醉

1. 小儿急性阑尾炎手术精确麻醉

急性阑尾炎是儿童最常见的急腹症之一。可发生于任何年龄，6～12岁发病率最高，典型的临床表现为转移性右下腹痛。发病时间较长、炎症进展患儿伴有不同程度的脱水，电解质紊乱，严重者可伴有酸中毒及脓毒血症。急性阑尾炎一旦确诊，应尽早手术切除阑尾。目前腹腔镜下阑尾切除术已替代开腹手术得到广泛普及。

急性阑尾炎患儿由于病程中摄入不足及伴呕吐、腹泻等导致体液丢失，术前访视需特别注意患儿容量状况、补液情况、血气及电解质水平等。急性阑尾炎常伴不同程度的肠梗阻，即使禁食时间满足麻醉要求，麻醉实施也应按照饱胃处理。术前可进行胃超声检查，儿童超声下胃容量可参考以下公式计算：胃容量（mL/kg）= -7.8 + （3.5 × CSA）+ 0.127 × 年龄。其中CSA为胃窦部的横截面积，单位为 cm^2，age 以患儿月龄计算。超声下仰卧位及右侧卧位胃窦内均无液体时判断为"空胃"。当超声下可见固态胃内容物或超声下胃内液体超过 1.2 ml/kg 时判断为饱胃。胃超声检查判断饱胃的患儿可以留置胃管。

对于年龄较大且可配合患儿，传统的开腹阑尾切除术可采用腰麻或硬膜外阻滞麻醉。腹腔镜下阑尾切除术应采用气管插管全麻。腹腔镜下阑尾切除术根据切口位置可联合超声引导下腹直肌鞘阻滞、腹横筋膜阻滞及腰方肌阻滞阻滞等。脱水未完全纠正患儿及伴高热患儿术中增加补液量，可给予目标导向的液体治疗，使用等张性液体补充体液丢失量。

通过胃超声判断为饱胃者，因小儿清醒气管插管的可能性较小，快速诱导气管插管仍是首选。去极化肌松药琥珀胆碱因起效快、作用时间短，可用于快速诱导气管插管，对于伴高钾血症风险者不再选用琥珀胆碱；去极化肌松药罗库溴铵起效也较快，可以在用药后 1 min 内行气管插管，但其作用时间长尤其是在没有预料到的困难气道患儿存在一定风险，在其拮抗药舒更葡萄糖钠注射液（布瑞亭）应用于临床后，这些顾虑可以解除。

术后镇痛可采用腹直肌鞘阻滞及腹横筋膜阻滞，有利于患儿尽早下床活动，促进排气及肠功能恢复，减少术后肠粘连并发症。

2. 小儿急性肠套叠手术精确麻醉

肠套叠发病年龄以 2 岁以下婴幼儿最多见，其本质为绞窄性肠梗阻。95% 的肠套叠为原发性肠套叠，继发性肠套叠多见于梅克尔憩室、肠息肉、肿瘤和腹部紫癜肠壁血肿等。

病程不超过 48 h 且全身情况尚好的患儿可予空气灌肠进行诊断及治疗。有空气灌肠禁忌证及非手术方法复位失败、小肠套叠、继发性肠套叠患儿需手术治疗。常用的手术方法包括开腹手术及腹腔镜手术。

急性肠套叠患儿因摄入不足、呕吐，以及绞窄性肠梗阻大量液体滞留在肠内，术前常伴有

10

脱水，严重者出现低血容量休克。梗阻时间较长的患儿，肠道内毒素吸收或伴肠管坏死、穿孔，可有感染性休克表现。术前访视及术前准备应注意输液量，必要时扩容治疗，对有感染症状的患儿及早使用抗生素，纠正水、电解质紊乱及酸碱失衡。

一般情况良好的开腹肠套叠复位术可采用骶管阻滞麻醉或喉罩以及气管插管全麻复合骶管阻滞或神经阻滞麻醉；腹腔镜手术可采用喉罩或气管插管全麻，联合腹横筋膜阻滞或腰方肌阻滞麻醉，单孔腹腔镜下肠套叠复位术可联合腹直肌鞘阻滞等可达到满意的镇痛效果。肠梗阻症状较重或术前胃超声判定为饱胃患儿采用快速静脉诱导的气管插管，在实施过程中必须保证充分的麻醉深度及肌松深度，可避免腹压增加及呕吐。对于合并较多肠管缺血的患儿，应注意循环管理，根据需要给予血浆、白蛋白或血管活性药物。

（任璐璐　魏嵘）

参考文献

［1］　YEMEN TA. Pediatric anesthesia handbook［M］. New York：The MeGraw-Hill Companies, 2002：282-283.

［2］　蔡威,张潍平,魏光辉,等.小儿外科学［M］.6版.北京：人民卫生出版社,2020：64-73.

［3］　BANNISTER CF, BROSIUS KK, WULKAN M. The effect of insufflation pressure on pulmonary mechanics in infants during laparoscopic surgical procedures［J］. Paediatr Anaesth, 2003, 13(9)：785-789.

［4］　BERGESIO R, HABRE W, LANTERI C, et al. Changes in respiratory mechanics during abdominal laparoscopic surgery in children［J］. Anaesth Intensive Care, 1999, 27(3)：245-248.

［5］　MANNER T, AANTAA R, ALANEN M. Lung compliance during laparoscopic surgery in paediatric patients［J］. Paediatr Anaesth, 1998, 8(1)：25-29.

［6］　KASHTAN J, GREEN JF, PARSONS EQ, et al. Hemodynamic effect of increased abdominal pressure［J］. J Surg Res, 1981, 30(3)：249-255.

［7］　SAKKA SG, HUETTEMANN E, PETRAT G, et al. Transoesophageal echocardiographic assessment of haemodynamic changes during laparoscopic herniorrhaphy in small children［J］. Br J Anaesth, 2000, 84(3)：330-334.

［8］　GUEMG NIAUD PY, ABISSEROR M, MOUSSA M, et al. The hemodynamic effects of pneumoperitoneum during laparoscopic surgery in healthy infants：assessment by continuous esophageal aortic blood flow echo-Doppler［J］. Anesth Analg, 1998, 86(2)：290-293.

［9］　ORTEGA AE, PERERS JH, INCARBONE R, et al. A prospective randomized comparison of the metabolic and stress hormonal responses of laparoscopic and open cholecystectomy［J］. J Am Coll Surg, 1996, 183(3)：249-256.

［10］　HUETTEMANN E, TERBORG C, SAKKA SG, et al. Preserved CO_2 reactivity and increase in middle cerebral arterial blood flow velocity during laparoscopic surgery in children［J］. Anesth Analg, 2002, 94(2)：255-258.

[11] LIN Z, FANG Y, YAN L, et al. General versus general anaesthesia combined with caudal block in laparoscopic-assisted Soave pull-through of Hirschsprung disease: a retrospective study[J]. BMC Anesthesiol, 2021, 21(1): 209.

[12] COPPENS S, REX S, FIEUWS S, et al. Transmuscular quadratus lumborum(TQL) block for laparoscopic colorectal surgery: study protocol for a double-blind, prospective randomized placebo ~ controlled trial[J]. Trials, 2020, 21(1): 581.

[13] ALSADEK WM, AL-GOHARI MM, ELSONBATY MI, et al. Ultrasound guided TAP block versus ultrasound guided caudal block for pain relief in children undergoing lower abdominal surgeries[J]. Egypt J Anaesth, 2015, 31: 155-160.

[14] BRYSKIN RB, LONDERGAN B, WHEATLEY R, et al. Transversus Abdominis Plane Block Versus Caudal Epidural for Lower Abdominal Surgery in Children: A Double-Blinded Randomized Controlled Trial [J]. Anesth Analg, 2015, 121(2): 471-478.

[15] PAVLIDIS ET, PAVLIDIS TE. Pathophysiological consequences of obstructive jaundice and perioperative management[J]. Hepatobiliary Pancreat Dis Int, 2018, 17(1): 17-21.

[16] SMYRNIOTIS VE, KOSTOPANAGIOTOU GG, CONTIS JC, et al. Selective hepatic vascular exclusion versus Pringle maneuver in major liver resections: prospective study[J]. World J Surg, 2003, 27(7): 765-769.

[17] ZHANG J, LAI EC, ZHOU WP, et al. Selective hepatic vascular exclusion versus Pringle manoeuvre in liver resection for tumours encroaching on major hepatic veins[J]. Br J Surg, 2012, 99(7): 973-977.

[18] FU S Y, LAU W Y, LI A J, et al. Liver resection under total vascular exclusion with or without preceding Pringle manoeuvre[J]. Br J Surg, 2010, 97(1): 50-55.

[19] TOGNON C, PULVIRENTI R, FATI F, et al. Anesthesia in children with neuroblastoma, perioperative and operative management[J]. Children(Basel), 2021, 8(5).

[20] PIO L, AVANZINI S, MATTIOLI G, et al. Perioperative management of hypertensive neuroblastoma: A study from the Italian Group of Pediatric Surgical Oncologists (GICOP)[J]. J Pediatr Surg, 2017, 52(10): 1633-1636.

[21] LEVITER J, STEELE DW, CONSTANTINE E, et al. "Full stomach" despite the wait: point-of-care gastric ultrasound at the time of procedural sedation in the pediatric emergency department[J]. Acad Emerg Med, 2019, 26(7): 752-760.

10

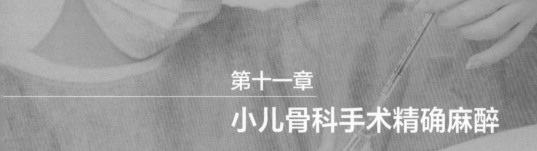

第十一章
小儿骨科手术精确麻醉

第一节 小儿尺桡骨骨折手术精准麻醉

尺桡骨是小儿常见的骨折部位，部分患儿需要手术治疗，主要有切开钢板内固定和弹性髓内针等方法。根据骨折具体部位，损伤程度等因素，手术治疗的方案、手术时间、创伤程度等也不尽相同，需要精准的个体化麻醉方案进行配合，以期帮助患儿更加安全舒适地度过围术期。

一、术前准备

尺桡骨骨折患儿一方面由于骨折本身产生疼痛及不适，另一方面由于心理不成熟，依恋家长，容易出现分离焦虑及对医护人员、手术室和手术、疼痛等产生恐惧心理，围术期极易出现哭闹、不配合，严重者甚至造成心理创伤。为此，认真进行术前访视，与家长和患儿本人进行充分的沟通，取得信任，消除患儿和家长的顾虑，是麻醉医师一项重要的工作。术前可以通过纸质或电子媒介宣传介绍手术室及麻醉相关设备用品，使患儿提前熟悉环境，避免入室时的陌生感和恐惧感，既能令其积极配合医护人员完成手术，又能减少术后精神创伤的发生。

另一方面，需要全面细致了解患儿全身状况，进行术前评估。了解患儿禁食水时间，部分患儿由于创伤急诊入院手术，禁食水时间不足，需仔细询问，做好必要准备，以防反流误吸。尤其需要了解患儿是否有并存疾病、重要脏器的功能状态、是否有手术和麻醉史、是否有麻醉并发症、是否有家族遗传病等情况。还要评估气道，估计气管插管的困难程度等。对于换牙期儿童，需要注意是否有牙齿活动脱落，如有即将脱落的牙齿，需麻醉前进行固定防止牙齿脱落误入气道。了解患儿体重，判断营养发育情况，与标准体重［年龄（岁）×2+8 kg］比较。评估患儿心肺功能以及是否合并近期上呼吸道感染、发热、脱水、贫血等。查看化验检查和影像学等辅助检查，明确患儿是否存在低血糖、电解质紊乱、凝血功能障碍、肝肾功异常等情况。如存在严重异常，除急诊手术外，须给予纠正后择期再行手术。同时，了解具体术式、手术时间、体位、创伤程度，预估失血量（如预估输血需提前备血），依据以上信息制订具体详尽个体化的麻醉方案。

二、麻醉选择

目前，针对小儿尺桡骨骨折手术，可以选择气管插管全身麻醉、喉罩全麻、全麻联合区域组织以及区域阻滞等。

1. 气管插管全身麻醉

对于手术较复杂、时间相对较长者大多数选择气管插管全身麻醉。一般采用静脉诱导快速气管插管。对于年龄较小且术前未开放静脉的患儿，可以采取七氟烷吸入诱导，待患儿意识消失，由护士建立外周静脉通路，再经由静脉给予静脉麻醉药物进行诱导插管。若预估为困难气道，须提前备好可视喉镜及纤维支气管镜。麻醉诱导常选择舒芬太尼、丙泊酚、维库溴铵（或罗库溴铵、顺式阿曲库铵）进行诱导，维持选用七氟烷吸入或丙泊酚泵注辅以非去极化肌松药和瑞芬太尼等进行静吸复合麻醉。

2. 喉罩通气全身麻醉

如手术时间相对较短，且术中体位移动不明显，可选择置入喉罩，肌松药可选择美维松。闭合复位也可以选择喉罩，但如遇复位时需要反复对位及拍照确认，牵拉上肢体位移动易使喉罩对位不良，需特别注意，该种情况选择气管插管为更加稳妥确切的方式。相对于气管插管，喉罩刺激较小，插入和拔出时患儿血流动力学相对平稳，无呛咳，少有喉痛及喉头水肿。同时适用于先天性小颌畸形、舌下坠、气管插管困难以及需要反复频繁麻醉的患儿。

3. 神经阻滞麻醉

如患儿合作且手术操作不复杂，麻醉方法可以选择神经阻滞麻醉或适度镇静联合神经阻滞麻醉。对于意识清楚、可以配合的较大患儿，可在清醒下行神经阻滞麻醉，小儿尺桡骨骨折多选用臂丛阻滞，其中以腋路为主，也可采用肌间沟阻滞，前臂内侧为 $C_7 \sim C_8$ 和 T_1 支配，肌间沟法有时会阻滞不全。长时间手术可用持续经腋路臂丛神经阻滞，应用罗哌卡因、布比卡因等长效局麻药。对于合作的小儿，需联合适当镇静或浅全麻后进行神经阻滞。以往多采用氯胺酮静脉麻醉复合臂丛阻滞，但由于氯胺酮有苏醒延迟、兴奋心血管、苏醒期兴奋躁动等不良反应，目前已很少用于临床，取而代之的是异丙酚、七氟烷等更加安全、起效快、苏醒快的药物。传统神经阻滞主要采用解剖定位，操作者经验很重要，近年来，由于神经刺激仪和超声辅助诊断技术的应用，使操作可视化，大大提高了神经阻滞的准确性和成功率，同时减少了并发症，提高了麻醉效果。臂丛神经阻滞特别适合急诊饱胃患儿，但考虑到患儿配合程度及阻滞效果不完善等因素，目前门诊已较少选用单纯神经阻滞，而以全身麻醉为首选。

三、术中麻醉管理

术中采用静吸复合麻醉维持，静脉应用瑞芬太尼持续泵入，间断追加肌松药，吸入七氟烷，监测血压、血氧饱和度、心电图、心率、体温，监测 $P_{ET}CO_2$、气道压，监测 MAC 调整麻醉深度，时间较长的手术可应用加温毯辅助保温，避免苏醒期寒战，提高术后恢复质量。

四、术后管理

小儿骨折手术术后镇痛需要重视，尤其切开复位内固定术，创口较大，术后疼痛明显。手术结束前可单次给予阿片类药物（如舒芬太尼 0.1 μg/kg），此外，酮咯酸、氨丁三醇可用于 2～16 岁小儿，静注剂量：一次 0.5 mg/kg，最大剂量不超过 15 mg。有研究表明盐酸纳布啡可用于小儿尺桡骨骨折闭合复位克氏针内固定术后镇痛。对于切开复位的患儿，可使用 PCIA 泵辅助镇痛，配置方法为舒芬太尼 1.5～2 μg/kg+ 右美托咪定 2 μg/kg+ 生理盐水 100 ml，一般 2 ml/h。闭合复位由于创伤小疼痛刺激不强烈，或年龄较小的患儿考虑到呼吸抑制等不良并发症的风险，术后可以单次应用镇痛药物，或口服镇痛药。

五、常见术后并发症

小儿尺桡骨骨折手术一部分患儿需要应用止血带，可以最大限度地减少术中出血并提供良好的手术条件，防止脂肪栓子扩散。但应用止血带是非生理过程，有其不利影响存在。

（一）充气时局部反应

随着止血带充气时间延长，从最初的无氧代谢，到细胞内酸中毒，缺氧。如超过 1 h，可产生组织水肿，致切口缝合困难。

（二）放止血带时全身反应

放止血带后，肢体再灌注，静脉血氧饱和度 30～60 s 内下降 20%，中心体温 90 s 内降低 0.7 ℃，呼气末二氧化碳分压可增高。

（三）血流动力学反应

充气时，回心血量增多，外周血管阻力增加，CVP 增高或动脉压轻微增高。持续充气 45～60 min，可引起高血压。放气时，CVP 和动脉压降低，若血压下降特别明显时可致心搏骤停，发生因素包括外周血管阻力突然下降，急性失血及代谢产物对循环的抑制。

（四）止血带疼痛

在应用长效局麻药行臂丛神经阻滞效果完善的情况下，即使长时间手术一般也不会引起止血带疼痛。

（五）神经损伤

当止血带使用时间超过 2 h，或压力过大时，易产生神经损害。必须在每 90～120 min 内放松止血带一次，然后再重新充气以减轻神经损伤。

（唐之音　刘洪涛）

第二节　小儿先天性髋关节发育不良手术精准麻醉

小儿先天性髋关节发育不良又称为先天性髋关节脱位（congenital dislocation of hip joint，CDH）或发育性髋关节脱位（developmental dysplasia of the hip，DDH），是导致儿童肢体残疾的主要疾病之一，也是一种对儿童健康影响较大的疾病，与遗传、环境因素和生活习惯有关，早期诊断和治疗对患儿预后具有重要的作用。先天性髋关节脱位其发生率世界各地区有较明显差别，我国并没有完整的统计资料，就上海部分妇产科医院调查的数据显示约为0.91‰，北京地区为3.8‰，沈阳某院为1.75‰，香港地区为0.07‰。此类患儿的病变包括轻度缺陷如髋臼浅，以及严重缺陷如畸形性脱位。出生6个月以内是治疗的最佳时期，此阶段的治疗可以通过帕夫利克（Pavlik）吊带进行治疗；6～18个月的患儿通常在静脉麻醉（如氯胺酮）或者吸入麻醉（如七氟烷）下行闭合复位、髋部"人"字石膏固定等治疗；18个月以上的患儿通常需要手术治疗，但手术出血量多，创伤大，术前需要备血。

一、术前准备

术前访视要对患儿全身状态进行评估，尤其要关注患儿的心肺功能以及术前患儿的血气、电解质等。有些患儿术前可能合并先天性或系统性疾病，术前需要完善肺部CT、心脏超声等检查，完善术前备血。术前可给予患儿氯胺酮或右美托咪定等镇静药物，使患儿顺利进入手术室，减少恐惧、哭闹等应激反应。

二、麻醉方式选择及注意事项

因考虑此类手术术中可能会变换体位，如果插入喉罩可能会产生移位，所以选择气管内插管全身麻醉为首选，便于术中呼吸循环的管理。必要时需要行深静脉置管及有创动脉监测。另外，术中可能对患儿体位进行多次变动，要注意对气管导管的保护。术中需完善各种监测手段，对患儿出血量进行准确估计，制订精准的术中液体补充方案。

麻醉药物选择：患儿可以选择七氟烷吸入麻醉，待患儿入睡后开放静脉通路，静脉注射抗胆碱药抑制腺体分泌，麻醉药物可以选择七氟烷吸入麻醉或者静吸复合麻醉，静脉泵注丙泊酚和瑞芬太尼。

三、术中监测

患儿的血压（直接或间接动脉压）、血氧饱和度、体温、心电图、尿量、血气分析、

$P_{ET}CO_2$、MAC 值等。

表 11-1　CDH 术中监测指标

血氧饱和度	外周低灌注状态可能会影响血氧饱和度的测量，包括低体温、血容量不足、心源性休克等。
心电图	小儿心电图主要监测心率及心律失常，小儿 Q 波较成人深大，正常小儿心电图也可能出现 ST 段的下移，新生儿期 T 波可出现低平、倒置。
血压	选择合适的袖带对术中血压的测量至关重要。袖带以小儿上臂周径的 1/2 为宜，覆盖上臂的 2/3。1 岁以内小儿收缩压 = 68+（月龄 × 2）1 岁以上小儿血压 = 80+（年龄 × 2）舒张压为收缩压的 1/3 ~ 1/2。如果术中预计出血较多可行有创动脉压监测，一般选取桡动脉穿刺，足背动脉因行下肢手术可能会出现测量误差。有创动脉压一般较无创血压高 5 ~ 20 mmHg，测量之前需校准零点（第 4 肋间腋中线水平），测压管路内不能有任何气泡或者血凝块。
体温	1 岁以内小儿的体温易于下降，1 岁以上体温容易升高。新生儿应保持环境温度在 30 ℃以上，当环境温度和体温相差 2 ~ 4℃，新生儿的氧耗量最少。同时注意液体加温及库存血加温。婴儿和儿童暴露于寒冷环境中容易出现耗氧量和耗能的增加进而出现酸中毒。
尿量	小儿术中尿量应维持在大于 1 ml/(kg·h)，达到此量说明术中血容量和肾脏灌注充足。
血气分析	可以提供患儿是否存在严重贫血或者代谢性酸中毒，同时可以监测患儿的氧分压、$P_{ET}CO_2$、血糖和离子情况。
呼吸末二氧化碳监测	呼吸末二氧化碳监测可以有效提示呼吸管路的异常以及气道是否存在痉挛等情况。

四、术后镇痛及注意事项

术后患儿包扎及石膏固定时要考虑到对患儿呼吸功能的影响，腹部石膏和腹壁间要留有空隙，以免患儿因术后疼痛、制动哭闹引起腹腔大量进气出现呼吸受阻。术后多以人字形石膏绷带制动髋部，要重视患儿的术后镇痛。术后镇痛可以采用神经阻滞麻醉或者 PCA，也可以静脉注射阿片类药物或者口服非甾体抗炎药。髋关节囊周围神经（pericapsular nerve group，PENG）阻滞是一种新型的局部镇痛技术，局部麻醉剂放置在腰大肌腱和耻骨支之间的坐骨肌平面，阻滞副闭孔神经和股神经的关节支，可减轻髋关节手术和髋部骨折后的疼痛。这种阻滞技术可以为成人及儿童髋关节手术提供良好的镇痛作用。目前使用 PENG 阻滞进行髋关节手术或髋部疼痛的证据仅限于病例报告和病例系列。有报道在先天性髋关节发育不良小儿使用 PENG 阻滞用 0.25% 布比卡因 10 ml 可以获得有效的术后镇痛。还有报道小儿 PENG 联合竖脊肌阻滞可以产生良好的术后镇痛效果。PENG 阻滞是一种很有前景的区域镇痛技术，可替代其他区域神经阻滞，如股神经阻滞或髂筋膜神经阻滞，但仍需要实验研究来确定 PENG 阻滞的安全性和有效性。

（杨帆　刘洪涛）

第三节　脊柱侧弯手术麻醉

脊柱侧弯通常在青春发育前期发病，青春发育期进展很快，其中女性发病率高于男性，侧弯程度也重于男性。对患者本身的影响主要集中在四方面：外观畸形、神经功能障碍（凹侧骨性压迫、刺激脊髓或神经）、心肺功能异常（Cobb 角大于 90°）、心理异常。

脊柱侧弯定义和分型：脊柱侧弯是指脊柱在冠状面上偏离身体中线向侧方弯曲，一般同时伴有椎体旋转。脊柱侧弯包括特发性、先天性、神经肌肉性和继发性。特发性脊柱侧弯占所有脊柱侧弯的 70%～80%，先天性占 5%～10%。特发性脊柱侧弯 Cobb 角至少 > 10°，且不存在其他先天性脊柱异常相关的骨骼、肌肉、神经系统疾病。特发性脊柱侧弯根据发病的年龄（以 5 岁为界）分为早发型和晚发型。

神经肌肉源性脊柱侧弯合并神经系统病变，常伴有下肢肌力异常、骨盆倾斜。其中神经纤维瘤病性侧弯累及椎体多、侧弯程度重，有牛奶咖啡样斑和多系统病变。此型患者术前应注意评估神经系统疾病的进展情况。

一、术前评估

（1）脊柱侧弯对生长发育的影响：早发型会导致肺脏发育异常，肺泡数量减少；而晚发型主要表现为脊柱弯曲和胸廓畸形对肺容积的限制。

（2）脊柱侧弯对胸廓的影响：① 胸廓畸形使胸腔容积缩小，使肺实质受压，肺容积缩小，影响肺通气功能，进而形成限制性通气功能障碍；② 气道受压弯曲，使肺通气受限，肺活量与呼吸流速下降；③ 双侧胸廓运动不对称，使肺下界移动度减弱，前后扩张受限。

（3）脊柱侧弯对肺功能的影响：① 对通气功能的影响。脊柱侧弯对肺功能的影响取决于侧弯的严重程度，包括胸段脊柱侧弯度数、累及椎体数和前凸度数。轻度脊柱侧弯患者（< 35°），FVC 和肺总量一般在正常范围之内。FVC 和 FEV_1 随着侧弯度数增加成比例下降。Cobb > 70°，肺总量降低，呈现典型的限制性通气功能障碍。这类患者对手术及麻醉的耐受差，术前应进行充分的肺功能锻炼。② 对换气功能的影响。随着侧弯角度的增大，肺脏出现上区灌注升高而下区降低的反常现象，可能是脊柱侧弯使肺垂直高度降低所致，进而出现通气血流比失常。

（4）对心血管系统的影响：有些患者可能会合并心脏、血管的畸形，术前应注意仔细询问病史，结合辅助检查评估心血管功能。

（5）困难气道评估：通过术前胸部 X 线片、颈胸部 CT 三维重建、MRI 等影像学检查和术前访视对困难气道进行评估，做好气管插管应急预案，对于颈椎僵硬或上胸椎严重畸形的患者，可以考虑在充分镇静下行纤维支气管镜引导气管插管。

（6）恶性高热风险评估：根据病史、家族史、疾病体征、影像学特征可以明确脊柱畸形的诊断和分类。神经肌源性、先天性合并综合征和间质发育异常等原因致脊柱畸形的患者为恶性高热高危人群，需告知其恶性高热风险。同时注意麻醉方式和麻醉药物的选择，禁用吸入麻醉药和去极化肌松药。

二、麻醉实施

（1）术中监测：除了最基本的监测以外，体温、麻醉深度、直接动脉压、中心静脉压及血气检测应尽量完善。对于生长发育较小、胸廓严重畸形导致心肺功能不全的患者，当血压下降时，失血可能已经比较严重，建议采用更多血流动力学监测设备，确定需要纠正的血流动力学指标，以保证达到较佳的心功能和混合静脉血氧饱和度储备。

（2）麻醉与体温维持：侧弯手术时间长，术野范围大，儿童体表面积与体重之比较大，术中失血，以上因素均易引起术中低体温。保持手术室温暖，使用加温设备等措施均有助于避免患儿出现低体温的危险。

（3）围术期血液管理和保护：脊柱侧弯患者术中出血风险与 Cobb 角呈正相关。根据手术需要可以进行控制性降压，全程进行血液保护，采用术中自体血和术后床旁自体血回输技术，维持血红蛋白＞70g/L、血细胞比容＞0.25。

（4）术中神经电生理监测（intraoperative neurophysiological monitoring，IONM）：脊柱手术引起的医源性神经损伤是一种罕见但危害极大的并发症，其发生率为 0.25%～1.75%。IONM 对神经功能损害具有预测作用，有助于减少矫形术中神经功能并发症的发生。IONM 主要包括以下指标。① 躯体感觉诱发电位（somatosensory evoked potential，SSEP），通过电刺激外周神经并记录皮质和皮质下电位的方式检测脊柱的完整性，是检测感觉变化的主要方式；② 经颅电刺激运动诱发电位（transcranial electric stimulation motor evoked potential，TES-MEP），通过头皮上的电极用高压、短时间信号的脉冲序列刺激运动皮质，可以直接检测皮质脊髓束提供运动信息；③ 同步肌电图，反映肌肉的神经电活动，双极针可用于肌肉内或皮下，以检测脊柱手术过程中肌肉的实时神经性放电。脊柱畸形矫形术中一般采用 SSEP 和 TES-MEP 联合监测的方法，有时以同步肌电图作为 TES-MEP 的补充。

（5）术中凝血功能监测：血栓弹力图（thromboelastogram，TEG）监测可以通过不同指标实时反映凝血功能，对凝血功能的实时监测具有重要价值。

（6）术后并发症防治：对严重脊柱畸形患者，做好术后并发症的防治是必要的，特别是呼吸系统并发症的防治。由于复杂脊柱畸形患者术前存在中、重度肺功能障碍，加上术中长时间机械通气可能导致或加重相关的肺损伤，术后应转入 ICU 进行严密监护；手术时间长、切口创伤大、失血多均容易导致低蛋白血症发生，造成重要脏器组织水肿，应及时纠正，尤其对于肺功能不全患者在胸廓成形术中应常规静脉输注白蛋白。此外，围术期应该注意规范、合理地使用抗生素，以防止术后感染的发生。

（7）术后镇痛：随着手术技术的提高，以及对多模式镇痛策略的广泛认可和应用，严重脊柱畸形矫形术的患者术后疼痛得到明显改善。通过术前给予 NSAID 预防性镇痛，术后联合应用硬脊膜外腔镇痛管置入（关切口前直视下操作）或罗哌卡因切口渗透式置管镇痛、患者自控静脉镇痛（舒芬太尼或曲马多）等多种镇痛模式，会极大减少患者术后 48 h 内的 VAS 评分，但是很多患儿需要更长时间的镇痛。

（刘丽丹　吴秀英）

参考文献

［1］　WEINSTEIN SL, DOLAN LA, CHENG JC, et al. Adolescent idiopathic scoliosis［J］. Lancet, 2008, 371 (9623): 1527-1537.

［2］　AULISA AG, GIORDANO M, GUZZANTI V, et al. Effectiveness of school scoliosis screening and the importance of this method in measures to reduce morbidity in an Italian territory［J］. J Pediatr Orthop B, 2019, 28(3): 271-277.

［3］　SUH SW, MODI HN, YANG JH, et al. Idiopathic scoliosis in Korean schoolchildren: a prospective screening study of over 1 million children［J］. Eur Spine J, 2011, 20(7): 1087-1094.

［4］　GROSSMAN DC, CURRY SJ, OWENS DK, et al. Screening for adolescent idiopathic scoliosis: US preventive services task force recommendation statement［J］. JAMA, 2018, 319(2): 165-172.

［5］　JUSTICE CM, MILLER NH, MAROSY B, et al. Familial idiopathic scoliosis: evidence of an X-linked susceptibility locus［J］. Spine, 2003, 28(6): 589-594.

［6］　WARD K, OGILVIE J, ARGYLE V, et al. Polygenic inheritance of adolescent idiopathic scoliosis: a study of extended families in Utah［J］. Am J Med Genet A, 2010, 152A(5): 1178-1188.

［7］　WANG ZW, LEE WY, LAM TP, et al. Defining the bone morphometry, micro-architecture and volumetric density profile in osteopenic vs non-osteopenic adolescent idiopathic scoliosis［J］. Eur Spine J, 2017, 26(6): 1586-1594.

［8］　PENG Y, WANG SR, QIU GX, et al. Research progress on the etiology and pathogenesis of adolescent idiopathic scoliosis［J］. Chin Med J(Engl), 2020, 133(4): 483-493.

［9］　KWOK G, YIP J, YICK KL, et al. Postural screening for adolescent idiopathic scoliosis with infrared thermography［J］. Sci Rep, 2017, 7(1): 14431.

［10］　ZHENG S, ZHOU H, GAO B, et al. Estrogen promotes the onset and development of idiopathic scoliosis via disproportionate endochondral ossification of the anterior and posterior column in a bipedal rat model［J］. Exp Mol Med, 2018, 50(11): 1-11.

［11］　BUTLER MG, HOSSAIN W, HASSAN M, et al. Growth hormone receptor(GHR)gene polymorphism and scoliosis in Prader-Willi syndrome［J］. Growth Horm IGF Res, 2018, 39: 29-33.

［12］　CRIJNS TJ, STADHOUDER A, SMIT TH. Restrained differential growth: the initiating event of adolescent idiopathic scoliosis［J］. Spine, 2016, 42(12): E726-E732.

［13］　CHAN C, GANI S, LIM M Y, et al. APSS-ASJ best clinical research award: is there a difference between patients' and parents' perception of physical appearance in adolescent idiopathic scoliosis［J］. Asian Spine J,

2019, 13(2): 216-224.

[14] HRESKO MT, SCHWEND RM, HOSTIN RA. Early detection of Scoliosis-What the USPSTF "I" means for us[J]. JAMA Pediatr, 2018, 172(3): 216-217.

[15] GUO Y W, JIANG Q, TANIMOTO T, et al. Low hospital referral rates of school scoliosis screening positives in an urban district of mainland China[J]. Medicine(Baltimore), 2017, 96(14): e6481.

[16] ADAMCZEWSKA K, WIERNICKA M, MALCHROWICZ MO'SKO E, et al. The angle of trunk rotation in school children: a study from an idiopathic scoliosis screening. prevalence and optimal age screening value[J]. Int J Environ Res Public Health, 2019, 16(18): 3426.

第十二章
新生儿手术精确麻醉

第一节　新生儿生理解剖和病理特点

新生儿（neonate，newborn）指出生至生后 28 天内的婴儿。按胎龄分早产儿（preterm infant）（＜37 周）、足月儿（term infant）（＞37 周至 42 周）、过期产儿（postterm infant）（＞42 周）；按体重分正常出生体重儿（＞2500 g，＜4000 g）、低出生体重儿（＜2500 g）、极低出生体重儿（＜1500 g）、超低出生体重儿（＜1000 g）、巨大儿（＞4000 g）。

一、呼吸系统

胎儿一旦娩出，其呼吸器官必须在 1～2 min 内接替胎盘功能，以保证组织的正常氧供，为此需排出肺内液体。经阴道分娩时产道压力达到 70 cmH$_2$O，胎儿肺内液体 2/3 已被挤出，其余液体将在 24 h 之内经肺内淋巴系统吸收。剖宫产时因缺少这一挤压过程，肺内液体吸收时间拖长，因而常有短时间的呼吸功能不足。出生时由于缺氧、CO$_2$ 蓄积以及寒冷、钳夹脐带等刺激，第一次吸气肺泡张开，需要较大的压力（40～80 cmH$_2$O）。呼吸数次后产生的功能残气量（functional residual capacity，FRC）正常值为 35～60 ml，可以减少随后呼吸道开放所需压力。肺表面活性物质在维持功能残气量方面有重要作用，肺表面活性物质不足，如早产儿，则容易发生呼吸窘迫综合征（respiratory distress syndrome，RDS）。虽然妊娠 16 周，终末支气管已发育完成，但大部分肺泡是生后形成的，最初几年肺泡数迅速增加，直至 8 岁接近成人。新生儿由于胸壁骨架部分未发育成熟，肺顺应性高，弹性回缩压低。由于新生儿呼吸道通畅的维持部分地取决于肺的弹性回缩，故新生儿气道疾患较多。

新生儿肺泡通气量与 FRC 之比为 5∶1，而成人为 3∶2，亦即肺内氧储备少，但耗氧量高，新生儿耗氧量［6～8 ml/（kg·min）］较成人［3 ml/（kg·min）］高 2～3 倍，故对缺氧的耐受能力远不如成人，一旦供氧减少将迅速出现低氧血症。由于 FRC 少，吸入麻醉诱导及苏醒均较快。新生儿 $PaCO_2$ 常保持在较低水平（35 mmHg），这可能与对代谢性酸血症的代偿有关。新生儿出生后 1～2 周，对缺氧的反应是双相的，继短暂的呼吸增强之后，迅速转为抑制，且抑制 CO_2 使呼吸增强的反应，常出现呼吸节律紊乱，进而出现呼吸停止。新生儿血红蛋白（hemoglobin，Hb）为 180～200 g/L，出生时胎儿血红蛋白（fetal hemoglobin，HbF）占 75%～84%，3～6 个月逐步减少至正常水平，因 HbF 与氧亲和力强，2,3-DPG 含量少，故氧离曲线左移，向组织释氧量较少，拟手术的新生儿为满足氧运输需要 Hb 最少需达到 100 g/L。

新生儿一般不宜吸入高浓度氧，氧供可以满足代谢需要即可，超量吸入即使是低浓度的氧，在新生儿期也会引起氧中毒。过量的氧通过氧化应激（oxydant stress）可以引发一些严重的病理改变，如早产儿视网膜病、支气管肺发育不良、影响脑的发育和儿童癌症等。故术中、术后以及新生儿复苏时首先是改善通气，如 SpO_2 达不到需要水平，可在吸入空气中补充适当比例的氧，维持 SpO_2 在 85%～95% 即可。只有严重缺氧，发绀不能改善时才需要吸入纯氧。

二、循环系统

新生儿出生后，肺循环建立，体循环压力迅速超过肺循环，卵圆孔和动脉导管发生功能上的闭合，右向左分流停止。但是，应急情况下，新生儿可迅速转回胎儿式循环，表现为肺动脉压增高超过体循环压力，使血液通过未闭的卵圆孔分流至肺循环，或动脉导管重新开放，血流在导管水平分流，引起严重低氧血症。早产、感染、酸中毒、缺氧、二氧化碳蓄积、低温以及先天性心脏畸形是胎儿循环重新形成或持续存在的原因。新生儿心室做功明显增加，尤以左心室最为明显，约增加到之前的 2.5 倍，6 周后开始逐渐达到正常水平。所以出生后短时间内左心处于超负荷状态，即使正常新生儿也面临着心力衰竭的威胁，因此，先心病患儿在此期间麻醉手术病死率高。新生儿和早产儿心肌收缩力均较成人为低，主要由于心肌纤维排列顺序杂乱，数目少于 50%，可收缩体积明显变小，导致心室顺应性低下，使心脏舒张期容积和心每搏量均减少，心输出量（cardiac output，CO）的增加主要靠心跳次数的增加。新生儿麻醉中心率波动范围大，虽然对心率增快耐受较好，但仍有一定限度，过快将使心肌氧耗增加，甚而导致心力衰竭。反之，心动过缓将会直接导致 CO 降低，心率＜100 次/min 即属心动过缓，表明心肌受到抑制。新生儿心脏每搏量较少，动脉口径相对较大，管壁柔软，故动脉血压较低。按年龄计算血压公式：年龄 ×2+80＝收缩压（mmHg），此值的 1/3～2/3 为舒张压。

由延髓血管运动中枢和心脏抑制兴奋神经单位形成的调节血压和心率的反射弧，虽在新生儿出生后已初具功能，但其代偿常不充分，如咽喉反射引起的呼吸停止、心率减慢，持续时间稍久，即可因中枢乏氧不能重新启动呼吸，甚而导致心跳停止，新生儿突然死亡。由于各种吸入麻醉药和静脉麻醉药对心血管均有抑制作用，且所需浓度较中枢抑制浓度为小，所以新生儿更容易出现血压下降。出生时的血容量个体差异较大，例如延迟夹脐带可使之增加 25%，与此相反，在宫内胎儿缺氧，常导致血管收缩，故窒息的新生儿多有血容量不足。由于出生时交感神经尚未发育成熟，使其血容量对动脉血压的影响非常突出，故在临床上新生儿血压是反映血容量的良好指标。

三、肾发育及功能

由于肾脏灌注压低，且肾小球、肾小管功能未成熟，新生儿的肾功能也未完善。足月儿出生后肾小球滤过率（glomerular filtration rate，GFR）迅速增加，而早产儿 GFR 低且增速缓慢，可能与血管阻力高、滤过面积小和超滤压低有关。由于 GFR、肾血流量（renal blood flow，RBF）低，对水的排出能力受限。出生时由于肾小管发育不成熟，对钠的再吸收能力差，尿钠排泄率高，胎龄越小越明显。远端肾小管再吸收率低，可能与对醛固酮反应差以及心房利尿钠肽（atrial natriuretic peptide，ANP）高等有关。出生后钠排泄率迅速下降，成熟而出生后约 3 天降至 1% 以下，如胎龄不足 37 周的早产儿，同期维持在 3% ~ 9% 高值。为此，应适当补钠，但若输钠过多，又可导致高钠血症和水肿。新生儿尿排钾少，此点与近端肾小管 Na^+- K^+- ATP 酶活性低，远端肾小管对醛固酮反应差有关。因此患病新生儿与未成熟儿出生后，由于酸中毒、低血压、肾灌注少等原因，易致钾潴留。新生儿尿浓缩功能差，尿渗透浓度最高值仅 700 mOsm/（kg · H_2O），未足月儿更低，而成人可高达 1200 mOsm/（kg · H_2O），在排水多的同时也影响尿素氮（urea nitrogen，BUN）的排泄，其机制与肾髓质发育不成熟、渗透压差低、集合管对醛固酮（aldosterone，ADH）反应差，前列腺素对尿浓缩的抑制有关。新生儿肾调节酸碱平衡能力较差，由于近端肾小管对 HCO_3^- 再吸收差，细胞外液多，导致 HCO_3^- 浓度相对较低，因此新生儿容易发生酸中毒。不同年龄段肾功能发育情况见**表 12-1**。

表 12-1　不同阶段新生儿肾功能

项　　目	早产儿	足月儿	1 ~ 2 周
GFR［ml/（min · 1.73 m^2）］	14 ± 3	40 ± 14.8	65.8 ± 24.8
肾血流量［ml/（min · 1.73 m^2）］	40 ± 6	88 ± 4	220 ± 40
TmPAH［ml/（min · 1.73 m^2）］	10 ± 2	16 ± 5	38 ± 8
最大浓缩［mOsm/（kg · H_2O）］	480	700	900
血清肌酐（mg/dl）	1.3	1.1	0.4
利钠分数（%）	2 ~ 6	< 1	< 1
最大糖再吸收［ml/（min · 1.73 m^2）］	~ ~	~ ~	71 ± 20

GFR：肾小球滤过率，TmPAH：对氨马尿酸最大清除率

四、神经系统

出生时脑被数片颅骨包围，前囟通常在出生后 20 个月闭合，闭合前阶段前囟张力对判断脱水及颅内压有重要参考价值。新生儿脑与成人相比较大，新生儿脑重约占体重的 1/10，而成人

占 1/50。生后增长迅速，6 个月时脑重增长 1 倍。成人脑血流量为 50～60 ml/(min·100 g)，早产儿和新生儿约为 40 ml/(min·100 g)。新生儿脑氧代谢率高，任何原因所致的氧供不足，均易造成脑缺氧。新生儿脑血流的自动调节范围也低于成人，麻醉中脑血流量易受血压剧烈波动的影响，早产儿和足月新生儿在急性窘迫时，其脑部自动调节机制会进一步受到损害，脑血流量可随动脉血压变化而变化，导致脑室内或周围出血。新生儿在出生时神经细胞只有正常的 1/4，神经元已发育，传导痛觉的神经末梢存在，但髓鞘不完整。由于代谢率高，且中枢神经相对不成熟，使新生儿的吸入麻醉药最低有效肺泡浓度（MAC）增加。与中枢神经不同，自主神经发育相对较好，出生时支配心血管的副交感神经功能发育已经完成，而交感神经则需到生后 4～6 个月才能发育完成。维持血压和心率的压力反射及延髓血管运动中枢（加压和减压）出生时已具有功能，但未成熟，麻醉状态下易受抑制。由于传导通路的发育尚未完善及缺乏神经肌肉协调动作的训练，神经系统功能不够稳定，调节功能也较差，如呼吸、肌肉运动及体温调节功能等。新生儿出生时，血脑屏障未发育成熟，许多药物脑内浓度较成人高，用药时应注意减量，胆红素也容易进入血脑屏障，导致脑损伤（胆红素脑病）。新生儿对疼痛刺激存在神经和生化反应，故手术时需采取完善的麻醉及镇痛措施。脊髓末端出生时相当于椎管内第 3 腰椎水平，1 岁后才位于第一腰椎水平。

五、体温调节

新生儿体温调节机制发育不全，且体温容易受周围环境影响，成人温度调节下限为环境温度 0 ℃，而新生儿为 22 ℃。其原因是新生儿体格小，产热不足，体表面积相对较大。新生儿体表面积与体重之比是成人的 3～5 倍，单位面积的散热量约为成人的 4 倍，再加上传导快，散热容易，这一点在早产儿更为明显。故需要加强保温，早产儿需保持室温在 34 ℃，新生儿在 32 ℃，此时新生儿热量丢失和能量消耗较少。新生儿在寒冷环境中不能通过寒战反应产生热量，主要通过增加颈、上胸部及血管周围的棕色脂肪代谢产生热量，足月新生儿棕色脂肪占体重约 5%，而早产儿只占 1%，这种代谢易受交感神经支配。全身麻醉可使体温调节阈值增加，尤其是低温阈值下降及末梢血管扩张，散热增加，可导致术中低体温。低体温对静脉及吸入麻醉药的药动学及药效学均有影响，可使吸入麻醉药 MAC 降低，静脉麻醉药作用时间延长，易引起呼吸肌循环抑制，增加术后通气不足、反流误吸的危险。所以手术时需采取相应的保温措施。

（姬乐婷　姜丽华）

第二节　新生儿食管闭锁和气管食管瘘手术精确麻醉

食管闭锁（esophngal atresia，EA）和食管气管瘘（tracheo-esophageal fistula，TEF），是新生儿期消化道重症疾病之一。EA 可单独发生，但多数伴有 TEF，并可能伴有其他先天畸形。食管与气管均由原始前肠发生，在胚胎 5 ~ 6 周时二者被分隔，腹侧部形成气管，背侧部形成食管。如果喉气管沟没有很好分隔食管与气管，即出现食管闭锁。通常出现的发生率在 1：3000 ~ 1：4000。50% 的患儿往往会合并其他严重的畸形，即通常所说的 VACTERL 畸形。

V-vertebral 脊柱：蝴蝶椎，半椎体，多肋（十三肋骨），分叉肋骨等异常；

A-anus 肛门：肛门闭锁，肛门前移伴狭窄，直肠舟状窝瘘等异常；

C-cardiac 心脏：房间隔缺损、室间隔缺损、法洛四联症、主动脉弓发育异常等；

T-tracheal 气管：气管狭窄，支气管发育异常；

E-esophageal 食管：食管闭锁、食管狭窄、食管气管瘘；

R-renal 肾脏：马蹄肾、肾缺如等肾发育异常；

L-limbs 肢体：多指、多趾等异常。

一、病理学分型

根据经典的 Gross 分型，TEF 可分为 5 种类型，见**图 12-1**。

A 型：表现为单纯的食管闭锁不合并气管病变；

B 型：存在食管闭锁，近端食管盲端以瘘口与气管相连；

C 型：常见，表现为食管闭锁，远端食管以瘘口与气管相连；

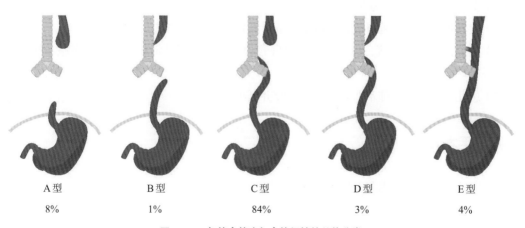

| A 型 | B 型 | C 型 | D 型 | E 型 |
| 8% | 1% | 84% | 3% | 4% |

图 12-1　气管食管瘘与食管闭锁的总体分类

D 型：较少见，存在两个瘘口分别将食管的近端和远端与气管连接；

E 型：亦名 H 形气管食管瘘，不合并食管闭锁，完整的食管通过瘘管与气管相通。

麻醉医师了解疾病分型非常必要，有助于麻醉时选择合适的诱导及通气方式。

二、临床表现及诊断

出生前：患儿母亲羊水过多。

出生后：多数类型主要症状为食管闭锁（食管末端为盲腔）引起的吞咽困难。患儿口腔分泌物多，鼻胃管不能置入胃内。因胃与气管通过食管在远端瘘管相连或食管近段与气管相连，患病的新生儿可发生吸入性肺炎。

影像学检查：胸片显示鼻胃管在食管近端的盲袋处卷曲，肠道内可见由瘘管进入的气体，但 A 型患儿因食管和气道不交通，所以肠道并不充气。

三、术前评估及处理

气管食管瘘一般无须急诊手术，可在术前 24～48 h 纠正患儿内环境，做相应检查，进行全面的评估。对于患有严重呼吸障碍的患儿，可能需要紧急进行瘘管结扎。麻醉评估应以肺和心血管系统为核心。

（1）有无合并肺炎及肺炎严重程度。

（2）有无合并其他畸形，特别是动脉导管未闭（分流）和其他先天性心脏病。

（3）有无胃过度膨胀。

（4）根据分型判断可否行机械通气，选择合适麻醉诱导及通气方式。

（5）术后重症监护。

术前处理需控制患儿感染，注意保暖、保湿。此类患儿多为早产儿，低温可使脂肪代谢紊乱，产生代谢性酸中毒、硬皮症，过于干燥的空气可引起呼吸道黏膜充血，加重呼吸道感染。

（1）上半身抬高 30°，避免胃食管反流。

（2）食管近端盲端放置胃管，间隔抽吸或持续低负压吸引，减少唾液误吸。

（3）避免面罩加压给氧，以防气体通过气管食管瘘进入胃及消化道，造成腹胀、横膈抬高而影响呼吸。

（4）患儿合并肺炎、肺不张，应实施治疗并延期手术。

四、手术方式

手术方式有胸腔镜手术和开胸手术。

五、麻醉管理

（一）麻醉监护

除了标准监护外，应行有创动脉血压监测，建立足够的静脉通路。术中注意温度监测和间断动脉血气、乳酸、电解质和葡萄糖的监测。

（二）诱导插管及呼吸管理

根据患儿分型不同而需采取不同的诱导插管及通气管理方式（见表12-2）。静脉或吸入诱导或两者的结合均可以采用（见表12-3），诱导前静脉给予抗胆碱药盐酸戊乙奎醚 0.1 ~ 0.2 mg，不仅仅是为了干燥气道，同时也有保护肺的目的。麻醉维持可采用七氟烷吸入联合瑞芬太尼、右美托咪定静脉泵入。气管导管的尖端可通过听诊方法或纤维支气管镜检查位于瘘管和隆突之间，以尽量减少气体经瘘口进入消化道。有报道对此类患儿行气道局麻下清醒气管插管，创伤更大，可导致咳嗽、血氧饱和度下降和颅内压升高。手术可行胸腔镜手术或开胸手术，手术操作时都会人为形成单肺通气。如果手术在胸腔镜下进行，气胸建立后，更需要采用一定方法行单肺通气（见"研究热点与动态"）。

表 12-2　不同分型采取不同的诱导插管及通气管理方式

分型	诱导插管(是否保留自主呼吸)	手术时通气方式
A型、B型、E型	快诱导（否）	单肺通气
C型、D型	慢诱导（是）瘘管结扎后控制通气 （根据患儿实际情况综合考虑，必要时采用快诱导）	① 胸腔镜手术时单肺通气 ② 术中可能需联合支气管镜手术时，可采用喉罩通气

表 12-3　诱导方法及具体用药

诱导方式	具体用药
快诱导	① 静脉诱导：艾司氯胺酮、丙泊酚、舒芬太尼、顺阿曲库铵 ② 静脉吸入复合诱导：七氟烷、顺阿曲库铵
慢诱导	① 静脉诱导：右美托咪定、辅以局部利多卡因表面麻醉 ② 吸入诱导：七氟烷、辅以局部利多卡因表面麻醉

呼吸管理是麻醉管理的重中之重。尤其是对于C型、D型和E型患儿，因存在食管胃经瘘管与气道相连通，给呼吸管理带来更多挑战。理想情况下采用慢诱导保留自主呼吸，待瘘管结扎后行控制通气，但实际在术中患儿自主呼吸常常难以满足需求，仍需辅以控制通气。此时需注意限制气道压力低于 20 cmH$_2$O、潮气量小于 8 ml/kg，尽量防止胃部过度胀气。同时根据血气分析结果调整氧浓度。

一项前瞻性研究显示，接受食管闭锁和（或）气管食管瘘（EA/TEF）治疗的患儿中最常见到喉气管异常（laryngotracheal abnormality，LTA），发生率仅次于心脏异常。LTA 的存在可能是早期发病率和病死率的危险因素，可通过早期诊断和主动管理来预防。必须推进系统的内镜术前评估，以最大限度地减少 LTA 相关的发病率和病死率，并与 EA/TEF 程序一起协调气道管理。

胸腔镜手术时，对于瘘口位置高（$T_1 \sim T_2$ 水平）的患儿，因胸腔镜难以看到瘘口处，手术医生为避免分离时损伤瘘管，有时需在电子支气管镜监控下进行手术。支气管镜检查已成为诊断 TEF 的主要方法，在大多数情况下，该方法能够识别出瘘管，对开口于气管或支气管的小瘘管也可以识别。手术中经支气管镜使用导丝通过瘘管指引手术治疗还有待探索，该技术对识别瘘管确切位置和路径具有优势，可在手术中协助操作。

如何在手术期间保持足够的氧合和通气可能是一个难题，且在手术操作过程中，由于 $P_{ET}CO_2$ 经常不准确或缺失，通气难以准确监测。即使采用各种方法优化通气，如膨肺、给予 PEEP、调整气道限压与呼吸频率、提高吸入氧浓度等，胸腔镜手术期间 $PaCO_2$ 还是常常上升至 $70 \sim 80$ mmHg，甚至更高，并可能同时出现血氧饱和度下降。这对于先天性心脏病和既往肺动脉高压患儿尤为不利。手术期间需要间断膨肺以避免严重的缺氧。必要时可以要求暂停手术，提高氧浓度、手控通气等，待患儿血氧回升后再行手术，因此手术当中需和外科医师保持密切的交流。

（三）术后管理

关于手术室拔管的决定取决于几个因素，包括早产、相关共病、术前肺状况、手术修复的容易性和术中通气问题。大多数新生儿可带气管导管转至新生儿重症监护室进行短时间（$24 \sim 48$ h）的术后选择性通气。接受过长间隙 EA 修复的患者通常在吻合口处感到紧张，需带管更长时间（$5 \sim 7$ 天）。

（四）麻醉注意事项

（1）患儿侧卧位后再次检查确认气管导管位置。

（2）外科操作期间，气管导管容易发生扭折、向远端或近端移位，气管导管的深度 $1 \sim 2$ mm 的变化，就可能导致双肺或单肺通气，甚至可能滑入瘘管。

（3）TEF 结扎前存在严重胃扩张的患者可能需要行紧急细针穿刺胃减压术。

（4）警惕纵隔的主要结构经常受到挤压可使血流动力学发生明显的波动，术中手术助手过度压迫肺脏及其下后方的心脏和大血管，导致严重低血压和心动过缓。

（5）警惕血液和分泌物阻塞气管导管，当吸出血块时应该增加吸引的次数。

六、研究热点与动态

（一）胸腔镜与麻醉

胸腔镜手术，如 EA 和 TEF 修复，对婴儿和儿童安全和有效。胸腔镜修复的优势不仅是胸腔镜修复后瘢痕明显更美观，并减少了肌肉骨骼畸形，有研究显示，脊柱侧弯率开胸组（54%）与胸腔镜组（10%）相比非常高。TEF 胸腔镜修复的选择是非常重要的，最近的一项多机构综述建议，TEF 胸腔镜修复只在体重超过 2000 g 且没有重大肺疾病的新生儿中进行。笔者所在医院行此手术的患儿最低体重为 1600 g。

胸腔镜手术对新生儿生理变化影响显著，特别是合并有先天性心脏异常时。CO_2 人工气胸，可改变前负荷和后负荷。即使在低通气压力下，右侧胸腔镜检查也能降低静脉回流、心指数和平均动脉血压。使用 CO_2 充气后，可能会发生意外的气体栓塞。CO_2 吸收可导致高碳酸血症和耐受性不良。

单肺通气通过缺氧肺血管收缩增加肺血管阻力（pulmonary vascular resistence，PVR）。PVR 的增加可以重新打开卵圆孔或防止新生儿 PDA 关闭，即使没有先天性心脏病，也会恢复胎儿循环。最常见的术中并发症包括气管导管置换、氧合和 CO_2 消除。右胸膜腔不充盈，导致右肺塌陷。这通常需要增加 FiO_2 和辅助通气，以保持 $SpO_2 > 85\%$。因为会导致胃膨胀，使胸腔镜视野恶化，因此应避免剧烈通气。在胸腔镜手术期间，$P_{ET}CO_2$ 经常不准确或测不出，CO_2 人工气胸建立后，动脉血气通常显示 $PaCO_2$ 增加并有 pH 值下降。

（二）新生儿单肺通气的策略

传统的气管内插管辅以人工 CO_2 气胸的方法行单肺通气，以其操作简单，便于麻醉管理，曾长期广泛应用于新生儿胸腔镜手术。然而，由于此种非理想的单肺通气时术侧肺仍存在少量通气，使得肺内分流增加，术野暴露不良。单肺通气用于新生儿胸腔镜下食管闭锁手术，与传统的气管内插管相比，可明显提高人工气胸后 30 min 内的 SpO_2 和 PaO_2，显著改善术中肺萎陷和手术野暴露。但是对于体重小于 2000 g 的患儿仍须采用气管内插管法。

新生儿、婴幼儿单肺部通气的技术包括选择性支气管插管与支气管封堵器封堵术侧肺。

1. 选择性支气管插管

将气管导管置于非手术侧主干支气管内，在纤维支气管镜引导下或通过推进气管导管，听手术侧呼吸音直至消失。使用单腔气管导管的缺点包括不能迅速从单肺通气改为双肺通气，易出现漏气。

2. 支气管封堵器封堵术侧肺

新生儿一般采取气道外封堵的方式。先行将支气管封堵器置入术侧主干支气管，然后进行气管插管。置入气管导管后，纤维支气管镜引导下定位支气管封堵器。气管导管的外径和支气管封堵器的外径之和不能明显超过预期的气管直径。术中警惕支气管封堵器移位进入气管，可导致完全阻塞和双肺通气功能障碍。

七、病例

患儿，男，出生 17 h，以"胎龄 37+2 周，间断呕吐、呼吸困难 12 h"为代主诉收住 NICU。

1. 查体

T 36.7 ℃，P 142 次／分，R 40 次／分，Wt 2740 g，BP 60/32 mmHg。发育良好，营养良好，反应欠佳。全身皮肤、黏膜无黄染，散在红斑，左手背压痕，双足底瘀青。双侧胸廓对称、无畸形，吸气性三凹征阳性，双肺听诊呼吸音粗，可闻及湿啰音。心率 142 次／分，心音有力，节律齐，各瓣膜听诊区未闻及杂音。腹膨隆，脐带已包扎，脐轮无红肿，肝右肋下 1 cm，质软边锐，肠鸣音正常。脊柱、四肢无畸形，活动度正常。末梢循环良好，指趾甲超过末端，足底纹理＞前 1/3。肛门无畸形，外生殖器外观正常，四肢肌张力正常，觅食反射可引出，吸吮反射可引出，拥抱反射可引出，握持反射可引出。

2. 辅助检查

胸片提示：两肺纹理增重、模糊伴右肺门增浓，肠胀气；心脏彩超：卵圆孔未闭，动脉导管未闭，肺动脉高压；查床旁胸腹片；提示两肺炎；右肺透过度增高，气胸待排；腹部卧位提示轻度肠胀气。

3. NICU 诊疗过程

给予禁食水、胃肠减压、鼻导管吸氧、哌拉西林钠他唑巴坦钠抗感染、静脉营养及对症支持治疗，患儿频繁吐沫、间断呼吸困难，肺部听诊可闻及啰音，考虑食管气管瘘可能，行上消化道造影：① 提示气管食管瘘 V 型；② 右侧气胸、胃肠轻度胀气；③ CVE（气道仿真内窥镜、气道重建）提示：双肺炎症并双肺实变；右侧气胸；气道重建及仿真内窥镜示右主支气管远端变窄，未见瘘管；④ 支气管镜检查术，术中见气管中段隆突上 3～4 cm 处右后管壁可见一瘘口，提示气管食管瘘，支气管内膜炎。

4. 诊断

① 食管气管瘘；② 新生儿肺炎并肺实变；③ 右侧气胸；④ 卵圆孔未闭；⑤ 动脉导管未闭；⑥ 左侧睾丸鞘膜积液；⑦ 双胎儿；⑧ 新生儿高胆红素血症。

该患儿通过胸腔镜进行手术治疗难度大，因为该瘘管位于声门下约 1.5 cm，位置在胸廓入口水平，位置高，如果单用胸腔镜寻找瘘口会很困难，故术中需要使用电子气管镜帮助胸腔镜实时定位，保证手术顺利进行。术中应用气管镜时，因气管插管内径为 3.0 mm，支气管镜外径为 2.8 mm，难以满足患儿氧供需求，因此术中采用特殊气道管理流程，具体如下。

先行气管插管全身麻醉（胸腔镜进胸探查食管气管瘘，并游离周围组织）

改用喉罩通气（支气管镜通过喉罩进入患儿声门，从气管内精确找到瘘口部位指导胸腔镜操作）

再改为气管插管通气（此时气管镜工作结束，胸腔镜进行瘘口处的结扎修补），双管齐下，既保障患儿的生命通道畅通，又满足双镜手术的需求

（王玉霞　姜丽华）

第三节　新生儿膈疝手术精确麻醉

先天性膈疝（congenital diaphragmatic hernia，CDH）是由于膈肌发育缺损或发育不全，腹腔脏器疝入胸腔内而形成的一种是严重危害新生儿健康，具有极高致死率的严重先天性畸形。由于部分腹腔脏器进入胸腔，导致同侧及对侧肺泡、支气管及肺血管发育不良，因此它不仅是一种解剖关系异常，同时也是由于胚胎早期始动因素和早期解剖关系异常的压迫因素所共同导致的呼吸、循环等多个系统异常。其发病率为（2～3）/10 000。

一、病理学分型 病理生理特点

（一）病理学分型

根据胚胎学发育特征，可分为膈肌完全或部分缺如和未完全肌肉化两类；但临床上最常应用的是根据膈肌缺陷部位不同分类，其中临床最常见的为后外侧膈疝。

（1）腹腔脏器膨出（非常罕见）。

（2）膈肌缺如（非常罕见）。

（3）膈疝，其中后外侧（bochdalek）占 70%～75%，前侧（Morgagni）占 2%～5%，食管周围占 20%～25%。

（二）病理生理特点

CDH 的解剖严重性和病理生理学后果取决于胸内突出的腹部器官的范围和持续时间，这些器官抑制肺的正常生长，导致心脏、肺循环、肺实质和气道的结构和功能发生改变，进而导致肺发育不良、肺动脉高压、肺通气和氧合功能障碍，是先天性膈疝病理生理的核心。

（1）腹腔脏器对患侧肺直接机械压迫导致肺不张状态。

（2）肺发育过程中受压导致肺发育不良、重量体积减小、肺泡及支气管数目减少，肺泡成熟度明显降低，表面活性物质的缺乏及 II 型肺泡细胞的功能不全，同时肺泡间隔厚度增加，进一步影响气体交换。

（3）肺血管发育不良肺动脉肌层增厚，肺血管分支明显减少，功能上出现肺血管反应性增加，阻力增高，最终出现肺动脉高压。

（4）胎儿循环肺动脉压力增高，血流通过未闭的动脉导管或卵圆孔出现右向左分流，而分流所导致的缺氧则进一步加重肺动脉高压状态。

二、临床表现及诊断

大部分 CDH 患儿（约 60%）出生前通过孕妇常规超声检查或者因羊水过多行超声检查时可发现并诊断，其直接征象包括胸腔内存在腹腔器官，间接征象包括羊水过多、心轴异常或纵隔移位，产前胎儿检查除超声外还可通过 MRI 对胎儿进行检查。

大约 40% 的 CDH 胎儿在产前未被诊断，病情严重患儿在新生儿期即出现症状。

（1）呼吸系统症状：重症患儿出生后数小时即出现阵发性的呼吸困难、急促、发绀等症状。

（2）消化系统症状：部分患者伴发中肠旋转不良，脏器发生嵌顿者会出现呕吐。

（3）循环系统症状：持续性肺动脉高压可出现呼吸短促、酸中毒、低氧血症、高碳酸血症、低体温、低血钙、低血镁等。

（4）体征：患侧胸部呼吸运动减弱，心脏向健侧移位；胸壁叩诊可呈浊音或鼓音，有时有肠鸣音。当疝入胸腔内脏器较多时会出现舟状腹。

（5）胸部和腹部 X 线片通常是诊断性的，显示纵隔移位，胸部有胃和充满气体的肠袢，也可通过 MRI、CT 等检查明确诊断。

也有部分患者病情轻微，往往膈肌缺损较小，对肺的发育影响较小，婴幼儿及儿童期表现为反复上呼吸道感染，有时无明显症状，仅在胸部 X 线片检查时偶尔发现异常。部分患儿有明显的慢性消化道症状和反复的咳嗽、发热，多次检查后发现病变。

三、术前评估及处理

以往认为疝入胸腔的内容物机械压迫导致肺萎缩和呼吸衰竭，因此 CDH 被纳入外科急症范畴，然而，随着对肺动脉高压、肺发育不全以及手术修补对肺功能影响的认识逐步深入，临床医师对该治疗方案进行了重新评估。目前已经明确的是：与肺动脉高压和肺发育不全的影响相比，疝入胸腔的脏器压迫肺脏对心肺系统的干扰较轻微。目前的共识是推迟手术并通过内科治疗达到稳定。手术前的治疗目标是逆转导致卵圆孔或动脉导管水平右向左分流的肺动脉高压并改善患者通气和氧合状况。

术前评估处理措施主要有：

（1）辅助通气和氧疗改善患者低氧血症和呼吸性酸中毒：面罩通气时注意提前放置胃管并避免正压通气，防止肺进一步受压，机械通气时气道正压不超过 30 mmHg，预防张力性气胸的发生。

（2）代谢性酸中毒可使用碳酸氢钠和液体治疗。

（3）内科治疗控制肺动脉高压，必要时可考虑使用 ECMO 进行支持治疗（见研究热点及动态）。

（4）评估患儿是否合并其他先天性疾病，特别是有无先天性心脏疾病。

（5）预防和纠正患者低体温。

（6）术前检查血气分析、血常规、肝肾功能、电解质等纠正患者内环境紊乱。

四、手术方式

手术方式主要有经胸手术、经腹手术、胸腔镜手术、腹腔镜手术。

五、麻醉管理

（一）麻醉监护

除了标准监护外，应行有创动脉血压监测，建立足够的静脉通路及中心静脉通道。术中注意温度监测和间断动脉血气、乳酸、电解质和葡萄糖的监测。

（二）诱导插管及呼吸管理

对于病情危重的此类患儿有报道建议行清醒气管插管或给予少量镇痛药及吸入麻醉药保留自主呼吸行气管插管。对于一般状况尚可的患儿也可用快速诱导插管。但插管前均应避免正压通气，以防加重胃胀气干扰呼吸。

通气时应采用小潮气量模式，将气道压控制在 30 cmH$_2$O 以下，以避免对侧产生气胸。同时需采用高频通气模式（60～120 次/min）以保证过度通气，PaCO$_2$ 应维持在 25～30 mmHg，以降低肺血管阻力，减少动脉导管水平的右向左分流。

麻醉维持用药的选择取决于患儿循环系统受损的严重程度。休克和严重低氧血症的患儿只能耐受氧气和非去极化肌松药，如罗库溴铵或顺阿曲库铵等。如果血压水平正常且能够保持稳定，可在肌松药的基础上逐渐增加吸入药物和麻醉镇痛药物的用量，以维持合适的麻醉深度。

（三）术后管理

由于患儿术后仍存在不同程度的肺功能障碍，新生儿术后要带气管导管转至新生儿重症监护室；并且可继续使用麻醉镇痛药物和非去极化肌松药，以维持机械通气并减少应激导致的体液反应，从而避免肺动脉高压的加重；并注意及时发现和处理各类并发症，如气胸、下腔静脉受压等。

六、研究热点与动态

（一）控制肺动脉高压并改善氧合的治疗措施

由于肺小动脉中层平滑肌增生，发育不全的肺的血管阻力显著增加、血流量减少。低氧血症酸中毒、FiO$_2$ 降低或肺血容量突然发生改变可使病情进一步加重，促使肺血管收缩产生循环危象。肺动脉高压的治疗措施包括下列几种：

（1）在重症监护病房中继续维持全身麻醉，使用麻醉镇痛药物和肌松药阻断自主神经支配的心血管反应（肺血管收缩）。

（2）减少气管内吸痰等操作以避免一过性低氧血症和FiO_2降低。

（3）采用小潮气量和高频通气（60～120次/分）模式为患儿进行过度通气，使pH值维持在7.55～7.60。呼吸性碱中毒是扩张肺血管最有效的治疗措施。

（4）中度限液：2～4 ml/（kg·h）。

（5）如果上述治疗措施仍无法控制肺动脉高压，则考虑使用血管扩张药物。吗啡、泼尼松、氯丙嗪、酚妥拉明、前列环素E、前列环素D和NO吸入都能起到一定的作用。

（6）如果药物治疗失败，考虑使用ECMO进行支持治疗。

（二）ECMO在肺动脉高压治疗中的作用

临床实践表明，ECMO比目前非ECMO技术更能提高严重CDH患者的生存潜力，其作用方式包括：

（1）将心输出量的80%从右心房转流入体外环路中，立即减少或消除了卵圆孔或动脉导管水平的右向左分流。

（2）肺血流量和压力降低使右心室做功下降。

（3）ECMO可纠正低氧血症和酸中毒，从而减轻肺血管收缩。体循环氧合改善、动脉导管血流量降低可使动脉导管发生闭锁。

（4）发育不全的肺叶可快速发育，肺泡不断增大。

（5）支气管肺发育不良的概率降低，因为使用ECMO可以降低FiO_2和气道压。

七、病例

患儿，男，孕37周早产，出生体重3.0kg，出生1 min Apgar评分7分，出生后1 h出现呼吸急促，唇青紫，经吸氧、吸痰后好转，后反复发作，并伴有呕吐入院。体检：T 36.7℃，P 170次/分，R 55次/分，WT 2830 g，BP 53/28 mmHg。患儿口唇略紫，血氧饱和度在吸氧浓度40%时可波动于85%～95%，左侧胸腔呼吸音极弱，实验室检查，血气分析pH 7.20，PaO_2 48 mmHg，$PaCO_2$ 54 mmHg，床旁摄片示：左后外侧膈疝。心脏彩超示：卵圆孔未闭，动脉导管未闭，肺动脉高压；给予禁食水、胃肠减压、鼻导管吸氧、哌拉西林钠他唑巴坦钠抗感染、静脉营养及控制肺动脉高压等对症支持治疗，监测患儿氧合状况及肺动脉高压初步控制后，拟行经腹左侧膈疝修补术。

入手术室时氧气袋经鼻吸氧条件下SpO_2 95%，监测R 50次/分，P 162次/分。病房已开放上肢外周静脉，输液通畅，静脉注射盐酸戊乙奎醚0.2 mg。放置肩垫后面罩吸纯氧待脉搏 SpO_2 升至100%后静脉缓慢注射丙泊酚6 mg，顺阿曲库铵0.3 mg，瑞芬太尼7 μg，自主呼吸消失、下颌松弛后，视频喉镜直视下插入3.0 mm（ID）气管导管，插管深度10 cm，听诊双肺呼吸音与入室前相比无明显变化。固定气管导管后，2.0%七氟烷吸入及瑞芬太尼0.4 μg/（kg·min）静脉泵注维持麻醉，新鲜气体流量3 L/min，术中预防新生儿氧中毒，尽量低浓度吸氧，呼吸机采用压力控制通气（PCV）模式，吸气压 25 cmH$_2$O 左右，呼吸频率 40 次/分，VT 维持约 25 ml，术中适当调节通气参数维持 P$_{ET}$CO$_2$ 在 35～45 mmHg，血氧饱和度波动于 95%～100% 之间。术中持续监测体温，并做好保温。摆好体位后立即听诊，双肺呼吸音较平卧位时变化不大。手术经胸部进行膈疝修补术，术中可见部分小肠及疝入左胸，膈肌缺损直径约 7 cm，修补缺损顺利。左肺发育尚可，膨胀尚可。手术时间 72 min，术中输入钠钾镁钙葡萄糖注射液 50 ml，出血 1 ml，尿量 25 ml。关胸时开大新鲜气体流量，数次手控通气辅助肺脏膨胀，同时观察胸引瓶中液面波动正常。术毕带气管导管回 NICU，患儿恢复顺利，术后 2 天后拔除气管导管，转回病房，9 天出院。

（顾士敏　姜丽华）

12

第四节　新生儿幽门肥厚手术精确麻醉

幽门肥厚，也称先天性幽门肥厚性狭窄（congenital hypertrophic pyloric stenosis，CHPS），即胃幽门环肌异常肥厚导致胃出口狭窄阻塞。临床上，新生儿出生时健康，在出生后 3～6 周，出现"喷射性"呕吐，可导致脱水和体重减轻。

幽门肥厚的确切病因尚不清楚，一些研究表明，新生儿产后接受大环内酯类抗生素治疗会增加肥厚性幽门狭窄的发生率。其他危险因素包括人工喂养、早产、剖宫产、头胎婴儿等。如果母亲孕期是一个重度吸烟者，新生儿发生肥厚性幽门狭窄的风险将增加 150%～200%。幽门肥厚的发生率为每年（2～5）/1000，男女比例为 4：1。幽门肥厚在白人中更常见，在黑人和亚洲人中少见。

一、临床表现及诊断

新生儿出生时正常，出生后 3～6 周出现"非胆汁性、喷射性"呕吐，呕吐可以是间歇性的，或在每次喂食后发生。70% 左右的患儿可在右上腹部触及坚硬幽门，无压痛，可观察到反向蠕动波。患儿可出现脱水，表现为囟门凹陷、黏膜干燥、流泪减少、嗜睡等，脱水严重者可导致肾前性肾功能衰竭。幽门肥厚典型的电解质失衡是低氯、低钾代谢性碱中毒。超声检查可以诊断肥厚性幽门狭窄，灵敏度高，特异性高。超声下幽门壁厚度 ≥ 3 mm，或者幽门管长度 ≥ 15 mm，提示幽门狭窄，超声下可见靶征和胃排空延迟。当超声不能诊断幽门狭窄时，钡餐造影可以帮助诊断。

二、术前评估与术前准备

（一）术前评估

先天性幽门肥厚并非急诊手术，应对患儿术前存在的脱水、碱中毒及营养不良等纠正后实施手术。术前评估应包括以下内容。

（1）病史：发病时间、呕吐频率和量、最后禁食时间、尿量、出生时状态、出生时体重。

（2）体检：现在体重（目的是评估体重减少）、体温、脱水体征、肌张力、意识、有无心脏杂音。

（3）实验室检查：全血细胞计数、电解质、血糖、尿常规、动脉血气分析。

诊断为幽门肥厚，首先要停止经口喂养，尽早进行液体复苏，补充液体丢失，纠正电解质紊乱。

（4）液体治疗总原则是保证生理需要量、纠正累积丢失量和补充继续丢失量。

生理需要量：新生儿生理需要量计算方法，出生后第一个 48 h：75 ml/（kg·d）或者 3 ml/（kg·h），出生后 2 天到一个月：150 ml/（kg·d）或者 6 ml/（kg·h）。

纠正累积丢失量：包括禁食性缺失量和持续性脱水量（呕吐、腹泻、体温升高等）。通过体检可评估丢失总量、体重减少和血细胞容量。

补充继续丢失量：手术中术野和第三间隙蒸发的水分，热疗和光疗也增加了潜在的水分丧失。

（5）纠正碱中毒：患儿呕吐胃内容物导致胃液过度丢失，造成低氯、低钾、代谢性碱中毒。常用一定量的糖盐混合液（5%~10% 葡萄糖和 0.9% 或 0.45% 生理盐水）加 10~20 mmol/L 氯化钾 150 ml/24 h 进行纠正，当血碳酸氢盐 < 25 mmol/L 时，可以减少至 100 ml/24 h。代谢性碱中毒会导致患儿术前和术后呼吸暂停，患儿术前血清高碳酸氢盐水平（≥ 24 mEq/L）与拔管时间呈正相关。

（6）评估心脏杂音：杂音是否有临床意义要从病史、体检、患儿状态等方面综合考虑。胎儿早产、胎儿窘迫、母亲有妊娠糖尿病、药物或毒物接触及明确的染色体异常都可引起心肺功能的问题。术前评估时询问的问题应包括呼吸是否急促、是否有发绀、生长状况如何及是否有充血性心力衰竭的表现。

（二）术前准备

根据患儿的不同状态，充分补充容量和电解质，留置粗大胃管，彻底使胃排空，同时保留上气道的反射，避免误吸。

三、麻醉管理

（一）麻醉监护

除了常规监护外，应行有创动脉血压监测，建立足够的静脉通路。术中注意体温监测和动脉血气、乳酸、电解质和血糖监测。

（二）麻醉方法选择

可选择气管插管全身麻醉，也可选择气管插管全身麻醉复合骶管阻滞。麻醉诱导前应负压抽吸胃管，即使抽吸，胃内可能仍有残留物，所以强烈推荐快诱导，同时注意压迫环状软骨。清醒插管是否适用仍存在争议。经腹幽门环肌切开及腹腔镜幽门切开手术时间不长，平均 30 min 左右，但需要腹部肌肉松弛，复合骶管阻滞可满足手术要求，同时减少全麻药、肌松药及阿片类药物的用量。

如行经腹幽门环肌切开，可选择气管插管全身麻醉，或全身麻醉复合骶管阻滞。骶管阻滞可在气管插管前或气管插管后操作，全身麻醉诱导时选用短效肌松药米库氯铵 0.1 mg/kg，气管插管后，麻醉维持持续吸入 1%~2% 七氟烷，待患儿自主呼吸恢复后术中可以保留自主呼吸，手术结束可快速拔除气管导管。如果单独全身麻醉，术中要注意镇痛药使用：七氟烷吸

入 + 瑞芬太尼 0.3 ~ 0.5 μg/(kg·min) 持续泵注。

如行腹腔镜下幽门环肌切开，可选择气管插管全身麻醉，亦可复合骶管阻滞，由于腹腔镜需要二氧化碳气腹，术中如果保留自主呼吸，患儿可能会出现呼吸肌疲劳，导致通气量不足，造成二氧化碳蓄积，故而术中不宜保留自主呼吸。全身麻醉诱导选用丙泊酚（或依托咪酯）、顺式阿曲库铵（或罗库溴铵）、舒芬太尼或羟考酮等快速诱导，气管插管成功后在左侧卧位下行骶管穿刺，麻醉维持持续吸入 1% ~ 2% 七氟烷。顺式阿曲库铵不依赖肝肾功能，可控性强；罗库溴铵起效快，有利于快速控制气道，手术结束后可以使用特效拮抗剂舒更葡糖钠。

四、麻醉并发症

对于小儿来说，麻醉期间最常见的并发症中有 46.5% 与呼吸系统相关，绝大多数发生在拔出喉罩或气管导管即刻。术后拔出气管导管时须警惕出现呼吸道并发症，如喉痉挛或支气管痉挛。

喉痉挛表现为吸气性呼吸困难，可见患儿吸气三凹征，可闻及喉鸣音。患儿血氧饱和度持续下降，如得不到有效处理，患儿会随即出现心搏骤停。如判断为喉痉挛，应首先面罩加压供氧，如不能缓解，可静脉给予丙泊酚，如仍不能缓解，静脉注射肌松药后行气管插管。

支气管痉挛表现为呼气性呼吸困难，双肺可闻及哮鸣音，如重度支气管痉挛，双肺不能闻及呼吸音，即出现寂静肺。处理措施：加深麻醉，给予糖皮质激素，给予支气管扩张剂如沙丁胺醇喷吸、盐酸戊乙奎醚 0.2 mg 静脉注射，如不能缓解，可静脉给予肾上腺素 1 ~ 2 μg/kg。

五、研究热点与动态

（一）保留自主呼吸气管插管全身麻醉

保留自主呼吸气管插管全身麻醉宜选用短效麻醉药，同时复合区域阻滞，这种麻醉方式可减少机控呼吸引起的肺损伤，缩短拔管时间，减少新生儿或早产儿术后由于拔管困难而转运至 NICU 的概率。对于容易发生周期性呼吸暂停（20 s）的新生儿或早产儿，术中保留自主呼吸时应严密监测呼吸频率和潮气量。

（二）骶管阻滞

新生儿骶骨角及骶裂孔容易触及，穿刺成功率较高，新生儿骶管容量仅 1 ~ 4 ml，脂肪及结缔组织疏松，麻醉药易于向头端扩散，阻滞平面可达到 T_4 ~ T_6 水平，能满足新生儿膈肌以下手术的镇痛、肌松需要。文献报道，新生儿骶管阻滞选择 0.2% 罗哌卡因 1 ml/kg 能为手术提供有效的阻滞效果。单次骶管阻滞持续时间较长，能为新生儿提供满意的术后镇痛，其安全性也已得到证实，一项有 18 650 例患儿的多中心研究显示骶管阻滞其远期并发症发生率为 0。

（三）超声引导下骶管阻滞

通过超声引导技术，麻醉医师可以实时观察到骶尾部解剖（如硬膜囊、骶尾部硬膜外间

儿科精确麻醉

隙），穿刺针进入骶尾部硬膜外腔的情况，同时看到局麻药的扩散，可以提高穿刺成功率。

六、病例

1. 一般资料

患儿，男，出生后 28 天，4.06 kg，以"呕吐 5 天"为代主诉入院。呕吐物为不含胆汁的胃内容物。患儿系第 1 胎第 1 产，足月剖宫产出生，出生时体重 4 kg，出生时无窒息缺氧史，母孕期有高血压病史。入院后查体：神志清，精神可，饮食欠佳，中度营养不良。血常规：血红蛋白 104 g/L。电解质：钠 129 mmol/L，钾 3.2 mmol/L，氯 73.6 mmol/L。上消化道造影提示先天性幽门肥厚。术前静脉给予氨基酸、脂肪乳改善营养，浓氯化钠、氯化钾纠正电解质紊乱。

2. 麻醉过程

患儿抱入手术室，开放静脉通路，静脉输注钠钾镁钙葡萄糖液 50 mL/h，心电监护，抽吸胃管。静脉给予羟考酮 0.5 mg，戊乙奎醚 0.2 mg，观察患儿呼吸，呼吸平稳后摆为左侧卧位，消毒铺巾完成后，静脉给予丙泊酚 10 mg，助手在患儿头端持续面罩吸氧，注意保持呼吸道通畅。骶管穿刺，回抽无脑脊液无血，注入 0.2% 罗哌卡因 4 ml。骶管穿刺完成后，平卧位，静脉给予米库氯铵 0.5 mg，丙泊酚 10 mg，可视喉镜下气管插管 4.0#，深度 10 cm，听诊双肺呼吸音对称，固定气管导管，控制呼吸，吸入 1.5% 七氟烷维持麻醉。手术开始时观察到患儿自主呼吸恢复，保留自主呼吸，潮气量 40 ml，呼吸频率 28 次/分，吸入氧浓度 40%，氧流量 2 L/min，术中氧饱和度维持在 96% 以上。手术时间 18 分钟，手术结束后停止吸入七氟烷，5 min 后拔出气管导管，送至麻醉后监测治疗室（Postanesthesia core unit，PACU）观察，PACU 停留期间，患儿生命体征平稳，安静，FLACC 评分 0 分，20 min 后转运至普通病房。术后患儿顺利恢复，6 天出院。

（魏晓永　姜丽华）

第五节　新生儿坏死性小肠结肠炎手术精准麻醉

新生儿坏死性小肠结肠炎（necrotizing enterocolitis，NEC）是一种获得性疾病，好发于早产儿或患病的新生儿，是由于多种原因引起的肠黏膜损伤，从而使之缺血、缺氧，进而导致小肠、结肠发生弥漫性或局部坏死的一种疾病。临床上以腹胀、呕吐、便血为主要症状，腹部X线平片以部分肠壁囊样积气为特点，病理上为肠黏膜甚至肠深层的坏死，最常发生在回肠远端和结肠近端。NEC早期采取内科非手术治疗，但50%需外科干预，累及全小肠的NEC病死率可高达100%。随着新生儿医学的进步，极低出生体重儿存活增加，NEC发病率呈上升趋势。NEC是新生儿最严重的消化道急症之一，其病死率较高，据不完全统计，目前我国本病的病死率为10%～50%。

一、病因

该病的病因及发病机制至今仍未完全明了，目前一般认为是多因素综合作用所诱发导致。

（1）早产儿、低出生体重儿多见，与肠道屏障功能不成熟有关。

（2）肠黏膜缺血缺氧：凡导致缺血缺氧的疾病，如围生期窒息、严重呼吸暂停、低血压、休克等，均有可能导致花儿肠道血流减少，肠壁缺血缺氧，从而引起肠黏膜损伤。

（3）肠道菌群失调：早产儿或患病新生儿由于开奶延迟、滥用抗生素等原因，导致不能建立肠道内正常菌群，病原菌大量繁殖侵袭肠道，引起肠黏膜损伤。

（4）喂养不当：早产儿各种消化酶活力低下，如喂养量过多、速度过快，可导致乳糖和蛋白质消化吸收不全，消化产物积滞于肠道，有利于细菌繁殖，增加本病发病率。

二、临床表现及诊断

（1）全身症状：拒食、精神萎靡、反应差、嗜睡等，严重者有休克表现，面色苍白、四肢湿冷、皮肤发黄、反复出现呼吸暂停、心率减慢。

（2）胃肠道症状：腹胀和肠鸣音减弱、腹泻和血便、呕吐。

（3）检查：腹部X线平片显示部分肠壁囊样积气对诊断NEC有非常大的价值。

（4）诊断：存在引起本病危险因素的小儿，一旦出现相关的临床表现及X线检查改变，即可做出较肯定的诊断。

三、术前评估及术前准备

（一）术前评估

NEC 手术一般为急诊手术，且患儿多为早产儿、低体重儿，需重点关注以下几个方面。

（1）患儿体重、出生时胎龄、实际出生天数。

（2）出生 Apgar 评分、是否有缺氧和窒息史、是否有气管插管和机械通气史。

（3）患儿精神状态、反应、面色、是否有反流误吸，听诊双肺呼吸音是否有啰音。

（4）是否腹胀以及腹胀严重程度。

（5）血常规、血凝、肝肾功能、电解质、血气分析。

（二）术前准备

（1）禁食：术前 6 h 禁喂牛奶或配方奶粉，术前 4 h 禁食母乳，术前 2 h 禁清饮。

（2）监测体温，准备保温措施，如电热毯或照射加温，保持手术室的温度（26～30 ℃），所输液体和血也应加温。

（3）早产儿血容量有限，应充分预估术中失血，预先备血，以便及时补充。

（4）术前应尽可能纠正患儿存在的脱水、电解质紊乱、感染等。

四、麻醉管理

（一）麻醉监护

除了心电图、脉搏氧饱和度、呼气末二氧化碳分压外，应注意监测有创动脉血压和体温，新生儿及早产儿动脉穿刺较大龄小儿更为困难，可在超声引导下进行，保留至少两路静脉通路，术前、术中、术后间断监测动脉血气，注意电解质和血糖水平。

（二）麻醉方式选择

（1）如患儿精神状态良好、自主呼吸稳定、凝血功能正常，可选择骶管阻滞，同时静脉滴注小剂量不影响呼吸的麻醉药物如 0.1 mg/kg 羟考酮、0.5 mg/kg 艾司氯胺酮、1 mg/kg 丙泊酚或以上两种药物的混合，保留患儿自主呼吸，术中持续吸氧。

（2）如患儿精神状态不佳、反应差或凝血有异常，选择气管插管全身麻醉。

（3）符合条件（1）且手术复杂，预计手术时间超过 1 h 选择骶管阻滞复合气管插管全麻，骶管阻滞可在全麻后施行，小剂量吸入麻醉药维持即可，以防反流误吸风险。

（三）骶管阻滞具体操作

骶管阻滞用 0.2%～0.25% 罗哌卡因 1 ml/kg，可盲探操作，对结构不清也可选择超声引导下骶管阻滞，图 12-2 为新生儿超声引导下骶管阻滞的长轴、短轴和进针图像。

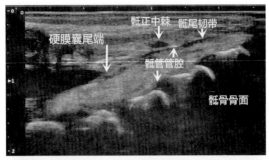

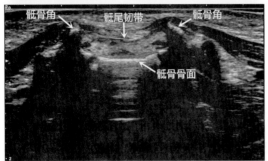

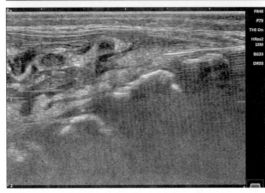

图 12-2　新生儿超声引导下骶管阻滞的长轴、
短轴和进针图像

（四）麻醉要点

（1）应减少面罩通气时间，麻醉前抽吸胃管，避免胃充气、腹胀对胸腔的压迫。

（2）快速低潮气量并限制吸气压的通气方法可以减少气压伤的程度及发生气胸的可能性。

（3）N_2O 会影响吸入氧气的浓度（FiO_2），还可引起腹胀而使肺脏进一步受压，应避免使用。

（4）使用选择性抗胆碱药盐酸戊乙奎醚，其具有扩张气道平滑肌的作用，以及减轻全身感染引起的肺部症状，促进末梢循环。

（五）气管插管及术中用药

诱导前可静脉给予抗胆碱药盐酸戊乙奎醚 0.1～0.2 mg，麻醉药可选择静脉注射丙泊酚 2～3 mg/kg 或七氟醚吸入诱导，镇痛药可选择羟考酮 0.2 mg/kg 或艾司氯胺酮 1 mg/kg 复合小剂量舒芬太尼或瑞芬太尼，可使用或不使用肌松药。

新生儿的喉头位置（C_3～C_4）较成人（C_5～C_6）高且前倾，不易暴露声门。插管时取中间位或颈部轻度屈曲，较易暴露声门。新生儿的会厌较长，与传统的直喉镜片相比，视频喉镜在新生儿气管插管时可显示出更好的效果。插管时注意新生儿呼吸道以声门下的环状软骨处最为狭窄，此处覆盖着假复层纤毛上皮细胞，与周围组织结合疏松，损伤后易引起水肿。其次，新生儿以及低体重儿呼吸储备功能差，对缺氧耐受差，因此气管插管时既要注意动作轻柔，又要快速准确。导管经过声门下时如感觉有阻力，不要强行插入，可尝试换小一号气管导管。新生儿一般选用 ID 3.0～3.5 号气管导管，低体重新生儿一般选用 ID 2.0～3.0 号的气管导管，同时应该准备 2～3 根相邻上、下型号的气管导管备用。预计气管导管插入深度（牙龈至气管中段）：新生儿 9～11 cm，低体重儿 7～9 cm。插管后要仔细听诊双肺呼吸音，并使用呼气末二氧化碳监测确认气管导管是否在气管内，确定气管导管进入深度后，妥善固定导管，摆放好手术体位后，再次听诊双肺，确保手术中气管导管在正确位置。

麻醉用药可采用吸入麻醉或静吸复合麻醉维持，连续输注瑞芬太尼 0.2～0.5 μg/(kg·min)，低体重新生儿对吸入麻醉药的需要量比正常新生儿低，且麻醉药物过量（心血管功能不稳定）与药物不足之间的范围很窄。

（六）术中管理

（1）早产儿肺发育不成熟，建议术中采用肺保护性通气策略，气道峰压（PIP）14~18 cmH$_2$O，呼气末正压（PEEP）4~5 cmH$_2$O，吸呼比 1:1.5。

（2）麻醉期间如脉搏<100 次/分，应注意有无缺氧、迷走神经反射或深麻醉，应积极纠正缺氧，用阿托品治疗，必要时暂停手术。

（3）新生儿使用输液泵输注液体，若术中出血超过血容量的 10% 及血细胞比容<30% 时，应及时补充红细胞。

（4）为避免发生早产儿视网膜病，围术期不提倡纯氧吸入，建议维持 SPO$_2$ 在 93% 以上，PaO$_2$ 在 60~80 mmHg 比较合适。

（5）由于麻醉药物对循环系统存在不同程度的抑制作用，易出现低血压，术中应严密监测，早产儿如果平均动脉压低于（妊娠周数 +5）mmHg 就需治疗，治疗措施包括解除诱因、静脉输液、给予糖皮质激素和血管活性药物等。

（七）麻醉期间输液

Berry 建议新生儿术中补液计算方法：

（1）第 1 小时：25 ml/（kg·h）。

（2）其后每小时：维持输液 + 创伤输液（轻、中、重）分别为 6 ml/（kg·h）、8 ml/（kg·h）、10 ml/（kg·h）。

（3）补偿失血：全血或 3 倍于全血的晶体液。

（八）麻醉后并发症及处理

（1）临床上最常见新生儿出现短时间的呼吸暂停，多在术后 2 h 内发生，也可在术后 12 h 发生，由于术后呼吸暂停的高发性与病情的严重性，应加强术后心肺功能的监测，直至术后 12~24 h，协助患儿安全度过窒息的高风险期。

（2）低体温有很大的危险性，可间接导致代谢率和氧耗量增加而引起低氧血症、酸中毒和呼吸暂停。低体温时，许多药物尤其是肌松药和麻醉药的作用时间将明显延长，导致苏醒延迟。因此术中和术后应注意保温。

五、病例

患儿，男，出生 19 h，生后不久即出现呻吟样呼吸转入新生儿科。患儿双胎宝二，胎龄 33^{+2} 周，其母因"双胎胎窘，胎膜早破"行剖宫产，出生体重 1 780 g。入院检查：T 36.5 ℃，P 139 次/分，R 41 次/分，WT 1730 g，BP 65/32 mmHg 早产儿貌，发育欠佳，营养欠佳，反应欠佳。口唇发绀，吸气三凹征阳性，双肺听诊呼吸音低，未闻及干湿性啰音。四肢末梢发绀、发凉，四肢肌张力正常，觅食反射弱，吸吮反射弱。腹部超声：少量腹水；心脏彩超：卵圆孔未闭、动脉导管未闭。入新生儿科诊断：① 新生儿呼吸窘迫综合征；② 早产儿。

给予无创呼吸肌辅助通气、暖箱保暖、静脉营养等对症支持治疗，经治疗患儿呼吸逐渐好转，于出生第 6 天改为鼻导管吸氧，第 8 天停止氧疗，患儿出生后适量开奶，后逐渐增加奶量，患儿第 17 天出现反应欠佳、腹胀、肠鸣音弱，复查腹部平片：新生儿坏死性小肠结肠炎待排；肠道彩超：门静脉积气并肠壁肿胀（考虑 NEC）转入小儿普外科。查体：神志淡漠，体温 38.2 ℃，腹胀，腹肌紧张，给予胃肠减压。复查血常规：白细胞 $15.92 \times 10^9/L$，Hb 89 g/L。肝功能：总蛋白 38.3 g/L，白蛋白 32.1 g/L，球蛋白 6.2 g/L，总胆红素 29.17 μmol/L，直接胆红素 7.85 μmol/L，间接胆红素 21.327.85 μmol/L。小儿普外科诊断：① 新生儿坏死性小肠结肠炎；② 新生儿呼吸窘迫综合征；③ 早产儿；④ 低体重儿；⑤ 新生儿高胆红素血症；⑥ 新生儿感染；⑦ 双胎儿。拟行急诊手术治疗。

患儿急诊入手术室：肤色灰暗，四肢末梢凉，呼吸浅快，面罩吸氧 SpO_2 90%，RR 50 次/分，P 162 次/分。已有两路静脉通道。行超声引导下桡动脉穿刺，测血压 40/25 mmHg，做血气分析，体温监测并加保温毯保温。给予钠钾镁钙葡萄糖液 40 ml/h 静脉输注，盐酸戊乙奎醚 0.2 mg 静脉注射。拟行气管插管全身麻醉。麻醉诱导：静脉注射艾司氯胺酮 5 mg，丙泊酚 5 mg，顺阿曲库铵 0.2 mg，视频喉镜下行气管内插管，术中 2% 七氟烷持续吸入维持麻醉，麻醉机机械通气，吸入氧浓度 40%，调节通气参数维持 $P_{ET}CO_2$ 在 35～45 mmHg，氧饱和度波动于 95%～98%。实施手术：肠切除肠吻合 + 回肠 T 形造瘘术，手术时间 70 min，麻醉时间 110 min，共输入钠钾镁钙葡萄糖液 70 ml。手术结束停用七氟烷后患儿自主呼吸恢复好，生命体征较入手术室时好转，听诊双肺呼吸音清，心跳有力整齐，拔除气管导管后观察 10 min 监护下送回外科 ICU。

NEC 患儿年龄小，体重小，耐受力差，常合并全身感染甚至感染性休克，此类手术需密切关注患儿血压，尽量监测有创血压，如术中血压低，需及时泵注升压药物；如合并全身感染，电解质以及酸碱平衡失衡，术前、术中、术后需及时查血气，根据血气结果及时调整补液方案，此类患儿术中液体治疗非常重要；开腹手术暴露术野面积相对较大，术中注意监测体温和采取保温措施；术前肠梗阻可能有反流误吸，入室注意听诊双肺呼吸音，抽吸胃管，术中采用压力模式避免气道压力过高引起肺损伤；术后早产儿易出现呼吸暂停，需密切观察呼吸。

（姬乐婷 姜丽华）

第六节　新生儿先天性肛门直肠畸形手术精确麻醉

先天性肛门直肠畸形（congenital anorectal malformation，CRM）是小儿最常见的消化道畸形，新生儿发病率为 2/10 000～5/10 000，男女性别比大致相等，但以男性稍多。

一、病理分类

传统分类以直肠末端与耻骨直肠肌关系分为高、中和低位三型。直肠盲端终止于耻骨直肠肌之上者为高位；位于耻骨直肠肌之中，为中位；穿过该肌者为低位。2005 年德国 Krinkenbeck 提出了新的分型标准（见表 12-4），取消了原有的高、中、低位分型，根据瘘管不同进行分类，并增加少见畸形。

表 12-4　肛门直肠畸形国际诊断分型标准（Krinkenbeck，2005）

主要临床分型	罕见畸形
会阴（皮肤）瘘 直肠尿道瘘 　前列腺部瘘 　尿道球部瘘 　直肠膀胱瘘 直肠前庭（舟状窝）瘘 一穴肛（共同管长度 < 3 cm、> 3 cm） 肛门闭锁（无瘘） 肛门狭窄	球形结肠 直肠闭锁/狭窄 直肠阴道瘘 "H"瘘 其他畸形

二、临床表现及诊断

（1）低位肠梗阻。

（2）生后无胎粪便排出或仅少量胎粪从尿道、会阴瘘口挤出。

（3）生后呕吐胆汁，以后为粪便样物。全腹胀，进行性加重。

（4）正常肛门位置无开口。

（5）伴发畸形直肠肛门畸形者常伴发脊椎畸形，如有脊椎裂、半椎体畸形。骶部神经发育不良造成的大小便失禁。

三、手术方式

（1）会阴肛门成形术。

（2）后矢状入路肛门直肠成形术（posterior sagittal anorectoplasty，PSARP）。

（3）腹腔镜辅助下骶会阴直肠肛门成形术。

（4）其他术式：骶会阴、骶腹会阴肛门成形术，目前已被 PSARP 术式所取代。

四、麻醉管理

根据手术方式，选择相应的麻醉管理方式，见表 12-5。

表 12-5　不同手术方式采取不同的麻醉管理方式

手术方式	麻醉管理方式
会阴肛门成形术	① 基础（全身）麻醉 + 骶管阻滞（自主呼吸） ② 喉罩、气管插管全身麻醉
后矢状入路肛门直肠成形术（PSARP）	气管插管全身麻醉
腹腔镜辅助下骶会阴直肠门成形术	气管插管全身麻醉

（一）基础（全身）麻醉 + 骶管阻滞

小儿骶管阻滞操作简单、效果可靠、安全性高，可减少全麻药的用量，甚至完全避免麻醉性镇痛药物的使用，还可以提供良好的术后镇痛。随着超声技术的应用增加，新生儿骶管阻滞提高了骶管阻滞操作的成功率，达到了良好的准确性和客观性，效果可靠，并且有使用区域阻滞作为唯一麻醉方式从而避免使用全身麻醉的趋势。

骶管阻滞操作前，静脉给予抗胆碱药盐酸戊乙奎醚 0.1～0.2 mg，采用艾司氯胺酮 0.5 mg/kg 复合丙泊酚 1～2 mg/kg 缓慢静脉注射，亦可采用 3～4% 七氟烷吸入。待患儿入睡后，面罩吸氧，超声引导下行骶管阻滞。周期性呼吸伴暂停（20 s）在新生儿和早产儿中很常见，或伴心动过缓（静息心率下降 30 次/分钟；或下降 20%）。所以，要密切观察患儿呼吸。如果患儿状态较差或在给予全身麻醉药物后呼吸抑制较明显，可先行气管内插管后再行骶管阻滞。

罗哌卡因心血管和神经系统毒性低，具有运动与感觉阻滞分离的优点，是目前新生儿骶管阻滞最常使用的局麻药。罗哌卡因浓度为 0.2%，用量 0.8～1.0 ml/kg。注意操作时体位对呼吸的影响，颈部需伸展，双膝勿挤压腹部。

（二）喉罩、气管插管全身麻醉

先天性肛门闭锁患儿手术时的年龄多在出生后 3 天以内，其心、肺、肝、肾、中枢神经等重要器官及系统的生理功能均未发育成熟，对手术及麻醉的耐受性较年长儿差，麻醉中要特别注意维持患儿呼吸、循环功能的稳定，应用静脉药物时尽量避免加重肝肾代谢的负担。

1. 麻醉诱导

正常气道的患儿可选择经静脉快速顺序诱导的气管内插管全身麻醉方式；预计困难气道的

患儿除按常规方法处理外，还必须做好相应准备。新生儿手术麻醉常规稀释阿托品备用（心率低于 100 次/分钟时静脉注射）。静脉给予抗胆碱药盐酸戊乙奎醚 0.1 ~ 0.2 mg、艾司氯胺酮 1 mg/kg、舒芬太尼 0.3 ~ 0.5 μg/kg、顺式阿曲库铵 0.1 mg/kg。

2. 麻醉维持

静吸复合麻醉维持，七氟烷 1.5% ~ 2% 复合瑞芬太尼 0.3 ~ 0.5 μg/（kg·min）。根据手术需要追加肌松药。腹腔镜下手术需超声引导下动脉穿刺测压，检测血气，关注 $PaCO_2$、$P_{ET}CO_2$。机控呼吸尽量选择压控模式，同时给以容量补偿，尤其是患儿气道压偏高时，在预防肺机械损伤的同时须保证通气量。

3. 苏醒期

手术结束前 10 min 静脉注射羟考酮 0.1 mg/kg，用于镇痛衔接。警惕手术期间异常呼吸情况，如周期性呼吸暂停、喉痉挛、心动过缓。拔管方式选择：① 完全清醒后拔管；② 在较深麻醉下拔出气管插管，减少患儿喉痉挛，心律失常，低氧血症等不良事件的发生。具体操作：吸入七氟烷维持 0.3 ~ 0.4 MAC，自主呼吸下呼气末 CO_2 可维持于 50 mmHg 以下，且无增加趋势，可拔除气管插管，拔管后面罩吸氧、严密监测。

（三）麻醉注意事项

（1）对于早产儿或过期产儿，一定要考虑到以下问题：① 是否有呼吸暂停或心动过缓病史，若有相关病史需要做相应的围术期监护；② 肺部疾病（支气管肺发育不良）的后遗症；③ 心血管疾病，如肺动脉高压、动脉导管未闭；④ 神经系统疾病，如脑室内的出血；⑤ 血液系统疾病，如贫血。

（2）气道管理需要考虑饱胃和胃肠道梗阻的情况。

（3）术前的实验室检查项目取决于相关病史，但应包括全血细胞计数、凝血功能检查、X线胸片、电解质、血尿素氮、肌酐、心电图和超声心动图。

（4）手术中注意患儿的保暖问题。

（5）警惕周期性呼吸/呼吸暂停；喉痉挛/支气管痉挛；心动过缓；低血糖等。

五、研究热点与动态

新生儿全身麻醉与区域阻滞

新生儿麻醉需要掌握新生儿生理学的丰富知识，并与气道维护和循环管理技能相结合。当新生儿为早产儿时，由于肺体积小以及伴随的支气管肺发育不良和呼吸暂停等问题，管理的复杂性增加。小儿最常见的围术期并发症即呼吸道不良事件，低龄、多次插管是气道严重并发症的危险因素，在新生儿（<1 个月）和婴儿（<1 岁）中，气道和呼吸事件的发生率最高。麻醉药物对未成熟机体神经发育的影响是目前的研究热点之一。儿科麻醉设备的进步、区域麻醉和椎管内麻醉的使用以及监测的完善，提高了这些小患儿的麻醉安全性。

新生儿手术可产生急性应激反应，引起自主神经、激素、代谢、免疫和炎症效应，如果不治疗，将会导致伤口愈合延迟、缺氧和呼吸窘迫；长期影响包括神经发育障碍、疼痛敏感性的负面转变、情绪、行为和学习障碍。区域阻滞被证明可以有效地抑制这些反应。并且通过改善血液循环，有助于缺血性肠病的恢复，改善肠道运动，减少呼吸机断机时间和整个新生儿重症监护病房住院时间。因此，在肛门直肠畸形的手术治疗中，可以选择骶管阻滞麻醉作为单独的麻醉方式，也可行复合全身麻醉。

骶管阻滞是新生儿应用最广泛的技术，可以用较短的学习时间掌握，且适应证多样。传统定位时轻轻屈曲臀部和膝盖，通过外侧位置的骨性标志触诊骶骨间隙，髂后上棘和骶骨中段可形成一个等边三角形。当针穿刺骶尾韧带时，麻醉医师可感到明显的落空感。随着超声技术在骶管阻滞操作中的应用，这些解剖学关系受到了质疑。Mirjalili 等人观察了超声下骶管间隙解剖标志的变化。此外超声使我们能够可视化重要的结构，如硬膜囊、骶尾部硬膜外间隙。重要的是，还可以发现先天性异常，从而帮助选择更适合的麻醉方式。

六、病例

患儿，男，出生后 1 天。以"发现肛门闭锁 1 天"为代主诉入院。1 天前患儿出生后发现肛门闭锁，正常肛门位置未见肛门，精神反应好，禁喂养，大便未排，小便排出正常。足月剖宫产生，出生体重 2420 g，出生时无缺氧、窒息史。

体格检查：T 36.7 ℃，P 155 次/分，R 38 次/分，Wt 2.4 kg。精神可，全身皮肤、黏膜无黄染、皮疹及瘘管。双肺呼吸音清，双肺未闻及干湿性罗音，心率 155 次/分，节律整齐。腹部平坦，浅静脉无曲张，未见胃肠型及蠕动波；腹软，腹部不胀，浅静脉无曲张，未见胃肠型及蠕动波，听诊肠鸣音正常。正常肛门位置未见肛门，仅为一皮肤凹陷。

辅助检查：倒立侧位片显示充气肠管远端至肛门标志物距离约为 1.0 cm。

术前诊断：先天性肛门闭锁。

麻醉过程：入室监测生命体征平稳，面罩吸氧，连续监测 ECG、SpO$_2$、HR，加热气毯 38 ℃持续保温。盐酸戊乙奎醚 0.1 mg 静脉注射，采用艾司氯胺酮 0.5 mg/kg 复合丙泊酚 1 mg/kg 静脉全麻，推注速度缓慢，防止呼吸抑制，保留自主呼吸。待患儿入睡，取左侧卧位超声引导下行骶管阻滞 0.2% 罗哌卡因 2.0 ml。手术体位为截石位，双下肢抬起后观察患儿呼吸频率及幅度无明显变化。手术开始，切皮无体动，心率无明显变化。术中追加丙泊酚 1 mg/kg 静脉推注维持患儿浅全麻状态，术毕患儿自主呼吸好，送返麻醉恢复室，5 min 后患儿有吸吮奶嘴动作，轻拍脸颊有体动，观察 20 min 送回病房。手术时间 34 min，麻醉时间 50 min，术中输入钠钾镁钙葡萄糖液 30 ml，出血 1 ml。术后患儿恢复顺利，7 天出院。

（王玉霞　姜丽华）

参考文献

［1］ CAVALLIN F，CARLONE G，DOGLIONI N，et al.Surfactant Treatment of Late Preterm infants during Emergency Transport：A Retrospective，Observational Study［J］. Neonatology，2021，118(5)：617-623.

［2］ SINGH Y，LAKSHMINRUSIMHA S. Perinatal Cardiovascular Physiology and Recognition of Critical Congenital Heart Defects［J］. Clin Perinatol，2021，48(3)：573-594.

［3］ CAVAGNARO SM F. The kidney of the premature child：Long-term risks［J］. Rev Chil Pediatr-Chi，2020，91(3)：324-329.

［4］ LUBKOWSKA A，SZYMAŃSKI S，CHUDECKA M. Surface ody temperature of full-term healthy newborns immediately after birth-pilot study［J］. Int J Environ Res Public Health，2019，16(8).

［5］ CONFORTI A，VALFRÈ L，SCMGLIA M，et al. Laryngotracheal Abnormalities in Esophageal Atresia Patients：A Hidden Entity［J］. Front Pediatr，2018，6：401.

［6］ AZIZA A，LAZIMA NM，MOHAMAA H，et al. Hurdles in managing tracheoesophageal fistula：case report ［J］. Egypt J Otolaryngol，2019，35：334–337.

［7］ BRADSHAW CJ，THAKKAR H，KNUTZEN L，et al. Accuracy of prenatal detection of tracheoesophageal fistula and oesophageal atresia［J］. J Pediatr Surg，2016，51：1268–1272.

［8］ ANTABAK A，LUETIC T，CALETA D，et al. H-type tracheoesophageal fistula in a newborn：determining the exact position of fistula by intra-operative guidewire placement［J］. J Neonatal Surg，2014，3(3)：36.

［9］ LI Y，HUANG J，DU J，et al. Analysis and management of short term postoperative complications after esophageal atresia repair［J］. Clin Pediatric Surg，2018，17：519-22.

［10］ LAWAL TA，GOSEMANN JH，KUEBLER JF，et al. Thoracoscopy versus thoracotomy improves midterm musculoskeletal status and cosmesis in infants and children［J］. Ann Thorac Surg，2009，87：224-228.

［11］ BORETSKY KR，CAMELO C，WAISEL DB，et al.Confirmation of success rate of landmark-based caudal blockade in children using ultrasound：A prospective analysis［J］. Paediatr Anaesth，2020，30(6)：671-675.

［12］ GUPTA A，SINGH P，GUPTA N，et al. Comparative efficacy of C-MAC Millier videolaryngoscope versus McGrath MAC size "1" videolaryngoscope in neonates and infants undergoing surgical procedures under general anesthesia：A prospective randomized controlled trial［J］. Paediatr Anaesth，2021，31(10)：1089-1096.

［13］ SANTOS DLS，ANDRADE PDO，GOMES ELFD. Does the endotracheal tube insertion depth predicted by formulas in children have a good concordance with the ideal position observed by X-ray［J］. Rev Bras Ter Intensiva，2020，32(2)：295-300.

［14］ DAI Y，ZHU L，ZHOU Y，et al.Ten-Year Trend of Retinopathy of Prematurity Among Extremely Preterm Infants in One Neonatal Intensive Care Unit in China［J］. Front Pediatr，2021，9.717090.

［15］ PONDE V，PURI K，NAGDEV T. Regional anaesthesia in neonates：a narrative review［J］. Southern African Journal of Anaesthesia and Analgesia，2020，26.6.S2.2510.

［16］ PONDE VC，BEDEKAR VV，DESAI AP，et al. Does ultrasound guidance add accuracy to continuous caudal-epidural catheter placements in neonates and infants?［J］. Paediatr Anaesth，2017，27(10)：1010-1014.

12

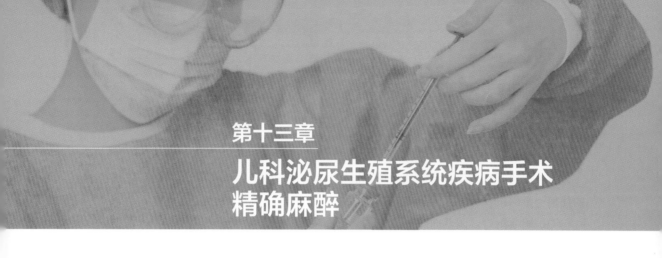

第十三章
儿科泌尿生殖系统疾病手术精确麻醉

第一节　小儿尿道下裂手术精确麻醉

尿道下裂（hypospadias）是患儿先天性尿道发育不全，导致尿道开口于正常尿道口近侧至会阴部途径上，常伴发阴茎下弯，发病率约为 0.3%（0.1%～0.8%），是男性下尿路及外生殖器最常见的先天性畸形之一，仅次于隐睾。其发病机制可能与遗传及环境因素有关，最终导致胚胎形成期间，阴茎结构闭合不完全，尿道开口向阴茎腹侧移位。外科手术是治疗该类疾病的唯一有效手段。

一、病理学分型

尿道下裂的病理分型有 Kalalis 和 Barcat 分型法。

（1）Kalalis 分型法（根据尿道开口位置）：龟头型、冠状沟型、阴茎体型、阴茎根型、阴囊型、会阴型。

（2）Barcat 分型法（根据术中矫正阴茎下弯、切除膜性尿道壁后尿道口的位置）：① 远侧型（轻型，约 50%，包括阴茎头型、冠状沟型、阴茎体远侧型）；② 中间型（中型，约 20%，包括阴茎体中间型）；③ 近侧型（重型，约 30%，包括阴茎体近侧型、阴茎根型、阴囊型、会阴型）。

二、临床分型

临床上常将两种分型方法结合起来，如**图 13-1**。

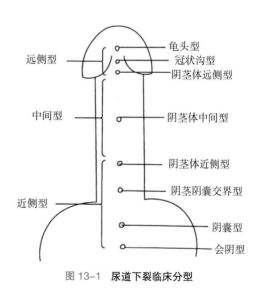

图 13-1　**尿道下裂临床分型**

三、临床表现及诊断

1. 临床表现

（1）尿道开口异位：特征性表现，根据病情的严重程度，尿道开口可以在龟头腹侧至会阴的任何一个部位，有时可伴尿道口狭窄。

（2）阴茎下弯：阴茎向腹侧弯曲，其弯曲程度往往与病情严重程度相关。根据阴茎头与阴茎体纵轴的夹角，可以将阴茎下弯分为轻度、中度、重度，即轻度 < 15°，中度 15° ~ 35°，重度 > 35°。

（3）包皮异常分布：包皮系带缺如，包皮在阴茎头背侧呈帽状堆积。

2. 伴发畸形

（1）隐睾。

（2）腹股沟疝、鞘膜积液。

（3）前列腺囊。

（4）其他畸形：重度尿道下裂可合并阴茎阴囊转位、阴囊分裂等。部分患儿因激素水平紊乱，可伴发小阴茎，重度尿道下裂合并小阴茎给手术治疗带来挑战，是临床治疗的棘手问题。少数患儿可伴发肛直肠畸形、心血管畸形等。

3. 诊断

尿道下裂为体表显露性疾病，通过体检一般可明确诊断，但应与两性畸形相鉴别。

四、手术方式

尿道下裂修复手术：步骤包括阴茎下弯矫正、尿道成形、尿道口和龟头重建。

一期修复：临床上更多采用一期修复，其中无或轻度阴茎下弯的患者可选 Snodgrass、Mathieu、Onlay 等术式，重度阴茎下弯的患者可选 Duckett、Koyanagi 等术式。

分期修复：先完成阴茎下弯矫正，间隔 6 个月至 1 年后再行尿道成形等其余步骤。

手术主要目的是恢复正常功能和外观，推荐首次手术的最佳年龄为 6 个月至 3 岁，但具体时间仍取决于尿道下裂的严重程度和阴茎发育条件。

五、术前访视

（1）患儿一般情况：有无上呼吸道感染、腹泻等；有无牙齿松动，患儿气道情况。

（2）患儿既往病史及是否合并其他畸形，必要时完善相关检查。

（3）术前相关检查是否完善。

六、麻醉管理

（一）麻醉方式选择

1. 全身麻醉

可选用静脉复合全身麻醉或静吸复合全身麻醉，可选用气管插管或喉罩控制气道。与气管插管全身麻醉不同的是，喉罩全身麻醉对肌松的需求较低，但术中需密切关注，避免喉罩移位，且饱胃患者禁用。

2. 骶管阻滞

骶管阻滞可有效缓解尿道下裂患者术后疼痛，被广泛应用于临床。全麻复合骶管阻滞麻醉，可减少术中镇痛类药物的使用，减少术后恶心、呕吐的发生率。

适应证：6 岁以内小儿下腹、下肢、肛门及会阴部的手术。

禁忌证：严重的全身性病理改变——凝血功能紊乱、败血症、神经系统疾病、严重的低血容量等；局部异常——脓肿、覆盖骶裂孔的皮肤发育不良、局麻药高敏反应。

特殊禁忌：骶骨较严重的畸形、脊膜膨出、脑膜炎、脑积水、惊厥史。

推荐用法：年龄 ≤ 8 岁，体重 ≤ 25 kg，容量：0.5 ~ 1 ml/kg（总量 ≤ 20 ml），药物选择 0.2% 罗哌卡因或 0.25% 布比卡因。局麻药浓度不宜过高，避免局麻药中毒，研究表明，0.125% 布比卡因可产生明确的镇痛效果，同时又不会造成明显的运动阻滞。

3. 外周神经阻滞

外周神经阻滞包括阴部神经阻滞和阴茎背神经阻滞。阴部神经阻滞最早适用于产科及肛肠外科，研究表明，其也可用于尿道下裂手术的麻醉及镇痛。阴茎背神经阻滞常用于包皮环切，其对尿道下裂手术也有镇痛作用。目前阴茎背神经阻滞基本由外科医生完成操作，其镇痛效果及对术后并发症的影响尚无明确的研究报告。

（二）苏醒期躁动

尿道下裂手术患儿的苏醒期躁动主要由两方面因素引起：药物因素和异物刺激。

对于七氟烷麻醉后的苏醒期躁动，右美托咪定、丙泊酚和芬太尼都可以降低发生率，其中右美托咪定的给药方式包括术前滴鼻和复合骶管阻滞。术前滴鼻使用右美托咪定不仅可以降低苏醒期躁动的发生率，还可以减轻患儿入室时的焦虑，但可能增加苏醒时间。骶管阻滞中复合使用右美托咪定，可以显著延长镇痛时间，也可以降低苏醒期躁动的发生率。静脉使用丙泊酚，也可以显著降低苏醒期躁动的发生率，而且苏醒时间不会明显延长。芬太尼可以减轻术后疼痛，也可降低苏醒期躁动的发生率，但其可以显著延长苏醒时间。麻醉方式也可以影响苏醒期躁动的发生率，相比于气管插管，喉罩全麻复合骶管阻滞的麻醉方式，苏醒期躁动的发生率明显偏低。

尿道下裂术后的患儿均保留导尿管，因此，异物刺激也是苏醒期躁动产生的明确因素。针对异物刺激，可以通过加强术后镇痛缓解。

13

（三）术后镇痛

静脉镇痛泵、骶管阻滞、外周神经阻滞等均可提供明确的术后镇痛效果，也可以使用复合镇痛方式，如骶管阻滞联合静脉镇痛泵、阴部神经阻滞联合静脉镇痛泵等。研究表明，骶管阻滞时复合使用右美托咪定，可以显著延长镇痛时间，但需警惕的是，右美托咪定对神经髓鞘可能产生不利影响。超声引导下的骶管阻滞和神经阻滞，因其可视化的操作条件，可以提高操作的成功率，减少并发症的发生率。

七、研究热点和动态

大量研究表明，骶管阻滞可以安全用于尿道下裂手术的麻醉。2016 年 Kim MH 等作者研究发现骶管阻滞与尿道下裂患者术后并发症（包括尿道瘘、尿道狭窄及尿道憩室等）的发生率密切相关，是此类患者术后发生并发症的独立危险因素。但 Zhu C 等作者发表于 2019 年的一项荟萃分析否定这一观点，认为骶管阻滞与尿道下裂术后患者并发症的发生率无关，可安全应用于临床。Naja ZM 及 Kendigelen P 等研究均发现对于尿道下裂患者，阴部神经阻滞的效果优于骶管阻滞，且 Zhu C 等作者发表于 2019 年的一项荟萃分析也表明外周神经阻滞镇痛效果较骶管阻滞更显著，两种阻滞患者术后尿道下裂并发症的发生风险没有明显差异。近年来，超声可视化下的骶管阻滞、阴部神经阻滞等成为研究热点，其不仅可以提高成功率、减少神经和周围组织的损伤，还可以减少局麻药物的使用总量，减少因药物使用引起的不良反应。

对于尿道下裂，外科医师更关注的是手术技术的发展、术后护理的进展以及人工组织材料的替代。仿生材料在重型尿道下裂手术中得到广泛的使用，其可以弥补患者本身尿道板等材料的不足；膀胱内皮细胞培养组织的使用，则可以显著降低术后尿瘘的发生率。

八、病例

一般情况：患儿，男，3⁺岁，因"发现阴茎形态异常、尿道开口异位 3 年 9 个月"入院。

体格检查：T 36.7 ℃，P 102 次 / 分，R 23 次 / 分，BP 92/47 mmHg，经皮氧饱和度 99%，体重 15 kg。发育正常，营养良好，面色红润，呼吸平稳。双肺呼吸音对称，呼吸音清，未闻及干湿啰音，心音有力、律齐，未闻及杂音。腹平软，未扪及包块，全腹无压痛、反跳痛。四肢肌力、肌张力正常。专科查体：阴茎外观异常，阴茎头未见尿道开口，阴茎发育好，中度下弯，尿道开口于阴茎头稍下方，尿道外口无狭窄，阴茎背侧包皮堆积，腹侧缺如，伴系带缺如，阴囊发育好，双侧睾丸位于阴囊内。术前辅助检查无异常。

诊断：尿道下裂阴茎体型。

手术方式：尿道成形术。

麻醉管理：气管插管全麻 + 骶管阻滞。静脉予咪达唑仑 1.5 mg、舒芬太尼 15 μg、丙泊酚 45 mg、顺式阿曲库铵 2.3 mg、长托宁 0.15 mg 麻醉诱导。气管插管后调节呼吸机参数（PCV-VG）：潮气量 120 ml、频率 22 次 / 分、I：E=1：2、吸入氧浓度 35%、控制 $P_{ET}CO_2$ 35 ～ 45 mmHg，持续吸入七氟烷 1% ～ 2%，静脉泵注丙泊酚 5 mg/kg＋瑞芬太尼 0.2 μg/（kg·min）。诱导后手术开始前以 0.15% 罗哌卡因 15 ml 行骶管阻滞。术中监测心率、血压、氧饱和度等。

术中情况：手术顺利，时长 80 min，术中生命体征平稳，总麻醉时长 95 min。

复苏及术后：术后约 15 min 自主呼吸恢复，清理呼吸道并脱氧观察后拔除气管导管。恢复室期间未发生苏醒期躁动，出室前连接静脉镇痛泵。术后当天未诉疼痛等不适，术后恢复好，术后第 7 天顺利出院。

（叶茂　王强　李华宇）

第二节　小儿肾盂积水手术精确麻醉

小儿肾积水（hydronephrosis）是由先天性肾盂输尿管连接处梗阻所引起的，表现为肾集合系统扩张。

在产前及出生后使用统一的分级系统描述先天性肾积水，有利于临床诊治的规范。泌尿外科医生首选定量［如肾盂前后径值（antero-posterior diameter，APD，见表13-1）或半定量［（如society for fetal urology，SFU），见表13-2］分级系统。

表 13-1　APD 分级系统

级别	肾盂前后径值(cm)	肾盏扩张情况
1级	<1	无肾盏扩张
2级	1～1.5	无肾盏扩张
3级	>1.5	轻度肾盏扩张
4级	>1.5	中度肾盏扩张
5级	>1.5	肾盏严重扩张，肾实质变薄

表 13-2　SFU 分级系统（排除膀胱输尿管反流）

级别	扩张情况
0级	无肾积水
Ⅰ级	肾盂轻度分离
Ⅱ级	肾盂轻度扩张，一个或几个肾盏扩张
Ⅲ级	所有肾盏扩张
Ⅳ级	肾盏扩张，肾实质变薄

一、影像学评估时机与内容

1. 产前评估

（1）超声评估：筛查先天性肾积水的首选方法。可以判断肾积水侧别、肾盏扩张情况、肾实质厚度、膀胱和输尿管异常、性别、羊水量多少以及是否合并其他畸形。难点在于难以早期明确是梗阻性或是非梗阻性所致积水。

（2）磁共振成像（MRI）检查：可以作为评估复杂胎儿泌尿系统畸形和其他系统畸形的辅

助检查，能更客观地显示泌尿系统精细结构，而且无辐射，并且通过胎儿 MRI 评估肾积水 SFU 分级能够提高评判者间信度，但 MRI 检查较昂贵，虽然相比超声能够提高 SFU 分级系统评价准确度，但总体对于 UTD 分级系统无影响。

2. 出生后评估

（1）超声检查：本法是首选检查。

（2）排尿性膀胱尿路造影检查（micturating cystourethrogram，MCU）：可有效鉴别和评价 VUR、UPJO/UVJO、巨输尿管、PUV、重复肾畸形等疾病。MCU 目前是诊断 VUR 的"金标准"，也是分级的依据，同时也是诊断 PUV 等的主要方法，但系有创性检查，其应用受到一定限制。

（3）静脉肾盂造影（IVP）：指经静脉注射显影剂，通过肾排泄到尿路，借以观察肾实质、肾盂、肾盏、输尿管及膀胱的一种全尿路病变检查方法，也称排泄性尿路造影。目前，常用于检查泌尿道器质性病变，可观察尿路梗阻部位及原因。

（4）核素肾显像：核素肾显像能够评估分肾功能和肾积水梗阻的严重程度，是肾积水术前评估和术后随访的重要影像学检查。

（5）MRI 泌尿系统显像：价格昂贵且相关评价体系尚未完善，不作为常规检查。

二、治疗方式

（1）随访观察。

（2）肾盂输尿管成形术：开放手术、腹腔镜手术、达芬奇手术。

三、麻醉管理

1. 术前访视

（1）一般情况：患儿既往麻醉史、用药史、过敏史、并存疾病、心肺功能等。

（2）了解造成患儿肾积水的病因、肾积水的程度以及进展情况。

（3）关注患儿肾功能是否有损害以及损害程度。

（4）关注血常规、尿常规等情况，有无发热、尿路感染、肾结石等。

2. 麻醉方法

选择全身麻醉 + 气管插管。

3. 麻醉监测

通常除监测循环功能（心率、血压、心电图）外，对二氧化碳气腹患者监测 SpO_2 与 $P_{ET}CO_2$ 至关重要，可随时了解机体是否缺氧及是否存在二氧化碳蓄积。通常术中一般采用适宜的过度通气，以排除体内过高的 CO_2。

4. 麻醉管理注意事项

腹腔镜手术麻醉管理特点：腹腔镜下肾盂成形术是近几年常用的手术方式，麻醉管理过程中必须关注气腹对机体的影响。首先，随着气腹压力的增高，心血管系统、呼吸系统、肾功能均会发生改变。增加的腹腔压力会使患儿回心血量明显减少，心输出量下降。此外，气腹压增高还可通过迷走神经反射引起心率减慢，严重者可发生心脏停搏。对于呼吸系统，可压迫膈肌向胸腔内移位，引起肺泡无效腔量增多、功能残气量降低、肺容量减少、胸肺顺应性下降、呼吸道内压上升、呼吸道阻力增高，从而容易导致机体低氧和高碳酸血症的发生。而对于肾功能，当气腹压达到 20 mmHg 时，肾血管阻力增高，肾血流量减少，肾小球滤过率下降，肾功能开始受到影响（尿量可减少）。另外，值得注意的是，随着手术时间延长可促进 CO_2 向腹膜内渗透并吸收，腹腔压力越大，手术时间越长，CO_2 吸收入血则越多，机体 CO_2 蓄积可引起酸中毒，严重者导致心律失常。对于肥胖和伴有阻塞性呼吸功能障碍的患者，则影响更为显著。

手术结束后应使腹腔内气体充分排出，待患者意识恢复，呼吸功能、循环功能稳定，无异常情况时方可拔除气管内插管，观察片刻护送回病房。若术后患者出现呼吸异常，应行血气分析，给予针对性治疗与处理。

5. 围术期液体管理

近十年来，加速康复外科（enhanced recovery after surgery，ERAS）的概念在我国有了较为迅速的普及和应用，而在 ERAS 临床实践中，液体管理是围术期处理的主要优化措施之一。在《ERAS 中国专家共识暨路径管理指南（2018）》中液体管理部分提出建议："对'健康'患者采用中度限制输液，对高危患者采用目标导向液体治疗（directed Huid therapy，GDT）；对极端头低脚高位体位患者应限制输液，但恢复体位后应注意容量补充。"在腔镜手术中应用 GDT，推荐使用的液体为晶体和胶体组合搭配。GDT 选用何种液体也是学者们一直争论的话题。Shaw 等的大型开腹手术随机对照试验研究表明，相比 0.9% 的生理盐水，术中使用平衡晶体液有助于降低术后并发症的发生率和病死率；但术中单独应用晶体液有时并不能保证机体氧供与组织灌注。Kimberger 等于 2009 年进行了一项关于猪模型结肠吻合术术中补液的研究，结果显示在 GDT 中加入适量人工胶体液可促进吻合口愈合，降低吻合口漏发生率，保证组织器官灌注。

四、研究热点与动态

既往开放离断式肾盂成形术为治疗肾盂输尿管连接处梗阻的"金标准"术式，但开放手术创伤大、恢复慢。自 1995 年 Peters 等首次报道小儿腹腔镜肾盂成形术以来，经过 20 余年的发展，研究结果已经证实，与开放肾盂成形术相比，腹腔镜手术具有疼痛轻、创伤小、恢复快、美容效果好等优点，且手术成功率不低于传统开放手术。但腔镜下缝合打结困难，学习曲线长，特别是对于腹腔空间有限的儿童来说，对术者技术要求更高，难以得到广泛普及。达芬奇机器人辅助腹腔镜手术系统具有 3D 手术视野，其机械臂活动范围可以达到 7 个自由度，大大降低了腔内解剖分离与缝合打结等精细操作的难度。机器人辅助腹腔镜肾盂成形术的安全性和有效性已得到证实，且其手术成功率不低于传统腹腔镜手术和开放手术，已被国内外学者所接受，但目前机器人辅助腹腔镜手术在国内小儿外科中的发展还处于起步阶段。结合我国目前机器人装机现状，未来几年机器人手术在小儿外科中将得到快速的发展。

五、病例

一般情况：患儿，男，出生3个月13天，因"发现肾积水3个月"入院。入院前3个月，其家长产检发现患儿肾积水，出生后定期随访。患儿无眼睑水肿、双下肢水肿、少尿，无阵发性哭吵，近期无发热、咳嗽、咳痰、吼喘。门诊腹部彩超提示：左侧肾重度积水，肾盂无回声区2.4 cm，肾盏约1.6 cm，左侧输尿管腹段扩张，内径2.2 cm。

体格检查：体温36.5 ℃，呼吸28次/分，心率102次/分，氧饱和度99%，体重7.5 kg。发育正常，营养良好，安静，神志清晰。双肺呼吸音对称，无干湿啰音。心音有力，节律整齐，心底部、心前区未闻及心脏杂音。腹部平坦，未见肠型蠕动波，未见腹壁静脉显露，未见腹壁包块。腹软，按压腹部无哭吵；肝脾肋下未触及。辅助检查：2023年7月5日，门诊腹部彩超提示：左侧肾重度积水，肾盂无回声区2.4 cm，肾盏约1.6 cm；左侧输尿管腹段扩张，内径2.2 cm。

麻醉过程：患儿入室后予以心电监护，镇静后行胃肠减压。静脉予以咪达唑仑0.7 mg，舒芬太尼7.5 μg，丙泊酚18 mg，顺式阿曲库铵1 mg，戊乙奎醚0.07 mg麻醉诱导。待睫毛反射消失后，托下颌无体动，经口置入带囊3.5#气管导管，插管深度11 cm，听诊双肺呼吸音对称后妥善固定气管导管。调节麻醉机参数（PCV-VG）：氧浓度35%，氧流量2 L/min，VT 70 ml，RR 26次/分，控制$P_{ET}CO_2$在35~45 mmHg，I∶E=1∶2，持续七氟烷1%~2%吸入，丙泊酚5 mg/(kg·h) + 瑞芬太尼0.2 μg/(kg·min)持续泵注。然后超声引导下行患儿桡动脉穿刺并监测其有创动脉血压。

术中监测：术中实时动态监测患儿的心率、有创动脉血压、氧饱和度、体温、呼末二氧化碳、血气分析。

手术方式：术中行腹腔镜下左侧肾盂输尿管成形术 + 双J管植入术。手术时长1 h 10 min，麻醉时长2 h。出血量5 ml，未输血。

复苏过程：术后约10 min患儿自主呼吸恢复，潮气量>36 ml，呼吸约28次/分，脱氧5 min患儿SpO_2维持在95%以上，充分吸氧、清理呼吸道后，拔除气管导管。予以观察，镇静评分合格后安全返回病房。

术后第二天访视，患儿一般情况可，体温最高36.8 ℃，生命体征平稳，无咳嗽、呕吐，无腹胀，无烦躁、哭吵。术后对症支持治疗，患儿恢复良好，于术后5天出院。

（徐颖　熊玲　谭雁玲）

第三节　小儿肾母细胞瘤手术精确麻醉

肾实体瘤占所有儿童肿瘤的5%，其中超过90%的肾脏恶性肿瘤为肾母细胞瘤（nephroblastoma），又称维尔姆斯瘤（Wilms tumours，WT），2~3岁为发病高峰。大多数患者为孤立性肾母细胞瘤，5%~9%的患者双侧肾脏受累，而高达17%病例与易导致肿瘤形成的遗传综合征有关，如Beckwith-Wiedemann，Denys-Drash或WAGR等，见表13-3。

表13-3　与肾母细胞瘤患病风险增加有关的遗传综合征

综合征	突变位点	表型	WT相关风险
WAGR	*11p13*	虹膜缺失、泌尿生殖系统畸形、迟发型肾衰竭	~50%
Denys–Drash	*11p13*	早发性肾病综合征（弥漫性肾小球系膜硬化）、性腺发育不全	~75%
Beckwith–Wiedemann	*11p15*	过度生长综合征。器官肥大、巨大儿、舌大、脐膨出、偏身肥大、耳廓褶皱、新生儿低血糖	0.2%~24%
Simpson–Golabi–Behmel	*Xq26.2*	过度生长综合征。出生前后过度生长、内脏和骨骼异常（器官巨大症、多指畸形）、先天性心脏病、不同程度精神运动障碍	~3%
Li–Fraumeni	*17p13*	癌症家族易感性	低，但有个案报道
Mosaic variegated aneuploidy	*15q15*	小头畸形、智力障碍、白内障、先天性心脏病	>70%

一、临床表现及诊断

1. 临床表现

最常见的临床表现为无痛性腹部包块。40%患儿存在腹痛，18%因肉眼血尿就诊，24%存在镜下血尿，25%存在高血压；约10%患儿合并有发热、体重下降等非特异性症状；也可能因肺转移引起呼吸道症状而就诊，或由于下腔静脉瘤栓造成精索静脉曲张或肝转移引起的腹痛而就诊。

对于肾脏肿瘤的儿童需要仔细检查合并综合征的体征，如虹膜缺失、发育迟缓、舌大、偏身肥大、先天性心脏病等。一旦怀疑肾母细胞瘤，腹部检查应小心进行，用力触诊可能使肾包膜破裂而导致肿瘤溢出，从而提高肿瘤分期（Ⅰ~Ⅱ期肿瘤升级为Ⅲ期），导致治疗方式改变。

2. 实验室检查

血液检查包括血常规、血型、肝肾功能、乳酸脱氢酶、凝血功能、血源性传染病检测；尿液检查包括尿常规、儿茶酚胺、尿代谢产物（尿苦杏仁酸）、尿蛋白定量。

3. 影像学检查

当怀疑有腹部包块时首选超声检查，提供肿物来源器官、解剖学信息，同时显示是否存在肾静脉、下腔静脉及右心房瘤栓。心脏超声可以同时协助评估化疗后患者的心脏功能。

术前行增强 CT 或 MRI 有助于帮助明确是否存在肾脏肿瘤、对侧肾的存在和功能、对侧肾是否有肿瘤、肿瘤的大小和范围、是否存在肺部转移、肝脏转移、是否存在肾静脉、下腔静脉及右心房瘤栓。

4. 细针穿刺活检

细针穿刺活检可用于验证影像学诊断，但并发症发生率为 1.6%，包括肿瘤出血、破裂和针道复发，应严格把握细针穿刺适应证。细针穿刺禁忌证：年龄＜6 个月婴儿及完全性囊性肿瘤，建议直接手术。

5. 肾母细胞瘤分期

肾母细胞瘤分期见表 13-4。

表 13-4　肾母细胞瘤分期

分期	COG(美国儿童肿瘤学组)肾母细胞瘤分期系统	SIOP(欧洲国际儿科肿瘤学会)肾母细胞瘤分期系统
Ⅰ期	肿瘤局限于肾脏且完整切除，切除前肿瘤没有破裂、活检。没有穿透肾包膜或累积肾窦血管	肿瘤局限于肾脏、若超出肾外肿瘤周围有假包膜包裹且完整切除；肿瘤科能突入到肾盂或输尿管，但没有侵袭肾盂或输尿管管壁；没有累及肾窦血管，可能累及肾内血管；如果肾窦和肾周脂肪的肿瘤组织已坏死则仍属于Ⅰ期。允许行经皮细针穿刺活检
Ⅱ期	肿瘤侵入肾包膜外但完整切除，切缘外无肿瘤残存，肿瘤穿透肾包膜或侵袭肾窦血管	肿瘤超出肾外或穿透肾脏包膜和（或）纤维假包膜，进入肾周脂肪但完整切除；肿瘤侵入肾窦和（或）侵入肾实质外的血管和淋巴管，但以一个整体完整切除；肿瘤浸润临近器官或腔静脉，但完全切除。允许行经皮细针穿刺活检
Ⅲ期	术后存在肉眼或镜下可见的肿瘤残留，包括不能手术切除的肿瘤、切缘外阳性、术中肿瘤溢出、区域淋巴结转移、腹膜细胞学阳性、横断肿瘤瘤栓。肿瘤切除前破裂或活检	未完整切除肿物，切缘外阳性（术后肉眼或镜下可见肿瘤残存）；累及任何腹部淋巴结；术前或术中肿瘤破裂；肿瘤穿透腹膜表面；腹膜表面肿瘤种植；肿瘤瘤栓非整块取出，横断切除或分数块切除；术前化疗或手术前，肿瘤进行过手术活检（楔形或开放式活检）
Ⅳ期	血源性转移或腹部范围外的淋巴结转移（如肺、肝、骨、脑）	血源性转移（肺、肝、骨、脑等）或腹部范围外的淋巴结转移
Ⅴ期	诊断时存在双侧肾母细胞瘤	诊断时存在双侧肾母细胞瘤，需要对双侧肿物分别进行分期

二、治疗原则

目前肾母细胞瘤的治疗主张综合治疗，包括手术治疗和化疗联合应用，必要时需联合放射治疗。如果可以完整切除肿瘤，则建议先直接手术。

如果存在以下情况需要术前化疗：孤立肾的肾母细胞瘤、同时发生的双侧肾母细胞瘤、肝静脉水平以上的下腔静脉瘤栓、肿瘤侵及周围器官（如胰、脾或结肠，但不包括肾上腺）、需要切除其他器官才能切除肾肿瘤、不能手术的肾母细胞瘤、广泛的肺转移导致的肺部损害。对于

13

术前考虑肿瘤破裂且生命体征平稳的病例也建议术前化疗。

肾母细胞瘤首选化疗药物包括：长春新碱、放线菌素 D，适用于肾母细胞瘤的不同分型和分期，其他可选用化疗药物还有阿霉素、顺铂等。

三、手术方式

手术方式主要有：① 经腹或胸腹切口手术治疗；② 腹腔镜辅助肾母细胞瘤切除术；③ 肾单位保留手术；④ 自体肾移植；⑤ 肾动脉栓塞。

四、术前评估与准备

（1）一般情况：术前症状、既往麻醉史、目前用药、过敏史、并存疾病等。

（2）术前对患儿基本情况的评估、肿瘤有无转移和患儿的心肺功能情况。如果患者术前接受过蒽环类药物的化疗，应该通过超声心动图评估患者心脏功能。

（3）对于疑诊为肾母细胞瘤Ⅳ期患者，应注意患者肺部症状、体征、胸部影像学等检查。

（4）关注患儿基础血压监测，在行手术切除的 Wilm's 肿瘤患者中，高血压的发生率超过 50%。

（5）关注血常规、电解质、凝血功能等情况；隐匿性血尿可导致贫血，大多数患儿肾功能在正常范围；有 10% 的病例可能出现获得性血管性血友病综合征。

（6）术前应评估患儿的凝血状态。

（7）在合并综合征的肾母细胞瘤患者中，应关注该综合征的特点、其对麻醉的影响，如 Beckwith-Wiedemann 综合征、Simpson-Golabi-Behmel 综合征表现为过度生长综合征，表现为器官肥大、舌大、先天性心脏病等，Denys-Drash 综合征表现为早期肾脏损害、继发性高血压等。

（8）是否下腔静脉或心房受累（瘤栓）：有 4%~10% 的肾母细胞瘤患儿伴有腔静脉瘤栓，1.4% 患儿瘤栓可进入右心房。依据癌栓上端在下腔静脉内到达的水平分类为 3 型：① Ⅰ型：肝下型，癌栓顶端在肝静脉以下；② Ⅱ型：位于膈肌以下肝静脉开口以上；③ Ⅲ型：膈上型或已侵入右心房内。肾静脉内的短瘤栓可以同肾静脉一同切除，肝静脉水平以下的腔静脉瘤栓可以通过腔静脉切口取栓，术中暂时阻断下腔静脉远近端和对侧肾静脉；肝静脉水平以上的瘤栓需要体外循环。

（9）术前是否行化疗、化疗药物与麻醉相关不良反应见表 13–5。

表 13–5　用于肾母细胞瘤治疗的化疗药物及其不良反应

药物	不良反应
长春新碱	周围神经病变（可逆性）、骨髓抑制、免疫抑制、抗利尿激素分泌不当综合征（低钠血症）、惊厥发作、中枢神经系统并发症、肝功能损害导致毒性作用增强
放线菌素 D	骨髓抑制、重度腹泻、恶心呕吐、免疫抑制、与长春新碱联用可致爆发性肝衰竭、放射增敏（增加放疗引起的损害）、肝功能损害导致毒性作用增强

药物	不良反应
阿霉素	急性毒性反应：骨髓抑制、血小板减少、心律失常、放射增敏、肝功能损害导致毒性作用增强；慢性毒性反应：心脏收缩力下降、进展为心力衰竭，心脏辐照可加重心脏损害，应在治疗开始前、累积剂量达200 mg/m²后2～3周、每次达到100 mg/m²时随访心电图和超声心动图；治疗完成后，至少每3年进行1次临床评估和动态心电图监测。
环磷酰胺	骨髓抑制、出血性膀胱炎、恶心呕吐、免疫抑制、抗利尿激素分泌不当综合征、肺纤维化；心肌坏死、心律失常、肾毒性（大剂量、短时间）
巯乙磺酸钠	恶心呕吐
依托泊苷	骨髓抑制、恶心呕吐、过敏反应
卡铂	骨髓抑制尤其是血小板减少；恶心呕吐；肾毒性（可逆）；周围神经病变；肝毒性

五、麻醉管理

1. 麻醉方法选择

气管插管全身麻醉。

2. 麻醉监护

由于肿瘤的位置可能累及深静脉和腔静脉，因此切除过程中可能出现血流动力学剧烈变化，加之患者常合并高血压，术中需关注患者血流动力学变化，最常见为分离肿瘤和间断性压迫下腔静脉时发生的低血压和大出血，必须连续监测有创动脉血压和CVP。推荐常规进行有创动脉穿刺置管，监测动脉血压、进行血气分析，维持内环境稳定。体温监测是必需的，防止低体温和体温过高。

肺功能可能因为肿瘤转移、栓塞、腹胀或手术牵拉等受到影响，因此必须对患者的脉搏氧饱和度、呼气末二氧化碳以及心电图进行密切监测。

心房内的瘤栓可导致三尖瓣功能障碍和肺栓塞，当突发不明原因（排除麻醉和手术因素）的心率增快、进行性低血压、进行性 SpO_2 和 $P_{ET}CO_2$ 下降、颈静脉充盈或怒张、CVP 骤增时，应高度怀疑肺栓塞可能。术中经食管超声心动图监测能预防肺栓塞发生、监测心脏功能、评估肿瘤栓子是否残留。

3. 麻醉管理注意事项

患儿可能存在腹胀、胃排空延迟，麻醉诱导过程中反流误吸风险可能会增加，因此对于腹胀明显的患儿，应当作饱胃患者处理。

由于恶性肿瘤自身侵犯或化疗药物不良反应等，如果患者症状或影像学检查怀疑气道受累时，需请耳鼻喉科医师对患者气道进行评估，必要时需进行视频喉镜检查，以避免在麻醉诱导时出现不能插管、甚至不能通气的紧急情况。

术前应尽量避免情绪激动引起的循环剧烈波动和癌栓脱落等情况发生。

术中选择粗大的外周静脉通路是必需的，必要时进行中心静脉穿刺置管，以便进行中心静脉压监测、术中液体复苏。建议维持两个大口径的静脉通路，同时考虑到为了扩大切除范围或

13

控制出血，腔静脉可能在手术过程中会被钳夹，因此静脉通路应尽量选择膈肌以上通路。

4. 围术期补液与输血

对于该类腹腔内大型手术的患者，第三间隙丢失量可达 10～15 ml/(kg·h)。但近年来有新的观点认为，第三间隙并不存在，在术中麻醉医师仅需考虑不感蒸发的液体量，目前更为理想的补液方式应该为以每搏量最优化为 GDT：维持有效血压（平均动脉压 =7/9 收缩压）、中心静脉压 8～12 cmH$_2$O、尿量＞0.5 ml/(kg·h)、中心静脉血氧饱和度＞70%、动脉血氧饱和度＞93% 以及血细胞比容＞30% 等。

考虑肿瘤自身破裂的可能性，以及肿瘤的位置可能累及深静脉和腔静脉，因此切除过程中可能出现大量出血的风险，对于失血量＜1/3 MABL，可以平衡液补充；1/3 MABL＜失血量＜1 MABL，补充胶体液；若失血量＞1 MABL，则需进行血液制品输注。[MABL：最大允许失血量 = 估计血容量 EBV ×（术前 Hct-可接受 Hct)/术前 Hct]。

5. 术后镇痛

对于可能经历慢性疼痛的肾母细胞瘤患者，可以更好地受益于围术期的多模式镇痛方法。真正的术后疼痛管理目标为在可忍受的疼痛程度下，尽快使各项功能得到恢复，而并非具体的疼痛评分。

围术期镇痛应避免过度使用阿片类药物。过度的阿片类药物使用可能导致呼吸抑制、恶心、呕吐、延缓肠道功能恢复、尿潴留等。在提供阿片类药物行术后镇痛时，必须充分考虑患者对药物的耐受性。同时可以考虑使用非阿片类镇痛药物行全身用药，联合使用包括切口局部浸润麻醉、区域阻滞或椎管内麻醉技术，同时适当地对所有患者使用非药物治疗，包括冷敷、改变体位、分散注意力等方式。

对于肾母细胞瘤术前行化疗的患儿，施行区域阻滞或椎管内麻醉行术后镇痛时，需密切关注患者是否存在凝血功能障碍或治疗性抗凝治疗。此外，化疗药物可能引起周围神经病变，也是行区域阻滞的相对禁忌证，因此，在行区域阻滞前应对患儿进行充分的神经学评估，以更好地权衡区域阻滞镇痛的潜在风险与益处。

六、研究热点与动态

肾单位保留手术（nephron-sparing surgery，NSS）与麻醉 NSS 是治疗肾母细胞瘤易感综合征、双侧肾母细胞瘤或孤立性肾单位肾母细胞瘤的标准手术方法，未来可能是优化肿瘤控制和保持肾功能的最佳选择。单侧肾母细胞行 NSS 的适应证：单灶性肿瘤局限于肾脏一极，肿瘤体积小于 300 ml；术前肿瘤无破裂，无沿静脉扩散或其他局部扩散；有足够的健康肾组织残余，能保证手术后肾脏维持正常功能。

对于行肾单位保留手术的患者，围术期肾脏保护尤为关键，可以通过以下措施实施围术期肾脏保护：① 在肾动脉阻断阶段，应该适当降低患者体温，但肾动脉开放后应尽快恢复正常体温。低体温时间的缩短，可以避免术后拔管、苏醒时间的延长，避免苏醒期躁动、寒战等不良反应发生；② 适当增加容量负荷，适度提高平均动脉压，改善肾脏灌注；③ 避免使用肾脏毒性药物，如非甾体类抗炎药。对于该类患儿，尿量＞0.6 ml/(kg·h)，且血压、灌注正常时，不必积极使用利尿剂，利尿剂的使用可能增加残留肾脏的负担；④ 目标导向液体治疗可以在围术期更好地预防急性肾功能衰竭，及时调整血管活性药和液体的用量，以避免器官灌注不足和液体超负荷。

七、病例

1. 一般情况

患儿，女，因"发现腹部包块 3 个月"入院。入院前 3 个月无明显诱因出现间歇性腹痛，无恶心、呕吐，无发热，无腹泻，无肉眼血尿，体重无明显下降。当地医院腹部彩超提示：腹部占位，未予特殊处理。包块近期有明显增长，当地行腹部 CT 提示：腹膜后肿瘤。

2. 体格检查

T 36.8 ℃, R 25 次 / 分, HR 100 次 / 分, BP 80 / 60 mmHg, Wt 16 kg。双侧呼吸音对称、稍粗，未闻及干湿啰音。心音有力，律齐，未闻及杂音。腹部膨隆，无腹壁静脉曲张，左上腹可扪及约 8 cm × 7 cm × 5 cm 大小包块，边界不清，质地中等，基地固定，活动度差，无明显波动感，无明显压痛。膝胸卧位后扪及包块无明显变化，左侧季肋区较右侧饱满。

3. 辅助检查

腹部 CT：左肾占位，考虑肾母细胞瘤，请结合临床及其他检查。肿瘤标志物：神经元特异性烯醇化酶：32.9 ng / ml（参考值 ＜ 9.5 ng / ml），余未见明显异常。血常规、凝血功能、肝肾功能、大小便常规均未见明显异常。胸部 CT：心、肺未见明显异常。

4. 麻醉过程

患儿入室后予以心电监护，镇静后行胃肠减压。静脉予以咪达唑仑 1 mg，舒芬太尼 15 μg，丙泊酚 40 mg，顺式阿曲库铵 2 mg，戊乙奎醚 0.15 mg 麻醉诱导。待睫毛反射消失后，托下颌无体动，经口置入带囊 4.5# 气管导管，插管深度 12.5 cm，听诊双肺呼吸音对称后妥善固定气管导管。调节麻醉机参数（PCV-VG）：氧浓度 35%，氧流量 2 L/min，VT 110 ml，RR 22 次 / 分，控制 $P_{ET}CO_2$ 在 35 ~ 45 mmHg，I : E = 1 : 2，持续七氟烷 1% ~ 2% 吸入，丙泊酚 5 ~ 7 mg/（kg·h）+ 瑞芬太尼 0.2 ~ 0.3 μg/（kg·min）持续泵注。超声引导下行右侧桡动脉穿刺置管持续有创动脉压监测、右侧颈内静脉穿刺置管（5F，深度 6.5 cm）。手术时长 90 min，麻醉时长 130 min。出血量 10 ml，尿量 30 ml。术中输注晶体液 450 ml，10% 白蛋白 50 ml。术中行 3 次动脉血气分析，Hb 无明显下降，手术结束前 Hb 83 g/L，未予输血治疗。

5. 复苏过程

术后约 10 min 患儿自主呼吸恢复，潮气量 ＞ 100 ml，呼吸约 24 次 / 分，脱氧 3 min 患儿 SpO_2 维持在 95% 以上，充分吸氧、清理呼吸道后，拔除气管导管。予以观察，镇静评分合格后安全返回病房。

术后第 2 天访视，患儿一般情况可，体温最高 37.9 ℃，生命体征平稳，轻微咳嗽，无恶心、呕吐，无腹痛、腹胀。术后对症支持治疗，患儿恢复良好，于术后 10 天出院。

（柏林 杜敏 游承燕）

13

第四节　小儿嗜铬细胞瘤手术精确麻醉

嗜铬细胞瘤（pheochromocytoma，PHEO）起源于肾上腺素能系统嗜铬细胞，90%的嗜铬细胞瘤位于肾上腺髓质内，10%来源于其他交感神经组织，如胸腔、颈部、椎体旁、颅底、主动脉旁、膀胱、脑等部位。起源于交感神经节或肾上腺外的嗜铬细胞瘤又称为副神经节瘤。

PHEO在人群中的发生比例为0.2%～0.6%，儿童发病占总发病率的10%～20%，儿童平均发病年龄为11～13岁，但遗传性嗜铬细胞瘤患儿发病年龄一般较小，男女比例为2：1。

一、临床表现及诊断

1. 临床表现

嗜铬细胞瘤的症状和体征由肿瘤细胞分泌的肾上腺素、去甲肾上腺素和多巴胺释放至血液循环中引起。高儿茶酚胺作用于全身各组织器官（心血管系统、消化系统、泌尿系统、血液系统、代谢系统、皮肤等）会引起一系列临床表现。其临床表现多样，持续性高血压见于60%～90%的儿童病例，67%的儿童除高血压外还伴有头痛，47%～57%的儿童出现心悸、出汗、面色苍白、恶心和面色潮红，少部分患者表现为焦虑、体重减轻和视力障碍，还有仅表现为多尿和多饮。

2. 诊断

（1）定性诊断：测量24 h尿和血浆儿茶酚胺（去甲肾上腺素、肾上腺素和多巴胺）和其降解产物尿香草扁桃酸，以及儿茶酚胺的中间代谢产物血浆游离或尿液甲氧基肾上腺素（metanephrine，MN）、甲氧基去甲肾上腺素（normetanephrine，NMN）浓度。

（2）定位诊断：CT平扫或增强、MRI等。

（3）基因诊断：PHEO患者中约50%有基因突变。

二、治疗

（1）腹腔镜手术：与开放手术相比，腹腔镜嗜铬细胞瘤切除术具有术中儿茶酚胺释放少、血压波动幅度小、创伤小、术后恢复快、住院时间短等优点，是推荐首选的手术方式，机器人辅助腹腔镜肿瘤切除术也适用，其围术期疗效与传统腹腔镜术式相当。

（2）开放手术：推荐于巨大肿瘤、转移性肿瘤、肾上腺外副神经节瘤、多发肿瘤需探查者。

三、术前访视及术前准备

1. 术前访视重点

（1）了解肿瘤的相关情况：肿瘤大小、部位、其与周围血管的关系等。

（2）血压控制情况：PHEO 患儿术前可使用 α 受体阻滞剂（术前至少 10～14 日开始使用）、β 受体阻滞剂（使用 α 受体阻滞剂后至少 3～4 日开始使用）及钙离子通道阻滞剂（必要时与 α 受体阻滞剂联合使用）等药物以调控血压、心率以及血管容积，必要时需给予对症、补液治疗（见表 13-6）；但对其术前降压药物的选择或最佳治疗时间尚无共识。

表 13-6　儿童术前阻断儿茶酚胺分泌的药物

药品名称	起始剂量	维持剂量	不良反应
非选择性 α 受体阻滞剂 酚苄明	0.2 mg/(kg·d)（max 10 mg）	每 4 天增加 0.2 mg/(kg·d) 到 1 mg/(kg·d) 已足量（max 2 mg/(kg·d)）	直立性低血压、心动过速、鼻塞
选择性 α_1 受体阻滞剂 多沙唑嗪	1～2 mg/d	2～16 mg/d	直立性低血压、头晕
非选择性 β 受体阻滞剂 心得安	1～2 mg/(kg·d)	4 mg/(kg·d)	头晕、疲劳、哮喘加重
选择性 β_1 受体阻滞剂 阿替洛尔	0.5～1 mg/(kg·d)	2 mg/(kg·d)	水肿、头晕、疲劳
α 和 β 受体阻滞剂 拉贝洛尔	1～3 mg/(kg·d)	10～12 mg/(kg·d)	头晕、疲劳、哮喘加重
酪氨酸羟化酶抑制剂 α 甲基酪氨酸	20 mg/(kg·d)	增加至 60 mg/(kg·d)	直立性低血压、腹泻、镇静、结晶尿

（3）容量补充情况：患儿每天摄入 1.5 倍生理需要量，以防止由于 α 受体阻滞剂导致血管舒张而引起的低血压。

（4）靶器官受累情况（心脑肾等），完善相关系统的检验检查。

心血管系统：心肌酶、心电图、胸片、冠脉 CT、超声心动图、脑钠尿肽、肌钙蛋白。

肾脏：肾功能、24 h 尿蛋白定量、双肾血流图。

脑：头颅 MRI 检查（可疑有脑血管病、癫痫病史者）。

眼：眼底检查等。

（5）常规检查：血细胞比容和红细胞沉降率（评估血液浓缩情况，反应血管内容量）、血糖和糖耐量检测（反应糖代谢情况）。

2. 术前充分准备的标准

充分的术前准备是手术成功的关键。

（1）血压控制目标：坐位时血压约为 130/80 mmHg 或更低；立位时收缩压约为 100 mmHg，

同时避免血压低于 80/45 mmHg；心率的控制目标是：坐位时 60 ~ 70 次/分，立位时 70 ~ 80 次/分。有文献报道：对术前明确嗜铬细胞瘤患儿术前收缩压尽量控制 在 120 ~ 150 mmHg，心率 ＜ 140 次/分。术前 1 周内适当输液，改善低血容量。术前 30 min 给予咪达唑仑 0.5 mg/kg 口服。术前作好心理护理，减轻患儿恐惧。

（2）阵发性高血压发作频率减少，无心悸、多汗等现象，可有轻度鼻塞。

（3）体重增加，血细胞比容 ＜ 45%，四肢末端湿冷变温暖、甲床红润等表明微循环灌注良好。

（4）糖代谢异常及其他高代谢综合征异常得到改善。

四、麻醉管理

1. 麻醉方式

全身麻醉 + 气管插管。

2. 麻醉药品选择

（1）阿托品通过抑制迷走神经从而增加肾上腺素的效应。

（2）避免使用所有引起组胺释放刺激嗜铬细胞瘤的药物（如吗啡、箭毒、阿曲库铵）。

（3）避免使用间接增加儿茶酚胺水平的药物（如泮库溴铵、氯胺酮、麻黄碱）。

（4）避免使用增加心律失常发生率的药物（如氟烷）。

（5）应注意地氟烷会引起偶发的心动过速。

3. 麻醉监测

ECG、NIBP 和 SpO_2 在诱导麻醉之前必须进行检查。行有创动脉压和中心静脉压监测至关重要，可在患儿麻醉诱导后进行。还应监测体温、呼气末二氧化碳、电解质、血糖和尿量等。经食管超声心动图推荐用于儿茶酚胺心肌病患儿，怀疑心功能不全患儿还可以考虑行肺动脉导管监测（见表 13-7）。

表 13-7　嗜铬细胞瘤麻醉监测

	无创监测：血压 心电图 脉搏氧饱和度 呼气末二氧化碳 体温 尿量
建议对于所有嗜铬细胞瘤患者进行监测	有创监测：动脉置管监测有创动脉血压，基于有创动脉压的循环血容量监测（如 SVV、PPV 等），血气、血糖； 中心静脉置管监测
建议对于以下患者监测： ① 存在心脏疾病且心功能储备较差 ② 怀疑儿茶酚胺心肌病者 ③ 充血性心力衰竭	无创监测：经食管超声心动图
	有创监测：肺动脉导管监测肺动脉压及 PAWP

五、术中血流动力学调控

1. 麻醉因素

（1）为了防止直视喉镜下引起的血流动力学波动，必须保证足够的麻醉深度才能进行气道操作。

（2）气管插管操作前肌松药充分起效极为重要。

（3）使用阿片类药物抑制插管反射是麻醉诱导中很重要的一环。

（4）在有足够麻醉深度的前提下，此类患者仍可能因为正压通气挤压肿瘤导致儿茶酚胺释放等原因在诱导期间发生血流动力学波动，可选择短效的血管活性药物控制血压和心率。

2. 手术相关因素

（1）手术体位：此类患者在体位改变时可挤压肿瘤，导致儿茶酚胺释放，引起血流动力学波动，可选择短效的血管活性药物控制血压和心率。

（2）手术切皮：切皮前需确保患者具备足够的麻醉深度。

（3）气腹：如行腹腔镜手术，气腹导致的腹压增高可压迫肿瘤，引起儿茶酚胺释放，从而发生血流动力学改变，需给予血管活性药物纠正。

（4）肿瘤探查：手术医师对肿瘤的操作等机械刺激会导致血浆中去甲肾上腺素和肾上腺素的急剧升高，引起血流动力学的极度不稳定，如高血压、严重心动过速或心动过缓、快速性心律失常、心输出量的急剧下降，左心室收缩和舒张功能失代偿等。如进行术中 TEE 监测，还可以发现因心肌缺血会导致的室壁运动异常。此时需使用血管活性药物以维持血流动力学稳定。

（5）肿瘤切除后：肿瘤静脉结扎后，血浆中的儿茶酚胺释放突然中止，术前血容量欠缺、手术出血以及麻醉药引起的血管扩张均会引起持续的低血压状态。麻醉医师需密切关注手术进程，在此之前需尽可能保证患者有足够的循环血容量，并及时减少或停止使用扩血管药物。如果患者术中持续出现低血压，可以使用血管活性药以维持血流动力学稳定。

六、术中常见情况的处理

1. 高血压危象

手术麻醉过程中应密切观察血压、脉搏、心电图的变化，一旦血压升高超过原水平的 1/3 或达到 200 mmHg 时，应采取降压措施。

（1）加深麻醉：有病例报道提示加深镇痛镇静水平对于降低血压有一定的效果，也可以采用输注大剂量瑞芬太尼 2 μg/（kg·min）对血压进行暂时控制。

（2）应用降压药物：根据情况采用酚妥拉明每 5 min 给予 1～5 mg 静脉注射或从 1 mg/min 开始输注以控制血压，也可用硝普钠 0.5～1.5 μg/（kg·min）根据血压高低调整，直至获得满意效果为止。对于心率快者，根据情况考虑使用短效 β 受体阻滞药降低心率。

（3）暂停手术：如经以上处理仍不能将血压控制在相对平稳的状态，应考虑暂停手术，待血压控制良好并充分补充血容量后再次安排手术。

2. 低血压的处理

肿瘤血供阻断后儿茶酚胺分泌迅速降低，可引起外周血管扩张，再加上血容量不足、麻醉药物影响及降压药物残余，导致低血压甚至休克。

（1）对嗜铬细胞瘤手术患者在监测心功能的情况下尽量在肿瘤切除前均匀"逾量"补充液体。补液原则为先晶体后胶体，以 20～30 ml/（kg·h）的速率迅速补充 1 000～1 500 ml，但需要避免体液过量的不良反应。

（2）常需持续泵注去甲肾上腺素、多巴胺或血管加压素维持血压，以保证重要脏器供血。此类药物不可突然停用，以防血压再次下降。

3. 高血糖和低血糖

嗜铬细胞瘤由于分泌大量儿茶酚胺可引起糖原分解，并抑制胰岛 β 细胞分泌胰岛素导致血糖升高，可用胰岛素控制血糖；当肿瘤切除后儿茶酚胺分泌量急剧减少，糖原和脂肪的分解随之下降，同时胰岛素分泌升高，常可导致严重的低血糖性休克，在围术期管理中应加强血糖监测，及时补充葡萄糖，维持血糖在 6～10 mmol/L。

4. 肾上腺功能减退

双侧肾上腺嗜铬细胞瘤切除术或单独一个有功能的肾上腺嗜铬细胞瘤切除术后，肾上腺皮质可能出现不同程度的缺血或损伤，导致肾上腺激素分泌不足而发生肾上腺危象。一般发生于术后 24 h。糖皮质激素的使用可有效预防肾上腺危象的发生。目前，对预防肾上腺功能减退的糖皮质激素替代治疗，建议遵照下述方案：在麻醉诱导的同时，静脉给予氢化可的松，术后静脉给予氢化可的松，若双侧肾上腺切除的患者需终身接受糖皮质激素替代治疗。

5. 心律失常

轻型室性心律失常可首选 2% 利多卡因 1～2 mg/kg 做首次负荷剂量静脉注射（注射时间 2～3 min），必要时每 5 min 重复静脉注射 1～2 次，但 1 h 内总量不超过 300 mg；严重心律失常可用胺碘酮 150 mg 缓慢静脉注射（10～15 mg/min）；若伴有室上性心动过速则可用艾司洛尔 0.5 mg，约 1 min 缓慢注射，随后以 0.05～0.30 mg/（kg·min）静脉泵注继续维持。

6. 高热

当体温＞40 ℃时，采用多种方法积极降温，如冰帽、体表物理降温，或静脉输注低温液体、药物降温，必要时可行冰盐水洗胃或灌肠。当体温降至 38 ℃左右时，应停止降温以防低体温发生。

七、术后管理

（1）术后血流动力学维持：ICU 监护 24～48 h，持续的心电图、动脉压、中心静脉压等监测，及时发现并处理可能的心血管和代谢相关并发症。术后高血压、低血压、低血糖较常见，应常规适量扩容和补充 5% 葡萄糖溶液，维持正平衡。

（2）术后疼痛管理和 ERAS：对术后轻中度疼痛，可以使用 PCA 泵；对于暴发性疼痛，可以持续静脉注射阿片类药物，以达到迅速缓解疼痛的目的。若患者术后生命体征平稳，应尽早拔除各类导管、应鼓励患者尽早进食以促进肠功能恢复，应积极鼓励患者早期下床活动。

八、病例

1.一般情况

患儿，男，11岁7月，因"尿多、饮水多、出汗多2个月"入院，入院前2个月，家长发现患儿尿多，出现起夜（既往不起夜），尿量不多，颜色偏黄，伴饮水多，一天约1 200 ml，伴出汗多，头部臀部出汗多，不伴季节变化，无头昏、头痛、心慌、胸闷，于外院就诊，CT提示右侧肾上腺团块，考虑肾上腺来源可能。门诊以"右侧肾上腺嗜铬细胞瘤"收入院。患儿患病后精神睡眠食欲可、小便偏多，大便正常。个人史、过去史、家族史均无特殊。

2.体格检查

体温36.2 ℃，呼吸24次/分，心率120次/分，血压161/100 mmHg，氧饱和度98%，体重46 kg。发育正常，营养良好，精神可，安静神清、面色红润。双肺呼吸音对称、稍粗。心音有力，节律整齐，未闻及杂音。

3. 专科查体

腹软，全腹无压痛，未扪及腹部包块。肝肾区无叩痛。

4. 辅助检查

外院腹部CT平扫：右肾上腺团块，考虑右肾上腺来源肿瘤可能性大；我院腹部超声：右肾上腺区实性成分为主（5.4 cm × 5.4 cm × 4.7 cm），内可见血供，结合病史提示肾上腺嗜铬细胞瘤可能。

5. 入院诊断

右肾上腺嗜铬细胞瘤。

6. 诊疗经过

（1）完善相关检查。

一般检验检查：血常规、尿常规、大便常规、血凝五项、肝肾功 + 电解质、术前免疫全套、心电图、胸片等均无特殊。

专科相关检验检查：尿VMA升高；促肾上腺皮质激素正常范围内（下午、凌晨、早晨）；皮质醇正常范围内（早晨）、皮质醇降低（凌晨）；醛固酮仰卧位测定和直立位测定均在正常范围内；肾素仰卧位测定和直立位测定均升高；眼底检查无明显异常；心脏彩超提示左心室稍增大、主动脉瓣反流（轻度）；腹部增强CT：右侧肾上腺区域占位性病变，考虑来源于肾上腺肿瘤可能（如嗜铬细胞瘤或肾上腺皮质瘤），请结合临床。

（2）术前调整血压（20天），见**表13-8**。

表 13-8　术前血压调整表

时间	1 d	2～7 d	7 d	8～10 d	11～13 d	14～17 d	18～19 d	20 d（手术日）
用药	168/118 mmHg 卡托普利 12.5 mg 口服，168/128 mmHg，加用硝苯地平 10 mg 口服	硝苯地平 10 mg 口服，一天3次	内分泌科会诊，更换为酚苄明 10 mg，一天2次	酚苄明 10 mg，一天2次	酚苄明 15 mg，一天2次	酚苄明加量 17.5 mg，一天2次	酚苄明加量 20 mg，一天2次	术前按时服药酚苄明 20 mg
血压	143/96 mmHg	131/89 mmHg～176/126 mmHg	136/104 mmHg	130/84 mmHg～150/98 mmHg	122/78 mmHg～144/100 mmHg	116/60 mmHg～148/105 mmHg	107/85 mmHg～143/92 mmHg	137/68 mmHg

（3）术前扩容，见**表 13-9**。

表 13-9　术前扩容表

时间	15 d	16 d	17 d	18 d	19 d	20 d（手术当天）
晶体液	低张：1 000 ml	低张：1 500 ml	低张：1 000 ml	低张：1 000 ml	低张：1 000 ml	
胶体液	万汶：2 000 ml	万汶：1 000 ml	万汶：1 000 ml	万汶：1 500 ml	万汶：1 000 ml	

完善术前准备后拟全身麻醉 + 气管插管下行腹腔镜右侧肾上腺肿瘤切除术。

7. 麻醉前访视内容

（1）检验检查结果。

（2）血压控制情况：动态血压监测与评估（调控前：全天血压最高值 180/128 mmHg、平均值 154/104 mmHg；调控后全天血压最高值 150/94 mmHg、平均值 130/80 mmHg）。

（3）扩容情况：术前扩容 5 天。

（4）其他系统脏器无损害。

8. 麻醉过程

（1）麻醉诱导和维持：镇静镇痛（咪达唑仑 2 mg，舒芬太尼 10 μg）状态下，行右侧桡动脉穿刺置管测压，再行麻醉诱导（麻醉诱导及气管插管过程可能会出现血流动力学不稳定）。

麻醉诱导：盐酸戊乙奎醚 0.4 mg、丙泊酚 120 mg、舒芬太尼 15 μg、顺阿曲库铵 7 mg。充分给氧去氮，插入 6.5# 加强型气管导管，深度 18 cm，调节呼吸参数，机械通气。

（2）麻醉维持：丙泊酚 5 mg/（kg·h）、瑞芬太尼 0.2 μg/（kg·min）、七氟烷 2%、右美托咪定（46 μg）[1 μg/（kg·h）。

行左侧桡动脉穿刺置管测压及监测血气（双动脉监测可以避免抽血进行血气监测时影响到血压的监测）；右侧颈内静脉穿刺置管（7 F 三腔，深度 13 cm）及中心静脉压监测；留置左颈内静脉输液通道（术毕拔除）；放置食管超声。

9. 麻醉管理

（1）保护脏器功能：磷酸肌酸钠（唯嘉能）1 g、乌司他丁40万U、奥西康20 mg。

（2）糖皮质激素补充：手术开始前氢化可的松150 mg、肿瘤切除后地塞米松10 mg。

（3）高血压处理（切除肿瘤过程中）：当血压波动时，用硝普钠0.5 μg/（kg·min），并可以0.25 μg/（kg·min）逐步加量，直至1.25 μg/（kg·min）艾司洛尔25 mg。

（4）低血压处理（肿瘤切除后）：出现低血压，采集到最低56/34 mmHg，给予去甲肾上腺素0.2 μg/（kg·min）～0.16 μg/（kg·min）（带入ICU）。

（5）根据动脉血气调整电解质等维持内环境稳定以及调整呼吸参数：补充氯化钙250 mg，2次，见表13-10。

表13-10　相关实验室检查指标对照表

	pH值	CO_2分压（mmHg）	葡萄糖（mmol/L）	钙离子（mmol/L）	血红蛋白（g/L）	血细胞比容（%）	胶体渗透压（mmHg）
术前	7.35	47	6.1	1.19	125	38	28.2
术中	7.39	37	8.8	1.04	106	32	22.7
术毕前	7.42	36	7.5	1.06	99	30	20.9

（6）经食管超声评估心功能及容量：合理使用血管活性药物和容量补充。

（7）根据食管超声、尿量和中心静脉压进行容量管理：给予晶体液1 800 ml、胶体液300 ml，手术中尿量400 ml，出血量20 ml。

麻醉时间：4.5 h，手术时间：2.5 h。

术后恢复：术后转入PICU，术后心率80～90次/分和血压维持在99～118/57～70 mmHg、术后2 h拔管、术后第1天转入泌尿外科普通病房、术后第6天出院。

（叶平　李上莹莹　杨雪）

参考文献

［1］ HOREA G, ZSOLT B EMILIA D, et al. Current perspectives in hypospadias research: A scoping review of articles published in 2021 (Review)［J］. Exp Ther Med, 2023, 25: 211.

［2］ PINAR K, CIGDEM TA, SENOL B, et al. Pudendal Versus Caudal Block in Children Undergoing Hypospadias Surgery: A Randomized Controlled Trial［J］. Reg Anesth Pain Med, 2016, 41: 610-615.

［3］ XIAO Y JIN X ZHANG Y, et al. Efficacy of propofol for the prevention of emergence agitation after sevoflurane anaesthesia in children: A meta-analysis［J］. Front Surg, 2022, 9: 1031010.

［4］ ZHU, WEI, TONG, et al. Analgesic efficacy and impact of caudal block on surgical complications of hypospadias repair: a systematic review and meta-analysis［J］. Reg Anesth Pain Med, 2019, 44: 259-267.

［5］ 徐虹,龚一女,吴明妍,等.中国儿童先天性肾积水早期管理专家共识［J］.中国实用儿科杂志,2018,33(2):81-88.

［6］ 中国医师协会泌尿外科医师分会,中国医师协会麻醉学医师分会.ERAS中国专家共识暨路径管理指南(2018):前列腺癌根治手术部分［J］.现代泌尿外科杂志,2018,23(12):902-909.

［7］ SPREAFICO F, FERNANDEZ CV, BROK J, eta al. Wilms tumour［J］. Nat Rev Dis Primers, 2021, 7(1): 75.

［8］ THEILEN TM, BRAUN Y, BOCHENNEK K, et al. Multidisciplinary Treatment Strategies for Wilms Tumor: Recent Advances, Technical Innovations and Future Directions［J］. Front Pediatr, 2022, 10: 852185.

［9］ ERGINEL B, MGURLUCAN M, BASARAN M, et al. Management of a Wilms' tumor with intracardiac extension using extracorporeal circulation and deep hypothermic circulatory arrest: Case report and review of the literature［J］. Pediatr Hematol Oncol, 2016, 33(1): 67-73.

［10］ KUO MJM, NAZARI MA, JHA A, et al Pediatric Metastatic Pheochromocytoma and Paraganglioma: Clinical Presentation and Diagnosis, Genetics, and Therapeutic Approaches［J］. Front Endocrinol (Lausanne), 2022, 13: 936178.

［11］ BHOLAH R, BUNCHMAN TE. Review of Pediatric Pheochromocytoma and Paraganglioma［J］. Front Pediatr, 2017, 13; 5: 155.

［12］ 中华医学会内分泌学分会.嗜铬细胞瘤和副神经节瘤诊断治疗专家共识(2020版)［J］.中华内分泌代谢杂志,2020,36(09):737750.

［13］ 柳征,柴成伟,杨纪亮,等.儿童嗜铬细胞瘤围术期血压管理［J］.临床小儿外科杂志,2022,21(7):675-679.

第十四章

儿科眼疾病手术精确麻醉

小儿眼科手术是儿科麻醉实践中较为常见的手术之一。眼科患者范围广泛，有需要接受斜视矫正等相对简单手术的门诊患者，也有需要白内障摘除的复杂综合征患者，还有需要激光光凝治疗和手术治疗的视网膜病变的新生儿和早产儿。本章首先介绍小儿眼科手术麻醉围术期管理的要点，然后讨论特定的眼科疾病进行手术时麻醉管理注意事项，主要包括鼻泪管阻塞、斜视、青光眼、白内障、眼球开放性损伤、视网膜母细胞瘤、早产儿视网膜病变。

一、眼科手术的区域麻醉

小儿眼科手术的区域麻醉一般在患儿全身麻醉或者深镇静的状态下进行，其目的是减少全麻药的用量并减弱眼心反射。目前常用的眼部神经阻滞的方式是根据阻滞区域的解剖位置命名的，主要有球周阻滞（intraconal block）、球后阻滞（extraconal block）和眼球筋膜囊下阻滞（sub-Tenon's block）（阻滞方法操作示意图见**图 14-1**）。

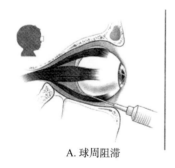
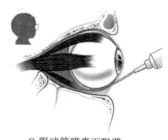

A. 球周阻滞　　　　　　　　B. 球后阻滞　　　　　　　C.眼球筋膜囊下阻滞

图 14-1　小儿眼科神经阻滞技术

注：A.小儿眼科球后阻滞方法。一个短的（15 mm）钝针头指向45°角进入内部空间的图示，在眼球后方的肌肉锥体内注入局部麻醉剂。B.球周阻滞图示，短钝针头位于肌肉锥体外部和眼球赤道之外的图示，图示为局部麻醉剂注入部位。C.钝针头套管插入sub-Tenon空间的图示，局部麻醉剂注入Tenon筋膜间隙和巩膜之间的潜在空间。

（来源于：Jean Y K，Kam D，Gayer S，et al. Regional anesthesia for pediatric ophthalmic surgery）

球周阻滞是大龄儿童斜视和玻璃体视网膜手术的传统阻滞方法。球后阻滞广泛应用于儿科眼科的各种疾病的手术中，包括白内障、斜视、巩膜角膜手术、玻璃体视网膜手术、眼球摘除和眼内容物摘除术。眼球筋膜囊下阻滞即sub-tenon's阻滞是一种安全有效的小儿眼神经阻滞麻醉技术。

表 14-1　眼部区域神经阻滞常用技术

技术	手术适应证	局部麻醉剂	优点	缺点
球周阻滞	玻璃体视网膜病变、白内障、青光眼、斜视	配方：2%利多卡因；0.5%布比卡因；2%利多卡因和0.5%布比卡因混合物（1:1）；0.375%、0.5%和1%罗哌卡因；3%氯普鲁卡因；2%甲哌卡因 剂量：根据体重给药 体积：1~4.5 ml，1项研究使用多达8 ml	增加：安全性；血流动力学稳定性 减少：术后疼痛评分；术后镇痛需求；术后恶心呕吐；心动过速反射；眼心反射出现的频率及持续时间 注意：可能是用于斜视手术的更理想的技术，因为避免了肌内注射的风险。	增加：严重并发症（即球后出血，球形穿孔和蛛网膜下腔注射）的理论风险，特别是在婴儿眼中；肌内注射的风险；医源性肌肉排列不齐（斜视手术中着重注意）。
球后阻滞	斜视、玻璃体视网膜病变、白内障、虹膜切除术、眼球摘除、眼内容物摘除	配方：1%或2%利多卡因；0.25%或0.5%布比卡因；各种利多卡因和布比卡因混合物；0.75%或1%罗哌卡因 剂量：根据体重给药 体积：0.5~10 ml，1项研究在眼球和眼内容物摘除中使用多达20 ml	增加血流动力学稳定性；比吗啡等阿片类药物及肌松药相比复苏时间更短 减少：术后疼痛评分；镇痛需求；术后恶心呕吐；心动过速反射；需要术后机械通气的比率 注意：婴儿眼球眼眶比较大	与球周阻滞相比麻药应用的剂量及体积变化较大。
眼球筋膜囊下阻滞	玻璃体视网膜病变、白内障、青光眼	配方：1%或2%利多卡因；0.5%布比卡因；各种利多卡因和布比卡因混合物；0.75%左旋布比卡因 剂量：根据体重给药 体积：1~4 ml，1项研究使用了多达8 ml	增加：安全性；血流动力学稳定性。 减少：术后疼痛评分；术后镇痛需求；术后恶心呕吐；心动过速反射；眼心反射出现的频率及持续时间。 注意：可能是用于斜视手术的更理想的技术，因为避免了肌内注射的风险。	增加：轻微并发症（如结膜水肿，结膜出血，轻度眼睑瘀斑） 注意：一些研究显示与静脉注射芬太尼相比对术后疼痛评分、恶心呕吐、眼心反射、血流动力学或出院时间无明显的益处。

二、超声引导下神经阻滞

超声引导下神经阻滞为眼科区域麻醉提供了一种新方式，但是在儿童中应用较少。超声的使用可以改善眼部区域麻醉的安全性，因为即使是经验丰富的临床医师也很难使用解剖标志预测针头的放置。因为儿童超声下的解剖标志更容易找到，所以小儿的眼睛更适合进行超声引导下区域麻醉，超声引导下的眼科阻滞只能使用轨道额定传感器进行，大多数较新的超声设备符合国际监管机构（包括美国食品药品监管管理局和加拿大卫生部）制订的眼部应用标准。这些参数包括机械指数和热指数，分别为 0.23 和＞1，可适用于儿科和成人患者。

超声检查可直接、实时显示针头位置和局部麻醉剂扩散，从而可能提高神经阻滞的质量和安全性。超声检查可减少无意中的腔内针头放置的发生率，并有助于在较低的局部麻醉剂体积下进行有效阻滞。

目前关于声能对发育中的眼睛的不利影响研究甚少。虽然超声波已经是一种普遍安全的成像方式，但是眼睛特别容易受到热和机械损伤。过度的声波暴露可能会导致角膜灼伤和过早的白内障形成。因此需要谨慎地限制超声暴露时间。Najman等证实，超声引导阻滞的时间比没有放置成人体外阻滞的时间长50%，通过周期性地将换能器从眼睛上移除，可以降低这种时间暴露风险。

三、小儿眼科手术的全身麻醉

儿童眼科手术的全身麻醉与其他简短外科手术相似。当患者状况良好不需要术后监护时，许多眼科手术可在门诊进行。对于不需要快速序列诱导的患者，通常使用七氟醚进行面罩诱导。可以通过事先与眼科医生的清晰沟通，确定哪些手术可以在面罩麻醉下进行，哪些手术需要使用喉罩气道（laryngeal mask airway，LMA）或气管插管（endotracheal intubation，ETT）。但是临床实践中发现气管插管下的全身麻醉对于婴幼儿来说是最安全可靠的选择。

1. 术前准备

（1）择期手术术前禁食时间：固体食物为8 h，婴儿配方食品为6 h，母乳为4 h，清淡液体为2 h。在一顿清淡的饭后，6 h的禁食是合理的，但是一顿丰盛或多脂的饭后需要禁食8 h。清淡的液体包括水、苹果汁和小儿口服补液。另外，对于严重胃食管反流或其他腹部疾病的患者，建议在择期手术前延长禁食时间。

（2）上呼吸道感染（upper respiratory tract infection，URI）：小儿患者常伴有近期的URI。在活动期或最近的URI中，许多研究发现呼吸并发症的风险增加，如支气管痉挛、喉痉挛、长时间咳嗽和氧饱和度降低事件与活动性炎症、分泌物增加、气道反应性增加相关，不良的呼吸道事件可导致医疗费用增加和术后住院时间延长。虽然URI后气道高反应性随时间推移减少，但何时进行手术最安全尚无明确共识。急性URIs后2~6周风险增加，决定何时推迟手术还必须考虑到儿童平均每6~9周发生一次URI；因此，孩子们在下一次手术时可能会再次生病。增加呼吸系统并发症的高危因素包括：发热、咳嗽、不明显的鼻漏、早产儿、较小婴儿（高危婴儿）、反应性气道疾病史、气道异常和患儿基本功能状态（能量/食欲/睡眠）的改变，在家中接触二手烟也会增加风险。大多数专家都认为，在URI后等待2周可以大大降低风险。由熟练的儿科麻醉医师进行的专业管理可以进一步将并发症的风险降低近一半。

（3）术前心理状态：术前焦虑在儿童中很常见。管理术前焦虑的目的是减少心理创伤，术前焦虑的管理涉及多种模式和方法，包括参观、视频、书籍和模拟游戏。在手术当天，可以通过游戏和其他让人放松的技术继续进行术前准备。使用电子辅助工具（如平板电脑和智能手机）分散患儿的注意力，可以成功地降低焦虑，在某些情况下，这些方法与术前应用咪达唑仑效果相同。抗焦虑药是减少术前焦虑的常用方法，最佳疗效取决于选择合适的药物、合适的剂量，以及在全身麻醉诱导前适当的给药时间。抗焦虑药物的用药途径有口服、鼻内、静脉注射和肌内注射。此外，通过有效地控制父母的焦虑，可以进一步减轻患儿的焦虑。在许多机构，父母可以陪伴在手术室进行诱导，这种方法被称为"父母在场麻醉诱导"。近年来笔者所在医院眼科眼底检查手术实行快通道麻醉诱导，即父母陪伴至手术室进行麻醉诱导后再离开，实践证明这种诱导方式可以持续地提高父母的满意度，当一个孩子有一个冷静的母亲或者父亲陪伴时，这种方法最有效。

2. 术中管理

（1）麻醉诱导：无论术前是否服用抗焦虑药物，大多数小于 2 岁的婴幼儿会选择吸入麻醉诱导，这可以避免婴幼儿在开放外周静脉时不配合。对于大于 2 岁、外周静脉清晰可见的儿童可采取先开通外周静脉，再行静脉麻醉诱导。对于持续时间短的眼科手术，一些麻醉医师可能会在整个手术过程中不开放外周静脉。不开放外周静脉可以提高工作效率，提高家长满意度，但是建立外周静脉通路有助于药物管理（如镇痛药、止吐药），并可以提高手术或术后护理期间的安全性。对于手术时间较长或并发症风险较高（近期疾病、气道异常、有术后恶心/呕吐史）的患者，开放外周静脉是必要的。在眼科药物不良反应风险增加的手术中，开放外周静脉也是有益的。例如，肾上腺素滴眼液的过度吸收会产生严重的心脏不良反应（如高血压、心脏负荷过重和肺水肿）。严重的肾上腺素毒性需要静脉血管扩张剂的紧急治疗。眼用局部麻醉剂也可通过意外血管内注射或过度全身吸收导致全身毒性。例如布比卡因，局部麻醉剂毒性通常表现为心脏抑制或心律失常，这是由于布比卡因与心脏钠离子通道的亲和力所致。应严格遵守布比卡因的最大剂量（2.5 mg/kg）限制，并且需要特别注意以避免局麻药被注入血管。

（2）气道管理：全麻期间的气道管理可以通过几种方法来完成。对于简单的手术，外科医生和麻醉医师可以共用一个手术区域，一个面罩就足够了。通常，放置气管插管或声门上装置如喉罩气道（LMA）更为实用。喉罩的优点包括易于放置和降低并发症的发生率（如术后氧饱和度降低和咳嗽）。声门上装置的潜在缺点包括容易误吸、位置移位，以及声带非正常闭合时发生喉痉挛。对于时间较长的手术、大多数的眼内手术和出血风险高的手术（如颅面部/眼眶手术），仍需要行气管内插管以进行气道管理。

（3）眼心反射（oculocardiac reflex，OCR）：眼科手术中有一个特有的问题即眼心反射引起心动过缓。眼心反射是指在牵引眼肌的过程中心率下降 20% 或出现新的心律失常，在高达 90% 的斜视手术中可能发生。眼球上的压力或眶内压力增加也可触发反射，反射通过三叉神经和迷走神经传导神经（图 14-2）。与吸入麻醉剂相比，全静脉麻醉时眼心反射更为常见，且在麻醉深度不足时更为常见。阿片类药物和右美托咪定可加重心动过缓，这两类药物都通过减少交感神经传出和增加副交感神经传出改变对心脏的自主神经刺激。严重的心动过缓或心律失常可能需要暂停手术。预防性地给予阿托品可能有助于减少这种反射的频率、强度和持续时间。但是这种做法目前仍然存在争议，因为心律失常与抗胆碱能药物的使用有关，而且无论如何预处理，反射仍然可能发生。球后阻滞时可能触发眼心反射但当阻滞生效时，可通过阻断眼心反射的传入支来阻止眼心反射。

过去的观点认为加深麻醉可以预防眼心反射，目前关于预防眼心反射的研究也涉及多个方

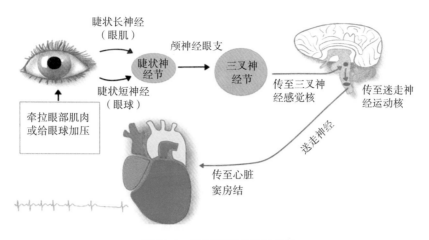

图 14-2　眼心反射神经传导机制

（来源于 Gregory's Pediatric Anesthesia CHAPTER 35）

面。有研究显示在使用多种麻醉剂时，无法证实脑波监测仪和 OCR 之间的直接相关性，也没有发现监测双频指数监测（bispectral index，BIS）值或脑电图（electroencephalogram，EEG）熵指数水平能够防止 OCR。另外，在早产儿的眼科检查中，心动过缓也是常见的，而且其程度更大，持续时间更长。有研究显示丁卡因滴眼液仅能降低斜视手术切口阶段 OCR 的发生率和严重程度。

3. 术后管理

高达 80% 的学龄前和学龄（18 个月至 8 岁）儿童从全身麻醉中醒来会出现一段被称为出现性谵妄（emergence delirium，ED）的术后兴奋期。ED 在临床上表现为精神运动性躁动状态——一种不由自主的躁动不安、悲伤的哭闹、眼神回避，对典型的安慰和安慰措施没有反应，这可能被误认为是疼痛或发脾气。对于父母和医护人员来说，ED 也会导致患者受伤和术后护理时间延长。对儿童的长期影响包括行为问题、夜惊和焦虑增加，这种情况可能持续数周至数月。ED 的病理生理学很复杂，尚未被完全了解，但疼痛和麻醉药物是最重要的因素。ED 的发生率与术前焦虑和使用短效吸入麻醉剂（七氟醚或地氟醚）有关，使用静脉麻醉剂右美托咪定可降低 ED 发病率或减轻 ED 严重程度。右美托咪定作为一种高选择性的 α_2 受体激动剂，具有抗焦虑、镇静和镇痛的特性，可降低 ED。但是右美托咪定可加重眼心反射引起的心动过缓，在眼科手术中还是应该谨慎使用。

儿童眼科手术后的疼痛管理要求因手术方式而异。充分的镇痛可以减少术后痛苦，并可减少出现谵妄的发生率。阿片类药物仍然是围术期疼痛管理的重要药物，但是阿片类药物以剂量依赖的方式增加术后恶心的风险，应谨慎使用。同样，鉴于目前全世界范围的阿片类药物滥用，麻醉医师应尽量避免手术室外的阿片类药物的使用（镇痛泵除外）。

非阿片类镇痛药，如非甾体抗炎药和对乙酰氨基酚，可以为短小手术的眼科患者提供足够的镇痛。为了控制更明显的术后疼痛，可局部使用局麻药，局麻药结膜下注射可能比局部滴注能够更好地缓解疼痛。但是，布比卡因对肌肉有毒性，因此应避免直接注射到眼外肌。球后和

14

球周阻滞对镇痛有效，但有损伤眼球、视神经或血管而导致出血的风险。

全麻术后恶心、呕吐的风险取决于手术类型、麻醉持续时间和患者危险因素（如年龄和晕车史）。小儿斜视手术后，恶心的发生率特别高，如果不使用预防恶心药物，有60%～70%的斜视患者可能会发生恶心。多项研究表明，地塞米松和昂丹司琼联合治疗在减少术后恶心方面比单独使用一种药物更有效。

四、常见眼科疾病的麻醉考虑

1. 鼻泪管阻塞

高达6%的新生儿患有先天性鼻泪管阻塞，临床表现为溢泪或持续的眼屎增多。在没有感染的情况下，可以保守治疗几个月，以观察泪道是否随着时间的推移而打开。如果鼻泪管狭窄持续存在，则需要手术治疗。初步的干预包括探查和冲洗鼻泪管。鼻泪管探查可在门诊或手术室进行，并根据患者年龄和外科医生的需求使用全身麻醉剂。标准的面罩诱导和吸入麻醉维持可以提供满意的手术条件，也可放置喉罩开放气道行全身麻醉。如果简单的探查和冲洗不能解决问题，可能需要球囊扩张和（或）放置硅胶管进行治疗。极少数患者阻塞持续存在并导致泪囊感染，这将需要进行更复杂的手术，例如泪囊鼻腔吻合术，这种手术涉及在泪囊和鼻腔之间建立连通。这种手术的麻醉管理应采用气管插管全麻，还应给予适当的镇痛药和术后镇痛。

2. 斜视

斜视矫正是眼科最常见的外科手术之一。斜视的特点是视觉轴错位，可能是先天性的，也可能是后天形成的。先天性斜视可能是由于神经支配异常引起的，后天性斜视可能是由于外伤性神经麻痹引起的。斜视可能存在于健康儿童中，也可能与先天性综合征和神经系统疾病有关。斜视还与许多其他遗传综合征相关，斜视相关的综合征包括插管困难高风险的 Cridu-chat 综合征和 Goldenhar 综合征，常伴有先天性心脏病的 Down's 综合征和 Rubinstein-Taybi 综合征，代谢异常的同型半胱氨酸尿症。每一种综合征都有独特的麻醉风险。常规麻醉评估应评估患者是否有慢性疾病和筛查是否有家族史的麻醉并发症，特别是有恶性高热（malignant hyperthermia，MH）家族史的患儿。儿童斜视曾被认为是MH的高风险患者，因为怀疑斜视和并存的肌肉疾病之间可能存在联系。目前斜视不再被认为是MH的独立危险因素，因为患有斜视的儿童常规使用吸入麻醉剂，恶性高热的发生率没有明显增加。然而，如果怀疑患者特别是幼儿或青春期前的儿童咬肌痉挛，患者易患恶性高热，因此详细的麻醉家族史追溯尤为重要。斜视的手术矫正在年幼时矫正效果非常好。儿童麻醉医师管理斜视手术主要考虑因素还包括：术前滴眼液的心血管效应，眼心反射和术后恶心、呕吐。

全身麻醉虽然可以通过喉罩进行气道管理，但是气管内插管控制通气可降低高碳酸血症和低氧血症的风险，而高碳酸血症和低氧血症会增加OCR的发生率和严重程度。许多眼科医生要求在手术矫正前，使用短效肌松药进行强迫牵引试验，以更清楚地区分轻瘫和限制性疾病。在制订麻醉计划之前，应与外科医生讨论这种可能性。此外，美国FDA的黑匣子警告反对将琥珀胆碱用于儿童选择性气道管理；而且斜视手术的儿童琥珀酰胆碱给药后咬肌僵硬的发生率约是一般外科手术儿童的 4 倍。所以琥珀胆碱禁用于斜视的患者。

眼心反射和术后恶心、呕吐（postoperative nausea and vomiting，PONV）的预防对于接受斜视修复的患者至关重要。斜视是儿童术后 PONV 的已知危险因素。斜视术后疼痛一般源于结膜，疼痛程度较轻，静脉注射醋氨酚、酮咯酸通常都有效。围术期滴用 1% 丁卡因滴剂可改善术后斜视手术疼痛，斜视术中静脉注射对乙酰氨基酚可降低儿童术后 24 h PONV 的发生率。关于斜视手术儿童出现的躁动，手术结束前静脉注射异丙酚（1 mg/kg）或咪达唑仑（0.03 mg/kg）可降低七氟醚麻醉后出现的躁动；右美托咪定和氯胺酮也能预防儿童斜视手术七氟醚麻醉后的术后躁动和疼痛。

3. 青光眼

房水流出受阻，眼压升高可导致青光眼。原发性先天性青光眼包括新生儿青光眼和婴儿型青光眼，分别在出生时或出生后头两年内出现。青少年青光眼出现在儿童晚期，通常无角膜增大（眼球突出症），但有开角型青光眼的家族史。继发性青光眼与潜在的眼部疾病或全身性疾病（如 Sturge-Weber 综合征、神经纤维瘤病、中胚层发育不全）有关。

原发性先天性青光眼的成功手术治疗需要及早发现问题。有持续流泪、畏光、烦躁和眼球突出病史的婴儿，需要在全身麻醉检查期间测量眼压诊断是否有青光眼。如果确诊，可以在眼科检查和压力测量后进行手术。小儿青光眼的初步手术包括角膜切开术或小梁切开术，以创建通过施莱姆管排出房水的途径。如果不成功，其他手术选择包括小梁切除术，放置青光眼引流装置或循环破坏疗法以破坏睫状体并减少房水的产生。青光眼手术期间患者的麻醉考虑因素包括对相关并发症的认识和管理；特别是如果青光眼作为综合征的一部分存在时，另外应使用适当的药物和方法/药物来防止眼内压的进一步增加。

4. 白内障

儿童白内障可能是先天性或后天性的。先天性白内障有两种类型：特发性白内障和与综合征相关的白内障。临床上有几种综合征（例如 Stickler 综合征、Hallermann-Streiff 综合征、Laurence-Moon-Biedl 综合征、Lowe 综合征、脑腱黄瘤病和马方综合征）与白内障的高发有关。代谢性疾病状态（如半乳糖血症）和染色体异常（如 21 三体综合征）也与白内障的发病有关。白内障也可能与全身性疾病、类固醇诱导或放疗的并发症有关。对于健康儿童和并发症较少的儿童，白内障手术可以在门诊进行。

虽然这种外科手术通常在全身麻醉下进行，并辅以阿片类药物镇痛，但是全身麻醉辅以局部阻滞（如 sub-Tenon 阻滞）可减少术后疼痛，减少术后镇痛药物的需求。白内障患者在手术过程中需要较深的麻醉，以便在眼球被切开后尽量减少咳嗽或紧张导致的玻璃体液或其他眼内内容物的流出。如果患者的心血管系统不能耐受深麻醉，则应辅助使用肌松药。切开眼球后禁用琥珀胆碱，因为使用琥珀胆碱后可能发生长达 15~20 min 的眼外肌收缩导致眼内压增加，从而通过手术切口挤出眼内容物。

理想情况下，患有白内障手术的患者不应过度哭泣或术后挣扎。深麻醉的情况下拔除气管导管或去除 LMA 将有助于实现这一目标。白内障手术患者常有遗传综合征，需要深麻醉以防止移动、紧张或咳嗽。

5. 早产儿视网膜病变

早产儿视网膜病变（retinopathy of prematurity，ROP），以前称为 retrolental fibroplasia，是一种可能导致失明的早产儿血管增生性疾病。ROP 是一种多因素疾病，该疾病的第一阶段的特征是通过高氧抑制血管内皮生长因子，导致正常视网膜血管形成的停滞。第二阶段的特征是由缺氧触发的血管内皮生长因子刺激诱导的血管增殖。因此，高氧和缺氧都在 ROP 的发病机制中起重要作用。ROP 发病的危险因素，包括低胎龄（最强危险因素）、低出生体重、高血糖、胰岛素治疗、氧气暴露、机械通气、输血、脑室内出血、败血症和维生素 E 缺乏症等。早产儿视网膜病变可根据疾病程度、严重程度和疾病部位进行分类。分级阶段如图 14-3 所示。严重疾病可导致视网膜脱离和视力损伤或失明，因此提倡早期干预。

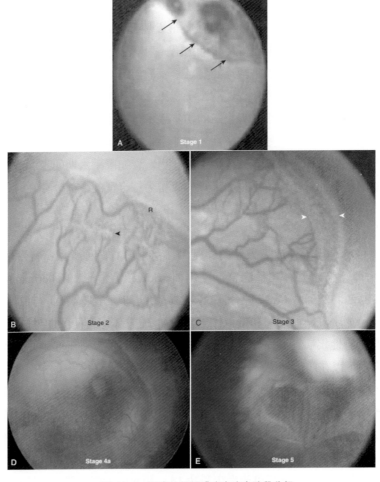

图 14-3　早产儿视网膜病变病变阶段分级

A. Ⅰ级：在血管和无血管视网膜之间看到分界线。它是位于视网膜平面内的薄膜结构。
B. Ⅱ级：分界线进一步生长并且具有一定的厚度和宽度占有一定的体积，在视网膜平面上方形成山脊状纤维膜。
C. Ⅲ级：血管脊的大小增加（在白色箭头之间），脊上的纤维血管组织生长并延伸到玻璃体液中。纤维性瘢痕组织在此阶段开始形成。
D. Ⅳa级：部分性视网膜脱离；脱离不包括黄斑，视力可能良好。Ⅳb期（未显示），黄斑脱离，视电位显著降低。
E. Ⅴ级：由于儿童通常表现为白细胞增多症（白色瞳孔反射），因此视网膜完全脱离。
资料来源：Smith's Anesthesia for Infants and Children 9th Edition，chapter 34.

ROP 手术前未插管且需要气管插管的患者可在手术后立即拔管，但许多新生儿的麻醉后呼吸暂停风险高，需要在新生儿重症监测病房进行仔细监测。ROP 的视网膜检查和手术干预是痛苦的，非药物治疗可能对疼痛管理无效。尽管如此，对于计划术后拔管的患者，术中必须谨慎使用阿片类药物。对于早产儿进行其他手术时，预防 ROP 或其进展是麻醉医师需要重点考虑的因素。早产儿的最佳氧饱和度仍然有争议。最近的多项研究比较了胎龄小于 28 周的早产儿低氧饱和度（85%～89%）和高氧饱和度（91%～95%）对死亡、严重 ROP、支气管肺发育不良、坏死性小肠结肠炎、神经发育障碍和听力丧失等结局指标的影响，发现尽管 91%～95% 的较高目标氧饱和度范围与 ROP 严重程度增加有关，但通常推荐该范围，因为 85%～89% 的较低氧饱和度与出院时的死亡风险增加有关。所以这些婴儿不能接受不必要的高氧浓度。在视网膜血管形成期间，麻醉医师更应该谨慎限制未诊断为 ROP 的婴儿的氧浓度。年龄较大的婴儿（大于月经后 44 周）和已确定阈值前疾病的婴儿可能不易受到运输和全身麻醉期间通常提供的较高氧浓度的影响。

ROP 患者发生斜视、白内障和青光眼的易感性增加，应安排随访检查以帮助预防和治疗这些疾病。

6. 眼外伤

眼外伤是较为常见的小儿眼科急诊手术。通常患儿在手术前无法达到充分的禁食时间，因此对于该类患儿，麻醉医师均应将其视作饱胃处理。此外，创伤可导致胃排空异常，将急诊手术延期 6～8 h 并不能可靠降低反流误吸风险，反而可能因此错过最佳治疗时间。改良快速顺序诱导概念的提出为上述问题提供了较为可靠的解决方案。对于眼外伤患儿，麻醉医师在诱导前应做到充分去氮给氧。此后，通过外周静脉给予镇静催眠类、阿片类以及肌松药。在诱导期间，通常采用 Sellick 手法压迫环状软骨封闭食管以避免胃内物质反流。尽管该方法的有效性存在争议，但其仍是应对潜在饱胃患者在诱导时使用的传统方法。

除了应对潜在的反流误吸外，防止眼内压升高在小儿眼外伤手术中也至关重要。在术前和麻醉诱导期应避免咳嗽、哭闹等现象发生，因为其均可显著提升眼内压。术前，应尽量使患儿保持平静。如果患儿过小难以配合，应予以适量镇静。静脉使用咪达唑仑或地西泮能到达到较好的镇静效果。随着近年来 α_2 激动剂右美托咪定使用的增多，越来越多的研究发现术前使用右美托咪定滴鼻除了能达到良好的镇静效果，同时还能减轻肌松药琥珀胆碱所引发的眼内压升高。去极化激动药琥珀胆碱的使用会在约 10 min 内升高眼内压，而非去极化激动药如罗库溴铵对于眼内压则无显著影响。气管插管和喉罩置入同样会升高眼内压，但该现象可以通过在诱导期短效阿片类镇痛药的使用降至最低。插管或喉罩置入必须在肌松作用完全起效后进行，以最大限度避免呛咳发生。在临床实践中，有观点认为小儿眼外伤手术中麻醉所致的眼内压升高有被夸大化的嫌疑。因为多数眼外伤患儿术前存在剧烈哭闹并伴随眼部的揉搓，以上行为均会导致眼内压的剧烈升高。

静脉通路的建立对于眼外伤患儿的麻醉快速诱导至关重要。在多数情况下，眼外伤患儿在入室时已开放外周静脉通路并进行抗生素输注。当患儿入室时并未开放静脉通路且无法配合开放外周静脉通路时，可能需要麻醉医师采取其他方式完成麻醉诱导：超声引导下外周静脉穿刺置管，氯胺酮肌注或七氟烷面罩吸入，也可右美托咪定滴鼻，或直肠内给药。

7. 视网膜母细胞瘤

视网膜母细胞瘤是最为常见的小儿原发性眼内恶性肿瘤，每年新发病例约 9 000 人。染色体内特定基因的缺失被认为与该疾病的发生密切相关。视力下降、弱视、瞳孔形态（白瞳症）或对光反射异常、结膜充血水肿是其较为常见的临床表现。临床上多以白瞳症为首发症状，通常由患儿父母察觉其瞳色异常进而发现。视网膜母细胞瘤的治疗方法取决于肿瘤分期（位置、大小、范围），通常可涉及全身静脉化疗、眼动脉介入化疗、玻璃体内化疗及局部治疗（如激光、冷冻、放射性核素）等。

多数视网膜母细胞瘤的患儿需要频繁地在全麻下进行眼底检查及外科治疗。对于普通眼底检查，因时间较短及刺激较少，吸入麻醉诱导配合喉罩置入通常即可达到满意的麻醉深度。在此情况下，患儿的自主呼吸通常被保留。包括七氟烷、丙泊酚在内的多数临床麻醉药可在一定程度上降低眼内压，该程度通常在几个毫米汞柱，并在诱导后逐渐减弱。氯胺酮可以作为视网膜母细胞瘤眼底检查的替代用药，虽然其可在一定程度上升高眼压（2 ~ 3 mmHg），但多数外科医生认为其程度在可接受范围内或其可在一定程度上更好地反应患儿清醒时的眼内压。需要注意的是，氯胺酮可能会引起患儿的术后呕吐和烦躁，因此其并不作为该类手术的理想用药。

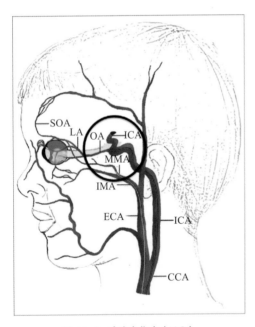

图 14-4　动脉内化疗（IAC）

注：IAC 是通过股动脉经颈内动脉将导管插入 OA 进行的（蓝色标记路径）。备用路径是通过 ECA 和 IMA 进行 MMA 插管（路线标记为绿色）。CCA = 颈总动脉；ECA = 颈外动脉；ICA = 颈内动脉；IMA = 上颌内动脉；MMA = 脑膜中动脉；OA = 眼动脉；LA = 泪动脉；眶上动脉

来源：Manjandavida F, et al. Intra-arterial chemotherapy in retinoblastoma –A paradigm change[J]. Ind J Ophthalmol, 2019, 67（6）：740.

此类患儿因需要频繁接受全麻下眼底检查，良好的麻醉体验对于维持患儿在此后麻醉过程中的配合至关重要。

视网膜母细胞瘤的动脉介入化疗在近年得到了越来越多的应用，因其在眼球摘除外为该疾病的治疗提供了另一可选方案，从而使患儿的视力得以部分保留，且可在一定程度上提高患儿的 5 年生存率。该方法通过全麻下股动脉穿刺置管，在造影剂的帮助下将导管送至眼动脉，实现在眼动脉直接给予化疗药。相比于传统全身静脉化疗，该方法可以最大限度地减轻化疗药所致的脱发、听力减退等不良反应，其长期不良反应目前也少有报道。该手术通常在全麻下于介入手术室内完成。值得注意的是，视网膜母细胞瘤的眼动脉介入术中可能伴随一定程度的呼吸和血流动力学恶性事件。呼吸恶性事件主要为肺顺应性的骤然下降，典型表现为压控呼吸下潮气量减少和氧饱和度显著下降。该事件可在动脉化疗药给药前便发生，甚至当微导管处于颈内动脉至眼动脉之间处便可发生。术中肺顺应性骤然下降的概率与患儿进行动脉化疗的次数无明确关系，该事件可

发生于首次动脉化疗时，亦可在数次化疗后发生，具体病因尚不明确。对于绝大多数急性肺顺应性下降事件，静脉给予 0.5～1 μg/kg 肾上腺素可使其得到显著改善。血流动力学的改变主要表现为心率减慢与低血压，通常发生于肺顺应性改变之后，亦可由于肾上腺素的使用而无明显表现。有研究提示，由三叉神经视束介导的潜水反射可能参与对上述呼吸和血流动力学事件的调控。

8.角膜移植

与成人相比，儿童角膜移植手术难度比较高。儿童眼球体积小，玻璃体正压，巩膜和角膜硬度低，这些都会给外科医师带来技术挑战。此外，儿童角膜移植术后具有并发症多、术后眼部检查的配合度低、术后炎症和免疫反应多的特征。尽管在过去几十年中角膜移植物的存活率和视力结果有所改善，但患者预后存在年龄相关差异。澳大利亚的一项回顾性研究，选取了 640 名年龄小于 20 岁的患者，有 765 例移植物，研究显示 5 岁以下儿童的移植物存活率低于 5～12 岁儿童，青少年的效果最好。

角膜移植手术操作主要有三种常规技术：

（1）穿透性角膜移植术：从患者身上取下角膜的圆盘，并在其位置缝合类似尺寸的供体角膜盘。

（2）前板层角膜移植术：更换患者角膜的病变层，同时保留健康层。

（3）深层前角膜移植术：去除角膜前层，同时保留内皮细胞和 Descemet 膜。

在先天性病变患者中，手术通常在出生后的第 2～3 个月进行，以限制弱视的发展。如果涉及双眼，第二次手术通常在第一次手术后 1～2 周进行。接受角膜移植的患者的麻醉原则包括通常借助甘露醇降低玻璃体压力，使用过度通气来降低眼压，并使用神经肌肉阻滞剂来减少患者运动并防止眼外肌收缩。

总之，小儿眼科麻醉虽然手术有时候短小，但是患儿并发症可能较多，而且眼科手术和用药会对心血管等重要系统产生一定的影响，需要麻醉医师熟悉药物的药理学及疾病的病理生理特征，为儿科患者围术期的安全保驾护航。

（王伟　石学银）

参考文献

［1］ JEAN YK, KAM D, GAYER S, et al. Regional Anesthesia for Pediatric Ophthalmic Surgery: A Review of the Literature［J］. Anesth Analg, 2020(5), 741-743.

［2］ NAJMAN IE, MEIRELLES R, RAMOS LB, et al. A randomised controlled trial of periconal eye blockade with or without ultrasound guidance［J］. Anaesthesia, 2015, 70: 571–576.

［3］ UNGERN-STERNBERG B, BODA K, CHAMBERS NA, et al. Risk assessment for respiratory complications in paediatric anaesthesia: A prospective cohort study［J］. Lancet, 2010, 376(9743): 773-783.

［4］ PARNIS SJ, BARKER DS, WALT J. Clinical predictors of anaesthetic complications in children with respiratory tract infections［J］. Pediatric Anesthesia, 2010, 11(1): 29-40.

［ 5 ］ NVER S, GÜRAY Z, ARAL S. Effectiveness of a group game intervention in reducing preoperative anxiety levels of children and parents: a Randomized controlled Trial［J］. AORN Journal, 2020, 111(4).

［ 6 ］ AFSANEH S, AHMAD KT, ALIREZA M, et al. Impact of parental presence during induction of anesthesia on anxiety level among pediatric patients and their parents: a randomized clinical trial［J］. Neuropsychiatric Dis Treatment, 2017, 12: 3237-3241.

［ 7 ］ WALDSCHMIDT B, GORDON N. Anesthesia for pediatric ophthalmologic surgery［J］. AAPOS, 2019, 23(3): 127-131.

［ 8 ］ ARNOLD RW, BOND AN, MCCALL M, et al. The oculocardiac reflex and depth of anesthesia measured by brain wave［J］. Bmc Anesthesiology, 2019, 19(1): 36.

［ 9 ］ VARPOSHTI MR, FARSANI DM, GHADIMI K, et al. Reduction of oculocardiac reflex with Tetracaine eye drop in strabismus surgery［J］. Strabismus, 2019, 27(152): 1-5.

［ 10 ］ VOEPEL-LEWIS T, MALVIYA S, TAIT AR. A prospective cohort study of emergence agitation in the pediatric postanesthesia care unit［J］. Anesthesia Analgesia, 2003, 96(6): 1625.

［ 11 ］ SATO M, SHIRAKAMI G, TAZUKE-NISHIMURA M, et al. Effect of single-dose dexmedetomidine on emergence agitation and recovery profiles after sevoflurane anesthesia in pediatric ambulatory surgery［J］. Anesthesia, 2010, 24(5): 675-682.

［ 12 ］ BIRENBAUM A, HAJAGC D, ROCHE S, et al. Effect of Cricoid Pressure Compared With a Sham Procedure in the Rapid Sequence Induction of Anesthesia: The IRIS Randomized Clinical Trial［J］. JAMA Surg, 2019, 154(1): 9-17.

［ 13 ］ LI S, HU X, TAN F, et al. Effects of Cisatracurium, Rocuronium, and Mivacurium on Intraocular Pressure During Induction of General Anesthesia in Ophthalmic Surgery［J］. Drug Des Dev Ther, 2020, 14: 1203-1208.

［ 14 ］ BYUN SH, KIM SJ, KIM E. Comparison of the clinical performance of the flexible laryngeal mask airway in pediatric patients under general anesthesia with or without a muscle relaxant: study protocol for a randomized controlled trial［J］. Trials, 2019, 20(1).

［ 15 ］ RUIZ-VILLA JO, JARAMILLO-RIVERA DA, PINEDA-GUTIERREZ LM. Ketamine impact on intraocular pressure of children［J］. Colombian Anesth, 2019, 47(4): 226-235.

［ 16 ］ DALVIN L A, ANCONA-LEZAMA D, LUCIO-ALVAREZ J A, et al. Ophthalmic Vascular Events after Primary Unilateral Intra-arterial Chemotherapy for Retinoblastoma in Early and Recent Eras［J］. Ophthalmology, 2018, 125(11).

［ 17 ］ CHUA A, CHUA MJ, KAM P. Recent advances and anaesthetic considerations in corneal transplantation ［J］. Anaesth Intensive Care, 2018, 46(2): 161-170.

［ 18 ］ ANTHONY L. Kovac Postoperative Nausea and Vomiting in Pediatric Patients［J］. Pediatric Drugs, 2021, 23: 11–37.

［ 19 ］ RICKETTS K, VALLEY RO, BAILEY AG, et al. Anesthesia for ophthalmic surgery: Smith's Anesthesia for Infants and Children［M］. 9th Ed. 892-912.

［ 20 ］ CHEN J, OLUTOYE O A. Anesthesia for Ophthalmological Surgery: Gregory's Pediatric Anesthesia［M］. 6th Ed. 881-892.

儿科精确麻醉

第十五章
儿童肝脏移植精确麻醉

随着外科技术、抗排异治疗以及麻醉围术期管理水平的进步，儿童肝脏移植以下简称"肝移植"患者的术后存活率和远期预后均得到了很大改善。我国有 80 多家医院开展成人肝脏移植，其中规模较大的有 20 余家。目前全世界肝脏移植最长存活已超过 30 年。作为全球最大的儿童肝脏移植中心，截至 2020 年底，上海交通大学医学院附属仁济医院累计完成儿童肝脏移植 2 484 余例，儿童肝脏移植完成例数位居世界首位，患儿术后 1 年、3 年、5 年和 10 年生存率分别为 94%、92%、91% 和 89%，已达到国际先进水平。最小的肝脏移植患儿年龄不足 3 月。另一方面，由于供体器官的短缺，亲属供体的活体和部分肝（含劈离式）肝脏移植的比例也正逐年增加。儿童肝脏移植患儿术前病情复杂，代偿能力较成人相对差，手术操作精细度要求高，麻醉及围术期管理难度大。为进一步规范儿童肝脏移植麻醉管理，受中华医学会麻醉学分会的委托，器官移植麻醉学组邀请国内各大肝脏移植中心的麻醉专家根据国内外相关进展和指南，结合各中心儿童肝脏移植麻醉的实践经验，从儿童肝脏移植麻醉适应证、麻醉前风险评估与准备、麻醉方法与用药、围术期监测和管理等方面，对儿童肝移植的麻醉和围术期处理要点进行阐述。

第一节　儿童肝脏移植概述

一、儿童肝脏移植的特点

儿童肝脏移植的手术方式主要分为全肝移植和部分肝移植。全肝移植包括经典原位肝移植与背驼式原位肝移植；部分肝移植包括活体肝移植（living donor liver transplantation，LDLT）、劈离式肝移植与减体积肝移植。此外，对于某些特殊的疾病还可选择多米诺肝移植与辅助性肝移植。应根据患儿具体状况选择最合适的肝脏移植方式（如在全肝移植中，若供、受者的下腔静脉管径不匹配，则应优先考虑行背驼式肝移植）。如今外科技术日趋成熟，LDLT 已逐渐成为主要的移植类型。不仅如此，根据仁济医院肝脏移植中心的统计数据，活体肝移植供者除了能保证围术期的安全之外，在术后的生命质量和心理健康水平也能基本恢复至健康人水平。绝大多数接受活体肝移植的患儿都获得了令人满意的预后，主要得益于在病情恶化前及时地进行了肝移植，以及最大限度保障了供肝的质量。

儿童 LDLT 的难点在于供受体匹配的安全范围、各血管以及胆道的重建技术。儿童 LDLT 的常用供肝类型包括左外叶、扩大左外叶、带肝中静脉左半肝以及右半肝，带肝中静脉的右半肝极少使用。选择供肝类型的重要依据是移植物~受体的匹配性。移植物受体比重比（graft to recipient weight ratio，GRWR）是重要的匹配评判指标，儿童 LDLT 的安全 GRWR 范围不同于成人（＞0.8%）。据笔者所在单位经验，对于小于 3 周岁的儿童，左外叶是最常用的供肝，GRWR 以控制在 2.0%~4.0% 为最佳。因此，对供肝进行减体积是值得推荐的方法，值得注意的是，减体积技术会增加术中出血量及术后断面胆汁漏的风险，另外若未严格按照解剖分段减体积会导致术后肝脏坏死继发感染，因此手术医师应具备丰富的解剖性肝切除以及儿童肝移植经验。对于体型较大的患儿，可考虑扩大左外叶、左半肝、右半肝等供肝类型。对于部分合适的供肝，右后叶供肝也是很好的选择。血管重建包括肝静脉、门静脉和肝动脉。儿童 LDLT 的肝静脉重建的首要难点在于对供肝左肝静脉变异的处理。整形后需要保证肝静脉的方向顺畅且无受压扭曲。受体方面的重建应以流出道尽量通畅宽大为要点，根据本院肝脏移植外科医师的经验，受体开口大于供肝静脉开口是肝静脉重建成功的基本保证。门静脉重建是儿童 LDLT 的重要核心环节，也是难点之一。对于胆汁淤积性肝病，尤其是接受过葛西手术的胆道闭锁患儿，受体门静脉条件往往较差，需要采用不同的外科技术克服困难，如插入血管补片扩大管径，结扎分流血管和阻断侧支血管等。行肝动脉端-端吻合时显微动脉重建是有效安全的重建方式，能将栓塞率降低到 2% 以下。儿童 LDLT 的胆道重建包括胆-肠吻合和端-端吻合，胆道闭锁等胆汁淤积性肝病占我国儿童 LDLT 的大部分，对这部分患儿均需要使用胆-肠吻合技术。

围术期并发症是影响小儿 LDLT 预后的重要因素之一，美国一项针对小儿肝移植术后患者和移植物生存率的危险因素的研究显示，术后并发症对移植术后 6 个月的患者生存率和移植物生存率有明显影响，大多数患者死亡和移植物丢失都发生在术后 6 个月。同时，感染也是影响儿童 LDLT 预后的重要因素，细菌感染最为常见，通常发生于术后早期，合理使用抗生素能有效预防、治疗术后细菌感染以及避免细菌耐药性的产生。在发生感染的儿童中，胆管炎和脓毒症是常见的并且可能进一步复杂化围术期的处理。

二、儿童肝脏移植的适应证与禁忌证

（一）儿童肝脏移植的适应证

儿童肝脏移植的适应证包括恶性和非恶性条件，这些疾病如表 15-1 所示。其中，先天性胆道闭锁是导致儿童肝移植的主要原因。胆汁淤积性肝病是儿童肝移植最常见的适应证，原发疾病包括先天性胆道闭锁、Alagille 综合征、原发性硬化性胆管炎等。近年来，因遗传代谢性肝病的患儿行肝移植的比例有所增加，包括合并器质性肝损伤的 Wilson 病、糖原累积症、囊性纤维化、I型酪氨酸血症等，还包括无器质性肝损害的尿素循环障碍、原发性高草酸尿症、家族性高胆固醇血症（纯合子）等；此外，暴发性肝衰竭、肝脏肿瘤以及病毒性肝硬化、自身免疫性肝炎等终末期肝病也是儿童肝移植的适应证，但其占比低于胆汁淤积性肝病和代谢性肝病。

表 15-1　儿童肝脏移植病因

（1）胆汁淤积性肝病

胆道闭锁、Alagille综合征、进行性家族性肝内胆汁淤积症、原发性硬化性胆管炎等

（2）遗传代谢性疾病

合并器质性肝损伤：Wilson's病、I型酪氨酸血症、糖原累积症、α_1-抗胰蛋白酶缺乏症、囊性纤维化、尼曼匹克病、胆汁酸合成障碍、线粒体病等无器质性肝损伤：尿素循环障碍性疾病、家族性淀粉样多发性神经病变、原发性高草酸尿症、Crigler-Najjar综合征、枫糖尿症、纯合子家族性高胆固醇血症等

（3）暴发性肝衰竭

（4）肝脏肿瘤

肝母细胞瘤、肝细胞癌、婴儿型肝脏血管内皮瘤等

（5）其他

病毒性肝炎肝硬化、自身免疫性肝炎、隐源性肝硬化、布-加综合征、门脉性肺动脉高压、Caroli病、先天性肝纤维化、二次肝移植等

（二）儿童肝脏移植的禁忌证

儿童肝脏移植的禁忌证包括：不可逆的中枢神经系统受损；合并严重影响患儿预后的肝外器官功能衰竭，如肝肺综合征、严重的门脉性肺动脉高压等；严重的心肺功能不全；严重的全身感染以及难以根治的恶性肿瘤等。

（张印　潘志英　杨立群）

第二节 儿童肝脏移植的手术管理

一、儿童肝脏移植的术前评估与麻醉风险

（一）术前评估

几乎所有的慢性肝病患儿均合并营养不良，同时可能有腹水、四肢水肿等症状，导致营养不良诊断困难。上臂围和肱三头肌皮褶厚度是反映营养不良相对可靠的指标。胆汁淤积性肝病患儿常伴胆汁排泄障碍引起的脂肪和脂溶性维生素吸收障碍，后者通常引起佝偻病、骨折、凝血障碍、视觉障碍等并发症；Alagille 综合征患儿由于慢性营养不良及生长激素轴的改变，除慢性胆汁淤积、心肺畸形、骨骼、面容和眼部异常外，常伴有生长发育迟缓。体重、身长、坐高、头围、胸围等是评价患儿体格发育的常用指标，而身长、体重和体质指数（body mass index，BMI）的 Z 评分是国际上通用的评价儿童生长发育的方法。

（二）麻醉风险

（1）中枢神经系统：急性肝衰竭和慢性终末期肝病患儿常合并不同程度的肝性脑病，而尿素循环障碍的患儿常在摄入蛋白质后发作肝性脑病。当出现重度肝性脑病时，严重的脑水肿可导致颅内压升高，甚至引起脑疝，导致患儿死亡。术前所有合并肝性脑病的患儿都需要进行严密的精神状态监测与评估。

有肝性脑病的患儿缺乏保护性气道反射，增加误吸风险。应避免使用镇静剂；患儿毒素积聚损伤神经系统功能，影响麻醉与苏醒；伴有低钠血症时会加重脑水肿和颅内压升高，术前可使用甘露醇降低颅内压、气管插管保护气道、头部降温和过度通气治疗。

（2）肝功能：准确评估患儿术前肝功能不仅有利于判断肝移植手术的紧迫性，也有助于确定肝脏功能不全可能带来的麻醉与围术期风险以及制订合理有效的术前调整策略。Child-Pugh 分级标准适用于儿童患者。儿童终末期肝病模型（pediatric end-stage liver disease，PELD）评分被用于评价儿童肝移植患者术前肝病的严重度与供肝分配的优先性。PELD $= [\,0.480 \times \mathrm{LN}$（胆红素）$+ 1.857 \times \mathrm{LN}$（INR）$- 0.687 \times \mathrm{LN}$（白蛋白）$+ 0.436 \times$ 年龄得分 $+ 0.667 \times$ 生长停滞$\,] \times 10$，PELD 评分越高，提示预后越差。此评分系统适用于年龄小于 12 岁的患儿。对于年龄 $\geqslant 12$ 岁的患儿，应使用终末期肝病模型（model for end-stage liver disease，MELD）进行评分。

肝功能不全可能导致的麻醉风险包括：① 代谢功能受损可能导致麻醉药物和其他药物作用时间延长。② 低蛋白血症、血浆清蛋白降低，导致血浆游离药物浓度增高，可能增强麻醉药物的药效。③ 白蛋白水平降低使血浆胶体渗透压降低，增加了组织水肿尤其是肺间质水肿的风险。④ 糖原储存减少和糖异生功能受损可导致低血糖。⑤ 凝血因子合成减少会引起凝血功能障碍，脾功能亢进所致的血小板减少会进一步加重血功能障碍，导致术中出血和血管穿刺血肿形

成的风险增加。

（3）心血管系统：大多数终末期肝病患者血流动力学特征为心指数（cardiac index，CI）增加和外周血管阻力（systemic vascular resistance，SVR）降低的高动力循环状态。患儿存在交感神经系统活性的增强和儿茶酚胺水平的升高，激活肾素-血管紧张素系统往往会掩盖心功能不全的表现。慢性胆汁淤积性疾病可导致肝硬化性心肌病，表现为心血管系统对应激的反应能力降低，心肌变力性和变时性异常，心室收缩和舒张功能不全，QT间期延长以及心肌电机械耦联异常等。此类患儿麻醉中易发生低血压，对儿茶酚胺和血管加压药的敏感性也降低。此外，高草酸尿症、Wilson病、糖原累积症、甲基丙二酸血症、丙酸血症、戈谢病和家族性淀粉样多发性神经病等遗传代谢性肝病患儿常合并特异性心肌病。

终末期肝病（end-stage liver disease，ESLD）患儿可合并先天性心脏病。文献报道，有10%~20%的胆道闭锁患儿会合并先天性心脏病，多常见于1岁以内患者，常为单发的房间隔缺损、卵圆孔未闭、动脉导管未闭或室间隔缺损，而复杂先心病相对少见；Alagille综合征患儿的心血管畸形发病率高达85%~95%，其中以外周肺动脉狭窄最常见，并常在肺动脉狭窄的基础上合并复杂先心病，如法洛氏四联症、室间隔缺损和房间隔缺损等。此外，纯合子家族性高胆固醇血症患儿如果未能在年幼时及时接受肝移植术，可能会在10岁以后并发严重的冠脉病变。

终末期肝病患儿术前合并心血管疾病，会增加肝移植围术期的心脏风险，但临床实践中是先矫正心脏畸形再行肝移植手术，还是先行肝移植手术再行心脏畸形矫正术，仍是一个难题。一般认为，轻、中度心脏畸形且心功能代偿良好时，不是肝移植的绝对禁忌证。复杂先心病合并心功能不全、肺动脉高压或右向左分流时会显著增加手术风险，应组织多学科团队会诊，以决定是否需先行内科治疗、心脏畸形矫正术或同期行心肝联合移植。

（4）呼吸系统：肝肺综合征（hepatopulmonary syndrome，HPS）在终末期肝病患儿中较为常见，是一种可严重影响肝移植预后的继发性器官损伤。HPS患儿因肺内动静脉扩张所致肺内分流增加和通气-血流失衡会进一步加重低氧血症。随着肺内分流的增加，可伴或不伴有肺动脉高压症状，逐步发展为不可逆的呼吸衰竭。HPS的严重程度可根据吸空气时的动脉血氧分压水平进行分级：① $PaO_2 \geqslant 80$ mmHg 为轻度，② PaO_2 60~79 mmHg 为中度，③ PaO_2 50~59 mmHg 为重度，④ $PaO_2 < 50$ mmHg 为极重度。尽管合并HPS会显著增加肝移植患者围术期风险，但HPS症状常常能在术后短期得到治愈，因此合并HPS在美国会被优先分配供肝。数据显示，重度和极重度HPS患者也能通过肝移植获得满意的预后。

门脉型肺动脉高压（port-pulmonary hypertension，POPH）相对HPS在晚期肝病患者中发生率要低。POPH是指平均肺动脉压在静息时 >25 mmHg 或运动时大于30 mmHg，肺血管阻力升高 >240（dyn·s）/cm^5 且肺动脉楔压 <15 mmHg。与成人相比，患儿的POPH较为罕见。对于合并轻度POPH（25~35 mmHg）的患者，围术期风险并没有显著增加，而合并中度和重度POPH（35~45 mmHg、>45 mmHg）的患儿围术期病死率显著增加，而且肺动脉高压症状在肝移植术后很难得到快速缓解。因此，mPAP $\geqslant$ 45 mmHg 或 50 mmHg 通常被看作是肝移植手术的绝对禁忌证。

终末期肝病患儿因大量腹水和肝脾肿大所致的高腹压会限制膈肌的运动和腹式呼吸，在静息时易出现缺氧症状，在麻醉诱导时会出现无通气安全时间的显著缩短。囊性纤维化患儿呼吸系统主要表现为反复的支气管感染和气道阻塞，常伴有肺炎、肺不张、黏痰不易咳出、呼吸急促。出现缺氧和二氧化碳潴留症状时，表现为气急加剧、发绀，最后导致呼吸衰竭和肺源性心脏病，术前需常规行肺功能检查。终末期肝病患儿术前常合并肺部感染及气道高反应性，围术期易发生气道痉挛，实际临床工作中常因患儿肝病进展不得不一边积极抗感染，一边行肝移植术。

（5）肾功能：终末期肝病患儿合并肾功能异常相对常见，其病因包括肾前性氮质血症、急性肾小管坏死和肝肾综合征。某些代谢性疾病患儿如 Wilson 病、甲基丙二酸血症和 Alagille 综合征等，常常合并特异性肾功能损害。在没有肾毒性药物应用的情况下，经白蛋白扩容，停用利尿剂 2 天及以上，患儿肾功能仍未见好转，应警惕肝肾综合征的发生。

单独使用血清肌酐不能全面反映肾脏功能。可使用胱抑素 C 或经过修订的 Schwartz 公式进一步估算慢性肝病患儿的肾小球滤过率。合并肾衰竭的患儿可能需要在围术期接受连续性肾脏替代治疗（continuous renal replacement therapy，CRRT），甚至肝肾联合移植。

（6）出凝血状态：终末期肝病患儿常见出凝血状态异常，其中急性肝衰竭者尤为明显，包括血小板数量减少和功能减退、凝血因子减少和纤溶相关物质减少。由于这些因子合成减少，出凝血相关检查常有凝血酶原时间（prothrombin time，PT）、活化的部分凝血活酶时间（acivated partial thromboplastin time，APTT）等指标异常。在门静脉高压导致脾脏功能亢进的患儿中，血小板减少十分常见。而代谢性肝病患儿的凝血功能通常不受影响。先天性胆道闭锁或原发性硬化性胆管炎致肝硬化的患儿发生血栓的风险更高，可见凝血状态中低凝与高凝并存。由于患儿存在肝动脉栓塞的风险，因此也不可过度纠正凝血功能异常。

相比于常规的静态出凝血检测，血栓弹力图能检测血凝块强度，提供凝血因子活性、血小板功能和纤维蛋白溶解情况等指标，可以更精准地评估患儿的出凝血状态。

（7）内环境与电解质：肝病患儿术前可能出现酸碱失衡、钾离子、钙离子和血糖水平等的变化。代谢性肝病较其他终末期肝病患儿术前更易出现包括电解质失衡在内的代谢功能紊乱。肾功能不全患儿可继发代谢性酸中毒，灌注不足或乳酸升高可进一步加重酸中毒，必要时需使用碳酸氢钠纠正。治疗腹水时大量应用利尿剂可引起有效循环血容量不足，从而引起电解质失衡（低钠、低钾和低钙）和肾前性氮质血症。肾功能不全、代谢性酸中毒和输血容易诱发高钾血症。甲基丙二酸血症、丙酸血症和糖原累积症等患儿更常见低血糖，移植前通常需要输注含糖溶液。另外也需避免血糖过高，防止渗透性利尿、损伤肾功能和神经系统功能。因此监测动脉血气、了解术前电解质和血糖水平，对维持内环境稳定尤为重要。

二、儿童肝移植的围术期管理

（一）麻醉前准备

（1）患儿准备：择期手术患儿术前常规禁食禁饮准备，禁食禁饮清液体 2 h、母乳 4 h、配方奶及淀粉类固体食物 6 h、油炸及脂肪类食物 8 h。终末期肝病的患儿术前常合并营养不良，因此禁食时长需视患儿具体情况考虑。同时由于并存腹水、肝性脑病、胃排空延迟等因素，反流误吸风险大大增加。急诊肝移植患儿的禁食不可苛求，可按饱胃患者处理。

终末期肝病患儿需要谨慎用药，合并肝性脑病患儿禁止术前使用镇静药。常用的术前用药剂量见表15-2。

表 15-2　常见术前用药与剂量

药物	给药途径	给药剂量(mg/kg)
咪达唑仑	口服	0.3 ~ 0.7（最大 20 mg）
	经鼻	0.2
	经直肠	0.5 ~ 1
	肌内注射	0.1 ~ 0.15
氯胺酮	口服	3 ~ 8
	经鼻	3 ~ 6
	经直肠	5 ~ 10
	肌内注射	2 ~ 5
右美托咪定	经直肠	0.002 ~ 0.005
	口服	0.001 ~ 0.004
	经鼻	0.001 ~ 0.004

（2）药品和设备：儿童肝移植术中病情变化较大，因此麻醉诱导前应将相关麻醉用品及设备准备齐全。小儿麻醉机、吸引设备、监护仪、氧源、咽喉镜、插管用品、听诊器、除颤仪等应检查完毕处于备用状态。加温装置需要提前预热，血液回收机、多普勒超声仪、凝血功能监测设备、血气分析仪、高级血流动力学监测等术中常用设备均应处于备用状态。治疗液体以 5% 葡萄糖和林格液、白蛋白等为主，充足的血制品（包括浓缩红细胞、冰冻血浆等）及麻醉用药需提前准备好，麻醉药与抢救药品包括肾上腺素、去甲肾上腺素、多巴胺、阿托品、去氧肾上腺素、钙剂、利多卡因等需按照患儿体重稀释到合适的浓度。

结合术前对患儿的评估制订更个体化的麻醉方案，完善麻醉前的准备工作。

（二）麻醉诱导

入室后建立心电图、血氧饱和度（SpO$_2$）和无创血压（non-invasive blood pressure，NIBP）的监测。术前无静脉通道且年龄小不能合作的患儿，可行七氟烷吸入镇静后开放静脉。静脉麻醉诱导药中镇静药可选择丙泊酚（2.5 ~ 3 mg/kg）、依托咪酯（0.20 ~ 3 mg/kg）或氯胺酮（1 ~ 2 mg/kg）；镇痛药可选择舒芬太尼（0.5 ~ 1 g/kg）或芬太尼（2 ~ 5 μg/kg）；尽量选择起效快的肌松药，如罗库溴铵（0.3 ~ 0.6 mg/kg）。

肝移植患儿常伴有大量腹水，腹内压增高导致限制性通气障碍和功能残气量降低。同时可能伴有活动性消化道出血、气道高反应性以及饱胃等发生反流误吸的危险因素，因此更推荐静脉麻醉诱导，以快速达到满意的麻醉深度和肌松效果。患儿耐缺氧能力差，在气管插管前需延长氧储备时间，尽量缩短插管操作导致的缺氧时间。

针对患儿的原发病以及是否存在心脏病、血流动力学不稳定、电解质紊乱等情况，应制订个体化用药方案，并进行药物剂量的优化。

（三）麻醉维持

麻醉维持建议采用静吸复合麻醉方式，根据术中血流动力学及脑电双频指数（bispectral index，BIS）值情况调整麻醉深度，并随时根据术中血流动力学及 BIS 值变化情况调整麻醉深度和血管活性药物的用量。术中用药尽量选择不完全依赖肝肾代谢、长时间应用无显著蓄积作用的麻醉药物。常用的麻醉维持吸入药包括七氟烷和地氟烷，体内代谢率均较低，可安全应用于肝移植手术。阿曲库铵和顺阿曲库铵由于较少依赖肝脏代谢，可优先用于术中肌松维持。阿片类药物瑞芬太尼起效快、作用时间短、不依赖肝脏代谢，可用于术中维持；舒芬太尼和芬太尼均经过肝脏代谢，但镇痛效果确切且对血流动力学影响小，可以根据手术情况在术中追加。

气管导管以及通气模式的选择：儿童肝移植手术首选经口气管插管全麻，气管导管型号通常根据导管内径（ID）进行选择。最常用的方法是根据年龄计算（见表 15-3），2 岁以上儿童导管选择计算公式：ID（带套囊导管）= 年龄 /4+4，ID（不带套囊导管）= 年龄 /4+4.5。由于终末期肝病患儿通常存在发育迟缓，建议采用小一号或者半号的气管导管，麻醉时应另外准备大半号及小半号的导管各一。在术中气管导管可能受到直接或间接的压力而易发生扭折或压扁，建议选用钢丝增强的特殊导管（弹簧管壁厚，较同号码普通导管外径大 1 mm）。插管前可进行套囊处润滑，减少操作引起的气管软组织损伤。气管插管后一定要听诊双肺呼吸音是否清晰对称，有无干湿啰音，观察 CO_2 波形、气道压力以确认导管深度是否合适。气管导管固定前，应正确握持气管导管，确保导管位置没有变化，推荐定期进行导管套囊压力检测。此外，还应注意术中剑突下拉钩拉力过大，可致低龄患儿胸廓和肺顺应性降低，甚至发生气管导管移位，深入一侧支气管的情况，需及时进行调整。

表 15-3　气管导管的内径和深度选择

年　龄	气管导管号码(ID)	深度(cm)	
		经　口	经　鼻
新生儿~3 月龄	3.0~3.5	10~12	12~14
3 月龄~9 月龄	3.5~4.0	12~13	14~15
9 月龄~2 岁	4.0~4.5	13~14	15~16
>2 岁~14 岁	年龄 /4+4（带套囊） 年龄 /4+4.5（不带套囊）	年龄 /2+12 或 ID×3	年龄 /2+14 或 ID×3+2
>14 岁	参考成人男女性标准		

呼吸机潮气量设置推荐 8 ~ 10 ml/kg，分钟通气量（100 ~ 200 ml/kg）、小潮气量（6 ~ 8 ml/kg）的优势尚未证实。容量控制模式一般适用于体重 15 kg 以上的患儿。术中应特别注意气道压力变化，避免造成压力伤。体重 15 kg 以下的患儿常采用压力控制呼吸模式，肝移植手术患儿若并存大量腹水或肝肺综合征导致气道阻力较高则更适合此模式，以避免气压伤。但通气量易受到气道顺应性、腹腔胸腔内压力改变的影响，因此术中应注意保持患儿呼吸道的通畅性，并密切观察患儿 SpO_2、$P_{ET}CO_2$、动脉血气分析及呼吸机参数的变化，及时调整通气参数，同时避免因分泌物堵塞、导管打折、手术等因素而导致通气不足或过度通气。

（四）术中监测

儿童肝移植麻醉期间情况变化快，应严密监测病情。针对患儿的病情及手术需求可以选择个体化的监测方案。常规监测包括心电图、无创血压、SpO_2、中心静脉压、有创动脉压、尿量、$P_{ET}CO_2$、体温、气道压、吸入氧浓度、吸入及呼出麻醉药浓度等。并定期进行血气分析、出凝血功能监测。有条件者还可监测肌肉松弛程度、经食管超声心动图（transesophageal echocardiography，TEE）、术中多普勒肝血流监测等。具体如下所示：

（1）心血管：ECG、IABP、CVP、PAP、CI 及其计算值（DO_2、VO_2）。

（2）呼吸：血气、SaO_2、$P_{ET}CO_2$。

（3）肾功能：每小时尿量、必要时可急送检验科查肌酐和尿素氮。

（4）体温：鼻咽温、股动脉血温（PiCCO）。

（5）血生化：动脉血气、Na^+、K^+、Ca^{2+}、血糖、乳酸。

（6）出凝血监测：常规监测包括 Hb、Pl、PT（INR）、APTT、Fib、D-Dimer、FDP's，部分上述值可通过床边 iSTAT 模块测得。高级凝血功能监测包括 Sonoclot 分析仪和 TEG。

儿童肝移植术中应行动脉穿刺以连续监测血压。最常用动脉是桡动脉，亦可选用股动脉或足背动脉，避免选择缺乏侧支循环的肱动脉。一般以下时间点需做血气：手术前、Ⅰ期 60 min、Ⅰ期末、Ⅱ期末、Ⅲ期 15 min、Ⅲ期 60 min、Ⅲ期 120 min、术毕。选用短套管针（1 岁以内患儿可选 24 G）置管，由于肝移植手术患儿凝血功能较差，推荐使用超声引导下穿刺术，以提高穿刺成功率。中心静脉穿刺首选右颈内静脉。并尽量选择双腔或多腔导管，以方便补液及监测中心静脉压。根据置入部位和患儿年龄、体重选择中心静脉导管的尺寸，患儿身高 ≤ 100 cm，置管深度（cm）= 身高（cm）/10 - 1；身高 > 100 cm，置管深度（cm）= 身高（cm）/10 - 2。具体动静脉导管型号选择见表 15-4。

表 15-4　中心静脉及动脉导管型号选择

体重(kg)	中心静脉(颈内)双腔导管	外周(桡)动脉导管
< 5	4 F	24 G
5 ~ 10	4 ~ 5.5 F	24 G，22 G
10 ~ 20（或 25）	5 F、5.5 F	22 G
> 20（或 25）	7 F	22 G，20 G

对于体重低于15 kg的患儿，推荐采用脉搏轮廓温度稀释连续心排量监测。该技术可以更有效地进行血流动力学监测和容量治疗，测量全心指标，反映全心功能，使大多数患儿不必使用肺动脉导管，且所用导管不经过心脏、创伤更小、技术容易掌握，并发症少，适用于儿童肝移植患者。股动脉置管推荐选择B超引导下穿刺，患儿股动脉较细，困难穿刺时应及时换对侧或放弃，避免反复穿刺造成下肢循环供血不足。肺动脉导管在患儿合并严重先心病或肺动脉高压时可考虑放置。由于患儿心腔小、壁薄、复合畸形多，血流动力学多不稳定，应谨慎操作，同时加强监测，以避免严重并发症的发生。

（五）麻醉管理

儿童肝移植手术一般分为3个阶段。① 无肝前期：病肝游离阶段；② 无肝期：病肝切除和新肝血管吻合阶段；③ 新肝期：下腔静脉和门静脉开放，肝动脉和胆管吻合阶段。

（1）无肝前期：指从切皮开始至门静脉阻断。终末期肝病患儿术前常存在肝功能异常、低蛋白血症、凝血功能异常、酸中毒、电解质紊乱、贫血和循环容量不足等情况。此阶段麻醉医师除需处理上述异常外，还要防范病肝游离过程中的出血，特别是胆道闭锁行葛西术后患儿腹腔粘连严重，游离创面往往渗血较多，存在意外大出血的可能。应对措施包括：① 根据监测结果积极进行容量补充，维持有效循环血容量。② 及时纠正贫血，将血红蛋白水平维持在80～100 g/L。③ 根据患儿年龄特点，维持适当的平均动脉压，保证重要器官有效灌注，维持尿量0.5 ml/（kg·h）以上。④ 根据患儿术前特点和手术情况，定期监测动脉血气，纠正酸中毒和电解质紊乱。对于无肝期拟完全阻断下腔静脉的患儿，可请术者在病肝分离结束后行下腔静脉预阻断，根据血压变化情况，判断患儿当前容量状态以及无肝期循环耐受情况，如收缩压下降幅度超过阻断前水平的30%，可加快补液速度并酌情持续泵注或增加血管收缩药物的剂量。

（2）无肝期：指从门静脉阻断到门静脉开放，为供肝血管吻合阶段。手术中需阻断门静脉，完全或部分阻断下腔静脉。患儿表现为回心血量减少、心输出量下降，进而动脉血压下降，并可出现肾脏低灌注性少尿或无尿。若无肝前期扩容充足而无肝期血流动力学不稳定，可应用血管活性药维持生命体征稳定；若血流动力学不稳定主要由前期扩容不足导致，应用血管收缩药同时可给予白蛋白扩容。在血压维持稳定后，可适当减慢补液速度，防止开放前CVP过高，建议无肝期CVP维持在5 mmHg左右，避免新肝恢复灌流后，回心血量骤增加重心脏负荷及开放后新肝肿胀。无肝期应积极纠正以下内环境紊乱及代谢异常，为新肝再灌注做好充分准备：① 代谢性酸中毒，低血压以及肠道内酸性代谢产物淤积，应加强血气监测并及时纠正。② 高乳酸血症，无肝前期离断肝动脉后，乳酸水平即可开始升高。进入无肝期后，由于患者腹腔脏器血液回流受阻，有效循环减少而致组织灌注不足，同时下腔静脉完全阻断致下肢血流淤滞等原因，乳酸水平常进一步升高。此期应避免长时间低血压引起的无氧代谢增加，继而加重乳酸酸中毒的发生。③ 低钙血症，可见于输注大量血液及液体后，应及时补充钙制剂，维持离子钙不低于1 mmol/L。④ 低血糖，无肝期失去糖原储备，糖异生减少，患儿无肝期低血糖发生率高于成人，应加强监测和补充。⑤ 低温，由于缺少肝脏产热，加之腹腔长时间暴露、移植肝低温灌注以及周围布满冰屑，患儿中心体温可能出现显著下降，应积极采取综合性保温措施。

⑥ 无肝期应加强血钾监测，避免高血钾。吻合肝静脉期间，应经门静脉灌注低温蛋白盐水，充分清洗肝保存液中的高钾成分。⑦ 静脉开放前给予甲波尼龙 10 mg/kg 滴注，若条件允许，肝-腔静脉吻合后可将阻断钳移至肝静脉，开放腔静脉，以利于下腔静脉回流。

（3）新肝期：指从门静脉开放到术毕。此阶段外科操作主要是相继开放下腔静脉和门静脉，恢复新肝的灌注，再序贯完成肝动脉及胆管的吻合。麻醉医师在此阶段的主要任务是积极处理新肝门静脉开放即刻患者病理生理的变化，维持生命体征平稳和内环境的稳定，促进新肝功能的恢复。婴幼儿活体肝移植多采用供肝的左外叶，新肝血流开放后，应在维持血压稳定的基础上，调控 CVP 不超过 10 mmHg，同时观察供肝充血情况，避免新肝肿胀。新肝期患儿的循环状态常表现为"高排低阻"。可根据 PICCO 监测的循环数据来指导补液和血管活性药物的应用。此时肾功能逐渐恢复，如发生无尿或少尿，应分析原因进行对症治疗。在保证适当的容量状态下，使用血管活性药可适当提高平均动脉压和增加胶体渗透压以改善肾脏灌注，增加肾小球滤过率，并及时应用利尿剂。儿童肝移植受体血管细，新肝期应谨慎补充凝血物质包括新鲜冰冻血浆、纤维蛋白原或冷沉淀以及凝血酶原复合物等，避免增加门静脉和肝动脉血栓形成的风险。推荐有条件的中心采用动态 TEG 监测并指导出凝血治疗。

三、术中特殊问题的管理

（一）再灌注后综合征

再灌注后综合征（post reperfusion syndrome，PRS）是新肝门静脉开放时需重点关注的问题，表现为显著的心血管功能障碍，包括心输出量减少，严重的低血压，心动过缓，心律失常，肺动脉压升高和 CVP 升高，严重时甚至发生心搏骤停。相对于成人肝移植，儿童肝移植 PRS 的临床表现较轻，多数患者仅表现为一过性低血压，给予去氧肾上腺素或麻黄碱可缓解。但对于无肝期体温过低或受体肝脏过大的患儿，可能发生严重的 PRS，应积极应用肾上腺素、钙剂及纠正酸中毒等，并要求术者配合腹腔温水复温和缓慢开放门静脉。一旦发生严重心动过缓，甚至心搏骤停，应立即要求术者配合心脏按压，协助麻醉医师抢救，必要时可行胸外心电除颤。

（二）凝血功能监测与管理

大多数患儿术前存在凝血功能异常，围术期推荐应用 TEG 或凝血及血小板功能分析仪（Sonoclot）对患者的出凝血状态进行动态监测。对存在出凝血功能异常的患儿，无肝前期如凝血酶原时间超过 16 s，可以给予血浆或新鲜冰冻血浆补充凝血因子和纤维蛋白原。无肝期应避免应用凝血物质，因血管阻断后，盲端血流缓慢，易形成血栓。受体肝动脉较细，易发生栓塞，肝动脉血栓发生率远高于成人。新肝开放后如创面渗血严重，根据凝血功能监测结果需补充凝血因子或纤维蛋白原，也应在肝动脉开放后输注。麻醉医师应参考术野出血情况，同时结合出凝血功能的动态监测，维持患儿处于相对低凝状态。另外血液高黏度和高血细胞比容水平也是术中血栓形成的易感因素，围术期可维持轻度贫血状态。

（三）术中容量管理

儿童肝移植术中容量管理是麻醉管理的难点。目标导向液体治疗可较为精确地指导术中液体管理。患儿 PICCO 可提供前负荷指标和后负荷指标等，推荐用于术中容量监测和管理。胶体液以人血白蛋白为最佳，使用人工胶体应考虑其对肾功能和凝血功能的不良影响，一般不考虑羟乙基淀粉类。醋酸林格液因不含乳酸，是肝移植术中合适的晶体液。儿童肝移植术中低血糖发生率相对较高，术中应在监测血糖下应用含葡萄糖溶液。生理盐水因其带来高氯性酸中毒而不推荐用于儿童肝移植手术。乳酸林格液虽临床应用广泛，但仍需注意由此所导致的高乳酸血症。

术中应监测血红蛋白浓度，宜维持血红蛋白浓度 80～100 g/L。血红蛋白低于 70 g/L 时，应输注浓缩红细胞。

（四）术中内环境管理

儿童肝移植围术期不同阶段均应测定动脉血气，动态监测患者内环境变化。代谢性酸中毒是肝移植围术期最易发生的酸碱紊乱类型。患儿一般能够耐受轻中度代谢性酸中毒，重度代谢性酸中毒（BE > 6 mmol/L）时推荐给予 5% 碳酸氢钠溶液以纠正酸中毒。

儿童肝移植围术期多见电解质紊乱。无肝期特别是新肝开放时易出现高钾血症，应积极处理，可给予氯化钙、碳酸氢钠和高糖胰岛素治疗。快速输注库存红细胞时，如发现严重心动过缓、心律失常甚至心搏骤停，应警惕库血引起的高钾血症。低钾血症发生时可在血气分析监测下选择中心静脉进行补钾治疗，但新肝开放前补钾应慎重。若存在轻症低钠血症不需特别处理，术中控制血钠升高的速度每小时不超过 1～2 mEq/L。低钙血症在儿童肝移植围术期比较常见，应在血气分析结果指导下补充钙剂，如持续补钙效果欠佳，还应注意补充镁。

（五）术中体温监测与管理

儿童肝移植术中应常规监测体温，通过 PICCO 导管监测血温较鼻咽温和食管温能更快速准确地反映中心温度的变化。术中应加强保温措施，保持手术室温度在 23 ℃ 以上，并使用主动式升温设备，如充气式热风毯、循环水变温毯、输液加温仪或红外辐射加温仪等。

术中低体温（< 36 ℃）相对常见，特别是在无肝期，体温通常较无肝前期下降 2～3 ℃ 甚至更低。在门静脉开放时应要求术者用温热生理盐水溶液冲洗腹腔，帮助快速复温。如出现术中体温过高（> 38 ℃），应积极寻找病因，并采取降温措施，如降低手术室环境温度、关闭加温装置或采用循环水变温毯降温。

四、术后管理

肝移植术后患儿通常需带管转入 ICU，麻醉医师应向 ICU 医师交代术前、术中情况及后续应继续关注的事项。术后应注意再评估心、肺、肾等重要器官功能，进行液体复苏和必要的血制品输注，纠正凝血功能异常，稳定血流动力学和内环境。积极评估新肝功能，及时发现并发症。

（一）术后镇静、镇痛

为了减少患儿 ICU 期间的不适、便于护理和机械通气、防止患儿挣扎意外拔管等，术后常需要镇静治疗。理想的镇静状态是患儿嗜睡，但对刺激有反应，没有过多的肢体活动。过度镇静可能带来拔管时间延长、呼吸机相关肺炎发生率增加和再次插管风险等问题。常用药物有咪达唑仑和右美托咪定。咪达唑仑在输注 1 天后可逐渐体内蓄积，肾功能不全患儿可出现镇静时间延长，使用总量超过 60 mg/kg 可引起严重撤药症状。不推荐丙泊酚用于术后长期镇静治疗。

镇痛治疗是术后管理的重要环节。加强疼痛管理能减轻患儿痛苦、改善呼吸功能，使其尽早脱离呼吸机。用药时应考虑新肝对药物的清除能力，防止药物蓄积，同时注意防止阿片类药物对呼吸中枢的抑制作用。对于较大年龄患儿，可选择经静脉自控镇痛。

（二）术后拔管

目前对儿童肝移植术后拔管时机尚有争议。推荐一般情况较好的患儿可选择手术后尽早拔管。对于血流动力学不稳、术前有肝性脑病、气道狭窄和依赖机械通气的患儿需按实际情况延迟拔管。也有中心尝试在手术室内拔管，此类患儿一般手术时间短、术中失血量少、血流动力学稳定，这通常由术者和麻醉医师共同决定，但仍需更多的实践来证明其安全性和获益。

五、病例

患儿，男，10 岁，体重 18 kg，发现腹部膨隆 10 年。患儿于出生后无明显诱因出现上腹部膨隆，无呕吐、纳差，无呼吸急促、发热、腹痛、腹泻、呼吸困难等其他不适，伴身高发育迟缓、智力发育尚正常。两个月前基因检测及酶学检查提示为肝糖原贮积症 I 型。

[诊断] 肝糖原贮积症 I 型。

[拟施手术] 活体肝移植术。

[麻醉及手术经过]

麻醉方式采取全身麻醉，术前禁食 6 h，禁饮 4 h。进入手术室后开放外周静脉后立刻静脉输注 5% 葡萄糖并行静脉诱导：咪达唑仑 1 mg、舒芬太尼 15 μg、罗库溴铵 20 mg。气管插管成功后行动脉穿刺以及在超声引导下行中心静脉穿刺，连续监测动脉压和中心静脉压。以 1.5% ~ 2.5% 七氟烷持续吸入、罗库溴铵 10 mg/h 泵注、舒芬太尼 5 μg/h 泵注维持麻醉。监测包括：呼气末二氧化碳、血氧饱和度（SpO_2）、连续心电监测、连续体温、尿量、连续有创动脉压和连续中心静脉压。所有患者身体下方均铺设保温毯。在麻醉诱导后、无肝期前、无肝期中间、门静脉开放后 5 min、新肝期每 30~60 min、手术结束前，常规抽取动脉血进行血气分析。术中根据出血量、血流动力学、患者红细胞水平决定是否输血，以纠正贫血。

麻醉诱导后血气分析（8：49）：pH 7.08，Glu 5.3 mmol/L，Lac 8.4 mg/dl。立刻给予 5%NaHCO₃

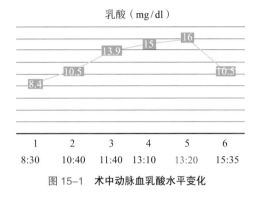

乳酸（mg/dl）

	8.4	10.5	13.9	15	16	10.5
	1	2	3	4	5	6
	8:30	10:40	11:40	13:10	13:20	15:35

图 15-1 术中动脉血乳酸水平变化

250 ml 持续输注。无肝前期血气分析（10：40）：pH 6.980，Glu 3.7 mmol/L，Lac 10.5 mg/dl。门静脉阻断前血气分析（11：40）：pH 7.295、Glu 5.4 mmol/L，Lac 13.9 mmol/dl。无肝期血气分析（13：10）：pH 7.301，Glu 5.9 mmol/L，Lac 15 mg/dl。门静脉开放后 5 min 血气分析（13：20）：pH 7.193，Glu 7.8 mmol/L，Lac 16 mg/dl。术毕血气分析（15：35）：pH 7.428，Glu 9.3 mmol/L，Lac 10.5 mg/dl。提示在整个手术期间，乳酸水平持续升高，直到移植物发挥功能后才开始下降。在整个麻醉过程中（7：55～15：28），总计输注 5% 葡萄糖 300 ml，5% 碳酸氢钠 375 ml。

术后送往 ICU，立即测量血气。血气分析每天至少测 2 次。每天检测肝功能、血常规和出凝血功能，在手术后前 7 天每 24 h 行肝脏多普勒超声检查，观察肝脏血流。

[思考]

（一）疾病的病理生理

1. 糖原贮积症的病因和诊断标准是什么？

2. Ⅰ型糖原贮积症（GSD-1）对代谢的影响有哪些？应该如何治疗？

（二）术前评估及准备

1. 术前需要对患儿做哪些方面的评估？

2. 如何做好术前准备？

（三）术中管理

1. 麻醉管理的总体目标是什么？

2. GSD-1 患儿肝移植麻醉有什么特点？

3. 麻醉管理策略应包含哪些具体内容？

[解析]

（一）疾病的病理生理

1. 糖原贮积症的病因和诊断标准

1）病因

糖原贮积症（GSD）是一组影响糖原代谢的遗传性疾病，参与糖原合成或降解的酶缺陷均可引起发病。糖原合成和分解代谢中所必需的各种酶至少有 8 种，根据酶缺陷不同及发现的年代顺序分为 12 型，其中以 GSD Ⅰ 型和 GSDⅢ 型最常见。该病还可以根据受累器官和临床表现分为肝糖原贮积症（Ⅰ、Ⅲ、Ⅳ、Ⅵ、Ⅸ型）和肌糖原贮积症（Ⅱ、Ⅴ、Ⅶ型）。

肝糖原贮积症中糖原贮积症 Ⅰ 型（GSD-1）最为常见，GSD-1 是由于肝、肾和小肠的葡萄糖 6 磷酸酶缺陷所致的常染色体隐性遗传病，是肝糖原贮积症最常见类型。可分为 Ⅰa 型和 Ⅰb 型，其中 Ⅰa 型约占 80%，因葡萄糖-6-磷酸酶催化亚单位（G6PC）缺陷所致；Ⅰb 型约占 20%，因葡萄糖 6 磷酸酶转运体（G6PT）缺陷所致。

儿科精确麻醉

2）诊断标准

（1）低血糖发作（症状如：易饥饿、出汗、抽搐等）及空腹低血糖。

（2）肝脏明显增大、巨大肝脏伴或不伴脾肿大。

（3）生长发育迟缓，幼稚面容，四肢短小。

（4）肾上腺素激发试验阳性（空腹并停止输入一切含糖液体，皮下注射 1∶1000 肾上腺素 0.02 ml/kg，分别于注射 10、30、60、90、120 min 测血糖，血糖上升不足 2.2 mmol/L 者为阳性）。

（5）乳酸性酸中毒，继发性高脂血症、高尿酸血症、肝功能异常及反映肝脏合成功能的生化指标异常。

符合前 4 项或前 3 项加第 5 项中至少 2 种症状即可诊断为 GSD-Ⅰ，肝穿刺活检病理检查及酶学分型、血 DNA 变异分析可确诊肝糖原累积病的具体分型。符合前 3 项中任意 2 项者疑似糖原贮积症。

2. GSD-1 对代谢的影响以及治疗

正常情况下，葡萄糖-6-磷酸酶分解葡萄糖占肝糖原分解所得葡萄糖的 90%，在维持血糖稳定方面起主导作用。葡萄糖-6-磷酸酶缺乏时，糖原的分解过程发生障碍，致使过多的糖原贮积在肝、肾中，不仅导致其体积明显增大，而且其功能也受到损害。

正常人在血糖过低时，胰高血糖素分泌随即增高以促进肝糖原分解和葡萄糖异生过程，生成葡萄糖使血糖保持稳定。GSD-1 患儿则由于葡萄糖-6-磷酸酶的缺陷，6-磷酸葡萄糖不能进一步水解成葡萄糖，因此由低血糖刺激分泌的胰高血糖素不仅不能提高血糖浓度，却使大量糖原分解所产生的部分 6-磷酸葡萄糖进入糖酵解途径；同时，由于 6-磷酸葡萄糖的累积，大部分 1-磷酸葡萄糖又重新再合成糖原；而低血糖又不断导致组织蛋白分解，向肝脏输送葡萄糖异生原料，这些异常代谢都加速了肝糖原的合成。糖代谢异常同时还造成了脂肪代谢紊乱，亢进的葡萄糖异生和糖酵解过程不仅使血中丙酮酸和乳酸含量增高导致酸中毒，还生成了大量乙酰辅酶 A，为脂肪酸和胆固醇的合成提供了原料；同时还产生了合成脂肪和胆固醇所必需的还原型辅酶Ⅰ和还原型辅酶Ⅱ。此外，低血糖还使胰岛素水平降低，促进外周脂肪组织分解，使游离脂肪酸水平增高。

GSD-Ⅰ型最重要的临床特点为两餐之间频发低血糖。随着疾病的进展，肝内脂肪和糖原会不断地累积，从而引起肝脏脂肪变和肝脏肿大，并伴有其他代谢紊乱的表现，包括高胆固醇血症、高甘油三酯血症、高乳酸血症和高脂血症。同时患儿的生长发育和精神发育也会受到严重影响。GSD-Ia 型患儿中突变的 *G6PC* 基因也会在肾脏和小肠中表达，因此也可表现为肾小球高滤过率和高尿酸，并引发痛风和骨关节炎等。GSD-Ⅰ型患者常伴有高尿酸血症，这是由于患儿嘌呤合成代谢亢进所致。6-磷酸葡萄糖的累积促进了磷酸戊糖旁路代谢，生成了过量的 5-磷酸核糖，进而合成磷酸核糖焦磷酸，再在谷氨酰胺磷酸核糖焦磷酸-5-转移酶作用下转化成为 1-氨基-5-磷酸核糖苷，从而促进嘌呤代谢并使其终末代谢产物尿酸增加。

饮食治疗仍是有效地减轻和缓解临床症状的方法：多餐，婴幼儿 2～3 h 服用配方奶，限制乳糖、果糖和蔗糖摄入，添加维生素和钙。利用生玉米淀粉（UCCS）治疗 GSD-Ⅰ型，被认为是革命性的治疗方案。UCCS 是一种大分子的葡萄糖多聚体，口服后在肠道停留时间长，消化吸收缓慢，缓慢释放葡萄糖，可维持血糖在正常水平约 6 h，而熟米饭仅能维持血糖达正常水平约 4 h。口服后 UCCS 缓慢消化，逐渐释放葡萄糖，使血糖维持在正常水平，从而减少肝脏负担，使肝脏逐渐缩小。当内科治疗效果不好或者疾病进展迅速或发展为终末期肝硬化、肝癌时，肝移植是唯一有效的治疗方法，可以从病因上完全治愈该疾病。

（二）术前评估及准备

1. 术前需要对患儿做哪些方面的特殊评估

（1）机体内环境评估：糖原贮积症患儿术前多存在严重的如酸中毒和严重的低血糖，围术期应及时纠正补充；与先天性胆道闭锁患儿相比，此类患儿年龄偏大，儿童终末期肝病评分接近正常，因此术前患儿的出凝血功能一般正常。

（2）肾功能评估：长期的糖原贮积症可造成患儿出现蛋白尿、高血压、高尿酸血症、肾小球钙化和进行性肾功能不全，其原因尚未明了。有学者研究显示 10 岁以上的患儿大约 70% 出现了不同程度的肾功能不全，常见表现为蛋白尿，少部分患儿可能需要肝肾联合移植。

2. 术前准备

（1）避免低血糖：由于糖原转化为葡萄糖的酶缺陷，此类患儿非常容易出现低血糖，因此术前避免禁饮食时间过长，可以考虑少量多餐以及口服生玉米淀粉，或术前静脉输注葡萄糖。

（2）防治酸中毒：禁食时间越长引起的低血糖越严重，同时加重高乳酸血症和代谢性酸中毒，因此目前提倡此类患儿在术前夜间静脉持续输注葡萄糖。

（三）术中管理

1. 麻醉处理的总体目标？

在移植物发挥功能之前维持血糖稳定保障大脑等重要脏器的能量供应；积极纠正酸中毒；做好器官保护，让移植物尽早发挥功能。

2. GSD-1 患儿肝移植麻醉的特点

（1）与胆道闭锁患儿相比 GSD-1 患儿年龄偏大，麻醉穿刺操作相对容易。

（2）无葛西手术史，腹腔脏器无严重粘连，加之出凝血功能多处于正常状态，因此术中出血量一般少于胆道闭锁患儿。

（3）围术期血糖可能大幅度波动，尤其是在无肝期。

（4）在移植物发挥功能之前易发生严重的酸中毒，需要积极纠正。

3. GSD 患儿麻醉管理策略

（1）避免低血糖：此类患儿术中非常容易出现低血糖。葡萄糖是人体大脑能量的来源，持续的低血糖将对中枢神经系统造成不可逆的损伤，因此在移植物发挥功能之前应在血糖监测下持续输注葡萄糖。

（2）积极纠正酸中毒：当正常机体血糖过低，机体胰高血糖素分泌增加，从而使血糖升高。但 I 型糖原贮积症由于葡萄糖-6-磷酸酶缺陷，胰高血糖素不仅不能提高血糖浓度，却使大量糖原分解所产生的部分 6-磷酸葡萄糖进入糖酵解途径，产生大量丙酮酸、乳酸，从而造成机体发生严重的乳酸中毒。糖代谢异常同时还造成了脂肪代谢紊乱，亢进的葡萄糖异生和糖酵解过程进一步使血中丙酮酸和乳酸含量增高。

（3）加强血流动力学监测：有研究显示，和胆道闭锁患儿肝移植相比，糖原贮积症患儿无肝期的血流动力学波动更加显著：有创动脉压和中心静脉压下降更加显著、心率上升明显。其原因为：与胆汁淤积性肝硬化不同，此类患儿未形成门脉高压，因此侧支循环不发达。当阻断下腔静脉和肝门时血流动力学变化较为剧烈，因此应加强监测。如果血压不能维持正常水平，可以适当扩容以及持续泵注血管活性药物以维持正常血流动力学指标。

（张印　潘志英　杨立群）

参考文献

［1］　中华医学会器官移植学分会. 中国儿童肝移植操作规范(2019版)［J］. 中华移植杂志(电子版)2019, 13(3): 181-186.

［2］　SCHOTTERS FL, BEIME J, BRIEM-RICHTER A, et al. Impact of donor-specific antibodies on long-term graft survival with pediatric liver transplantation［J］. World J Hepatol, 2021, 13(6): 673-685.

［3］　GRIMALDI C, SPADA M, MAGGIORE G. Liver transplantation in children: an overview on organ allocation and surgical management［J］. Curr Pediatr Rev, 2021, 17(4): 245-252.

［4］　封明轩, 夏强. 儿童活体肝移植的关键技术与预后［J］. 中国普外基础与临床杂志, 2018, 25(8): 909-911.

［5］　WASSON NR, DEER JD, SURESH S. Anesthetic management of pediatric liver and kidney transplantation［J］. Anesthesiol Clin, 2017, 35(3): 421-438.

［6］　KROWKA MJ, FALLON MB, KAWUT SM, et al. International Liver Transplant Society Practice Guidelines: Diagnosis and Management of Hepatopulmonary Syndrome and Portopulmonary Hypertension［J］. Transplantation, 2016, 100(7): 1440-1452.

［7］　DAVIS PJ, CLADIS FP. Smith's anesthesia for infants and children［M］. 9th ed. St. Louis: Elsevier, 2017.

［8］　CRITELLI K, MCKIERNAN P, VOCKLEY J, et al. Liver transplantation for propionic acidemia and methylmalonic acidemia: perioperative management and clinical outcomes［J］. Liver Transpl, 2018, 24(9): 1260-1270.

［9］　中华医学会麻醉学分会. 2017 版中国麻醉学指南与专家共识［M］. 北京: 人民卫生出版社, 2017.

［10］　VG NASR, JA DINARDO. The pediatric cardiac anesthesia handbook［M］. Hoboken: John Wiley & Sons Inc., 2017.

［11］　UMBRO I, TINTI F, SCALERA I, et al. Acute kidney injury and post-reperfusion syndrome in liver transplantation［J］. World J Gastroenterol, 2016, 2242(42): 9314-9323.

［12］　REYDELLET L, BLASCO V, MERCIER MF, et al. Impact of a goal-directed therapy protocol on postoperative fluid balance in patients undergoing liver transplantation: a retrospective study［J］. Ann Fr Anesth Reanim, 2014, 33(4): e47-e54.

［13］　MILLER TE, ROCHE AM, MYTHEN M. Fluid management and goal-directed therapy as an adjunct to Enhanced Recovery After Surgery(ERAS)［J］. Can J Anaesth, 2015, 62(2): 158-168.

第十六章
胎儿手术精确麻醉

目前，全世界每年有 500 多万先天缺陷儿出生，而我国每年 1 000 万的新生儿中，有 4%～6% 发生出生缺陷。这些出生缺陷不仅包括面部、肢体的轻度畸形，更有如先天性心脏病、先天性肺呼吸道畸形、脊髓脊膜膨出、泌尿系统畸形等严重的器官病变，常常导致胎儿宫内死亡或出生后致残。

胎儿外科是 20 世纪的一门新兴学科。胎儿外科使部分先天发育异常的胎儿有机会通过不同的外科技术获得产前治疗的机会，极大地提高了患儿的生存质量。

一、胎儿手术的类型

胎儿手术目前主要分为 3 类：① 胎儿微创手术，是目前最常实施的胎儿手术方式。包括超声引导下的经皮干预和胎儿内镜手术。手术时机通常选择在妊娠早期或中期，用于宫内输血、选择性减胎、激光凝结术治疗双胎输血综合征、心脏畸形的治疗等。② 妊娠中期开放式手术，多在妊娠中期实施，此类手术创伤大，并发症较多，目前仅用于持续恶化、需及时治疗而难以实施微创手术的疾病，如脊髓脊膜膨出、骶尾部畸胎瘤、胸腔肿瘤等。③ 产时胎儿手术，指在胎儿娩出过程中或胎儿娩出后立即进行的出生缺陷的手术治疗，包括产时宫外治疗（exutero intrapartum treatment，EXIT）、完全胎盘支持的产时胎儿手术（operation on placental support，OOPS）及断脐后产房外科手术（in house surgery，IFO）3 种类型。其中 EXIT 最常见，它指胎儿尚未完全娩出时，在与脐带相连的情况下实施气管插管或其他胎儿治疗，以确保断脐后气道的通畅。其中，在完全胎盘支持下实施胎儿手术即 OOPS。IFO 指胎儿娩出后立即在产房实施早期的外科治疗。产时胎儿手术主要适用于胎儿娩出后会发生严重呼吸困难的疾病，如颈部肿物、先天性高位气道梗阻综合征等，同时也适用于对胸腔内或纵隔肿物的切除、连体儿的分离以及严重心肺疾患的胎儿进行体外膜肺的过渡性治疗。

二、胎儿手术的适应证

与传统的新生儿外科手术相比，胎儿手术针对某些严重畸形的胎儿进行产前的宫内干预，具有预防不可逆器官损害和胎死宫内的优势，是矫治具有严重先天缺陷胎儿的治疗方法。然而接受胎儿手术的孕妇存在一定并发症的风险，术前需多学科充分讨论病情，明确疾病诊断和分期，排除影响手术的其他畸形，在不实行胎儿干预可导致严重器官功能受损或胎儿死亡的情况下进行。常见胎儿手术的疾病、手术方法和治疗目的见**表 16-1**。

表 16-1　常见胎儿手术的种类、治疗目的和手术方法

疾病	治疗目的	手术方法
胎儿贫血或血小板减少	预防胎儿心功能不全或胎儿水肿	超声引导子宫内输血
双胎输血综合征	阻断交通血管，防止受血胎儿发生心功能不全	胎儿镜下胎盘血管交通支激光凝结术
胎儿颈部包块	解除气道压迫、防止出生时呼吸窘迫	分娩期子宫外产时治疗
主动脉狭窄、肺动脉闭锁	预防左右心发育不良、心功能不全和胎儿水肿	超声引导经皮主动脉瓣膜成形术、肺动脉成形术
先天性肺囊性腺瘤样畸形	预防肺发育不良和心功能不全	超声引导胸羊膜腔分流术或开放式肺囊性腺瘤切除术
先天性膈疝	预防肺发育不良	胎儿镜下气道闭塞术或分娩期子宫外产时膈肌修补术
脊髓脊膜膨出	减轻脑积水和脑疝，改善神经功能	开放式缺损修补术
骶尾部畸胎瘤	预防高心输出量性心力衰竭、胎儿水肿和羊水过多	超声引导肿瘤血管消融术或开放式胎儿减瘤术
尿道梗阻	通过膀胱减压预防肾功能不全以及羊水过少可能造成的肺发育不良和肢体畸形	超声引导经皮膀胱羊膜腔分流术

三、胎儿手术的生理

（一）孕妇的生理改变

孕期氧耗量增加 20%，肺功能残气量降低 20%，因此更容易发生缺氧。气道变化包括声门开口减小，气道毛细血管扩张充血，黏膜肿胀，导致上呼吸道狭窄。体重增加和乳房增大，增加了插管的难度。孕妇每分钟通气量增加，孕足月时比非妊娠妇女高约 50%。过度通气使 $PaCO_2$ 从妊娠第 12 周开始降到 30 mmHg 左右，由于肾排泄碳酸氢盐增加，血 pH 无明显改变。

孕期血容量和心排量增加，孕 32 周时接近高峰，心输出量的增加主要由心率和每搏输出量增加引起，在激素的作用下，妊娠期全身血管阻力下降，但平均动脉压基本保持稳定。孕期

子宫不断增大，仰卧位时下腔静脉和腹主动脉受压，可使心输出量下降20%而产生仰卧位低血压综合征。椎管内麻醉时，孕妇更易发生低血压。妊娠子宫增大上移导致胃的移位，其排空速度减慢，妊娠晚期胃内压增高。孕激素和雌激素水平增高使食管下端括约肌张力降低，孕妇反流误吸的风险增加。足月孕产妇血容量可增加至非孕期的40%～50%，而红细胞仅增加20%～30%，因而出现生理稀释性贫血。但由于心输出量增加，氧解离曲线右移，产妇并不会缺氧。妊娠期各类凝血因子明显增多，血小板数量稀释性减少，但活性增加，血液处于高凝状态，需警惕血栓形成的可能。

（二）麻醉对孕妇的影响

相对于一般的产科手术，做胎儿手术时孕妇的麻醉风险也大大增加。除了高反流误吸和全麻插管困难的风险外，孕妇在胎儿手术中呈持续仰卧位，相比剖腹产手术，孕妇下腔静脉受压迫的时间更久，更易导致孕妇低血压、胎儿宫内窘迫。因此术中常通过垫高孕妇右臀使子宫左倾，以最大限度地增加静脉回流，以提供足够的心输出量。胎儿手术期间通常采用高浓度吸入麻醉剂以获得子宫的松弛，此措施可能造成孕妇低血压，需要使用升压药物增加外周血管阻力。使用大剂量硝酸甘油或硫酸镁抑制宫缩的孕妇，应考虑到毛细血管张力的降低和通透性的升高，这些都会增加术后孕妇患肺水肿的风险。

（三）胎儿的生理特点

胎儿发育时期，胎盘充当胎儿的呼吸器官，由脐静脉为胎儿提供氧，脐静脉的氧分压通常为30 mmHg，虽然张力较低，但增高的血红蛋白浓度及氧合血红蛋白亲和力保证了足够的氧供。

胎儿循环与成人不同，为并行系统。胎儿心肌的非收缩成分比例高，顺应性较成人心肌差，前负荷的变化对心输出量的影响有限，心输出量的提高有赖于心率的提升。然而，胎儿β受体密度较低，交感神经系统发育不完善，心率增加又有限，术中低氧、伤害性刺激和低体温等因素均可刺激迷走神经造成心动过缓。胎儿的循环血容量较低，妊娠中期按胎儿体重的胎儿血容量约为120 ml/kg，平均血容量为50～70 ml。

痛觉传导通路的建立始于孕7周，后逐渐形成完整的脊髓反射弧，从约17周开始直至胎儿出生，大脑皮质经历了分化，逐步成熟。23～24周，丘脑传入纤维穿透大脑皮质构成完整的痛觉传导回路。此时当胎儿受到疼痛刺激时，会产生神经内分泌的应激反应，表现为皮质醇、β内啡肽和去甲肾上腺素的浓度明显升高，且这些伤害性刺激的神经内分泌反应可以被μ受体激动剂调节。有研究发现28周的早产儿对疼痛刺激反应为大脑皮质的活动增加。丘脑的发育晚于大脑皮质，而丘脑是产生意识的核心部位。因此推断此时的胎儿可能已有疼痛和意识。

（四）麻醉对胎儿的影响

胎儿各器官发育尚不成熟，加之合并威胁生命的先天性疾病，使麻醉管理具有一定挑战。胎儿心输出量的提高有赖于心率的提升。而术中低氧、伤害性刺激和低体温等因素均可刺激迷走神经造成心动过缓，使心输出量下降。胎儿的循环血容量较低，妊娠中期胎儿平均血容量为50～70 ml，即使小量的外科失血也能发生低血容量。

（五）麻醉对胎盘血流的影响

由于胎肺尚未发育成熟，胎盘血供是胎儿氧合的全部来源。子宫胎盘血流与子宫灌注压及胎盘血管阻力密切相关。子宫灌注压越高，胎盘血流量越大；相反，胎盘血管阻力越大，则胎盘血流越少。在胎儿手术过程中，孕妇低血压、主动脉、腔静脉受压和子宫收缩都会降低胎盘血流。疼痛和应激将会降低子宫血流，通过硬膜外镇痛可以减轻这种作用。麻醉剂对胎盘血流的影响不同，静脉麻醉药硫喷妥钠、异丙酚、依托咪酯对子宫血流的影响轻微。挥发性麻醉药可以降低子宫张力，增加出血的危险。但中低剂量的挥发性麻醉剂对血压影响轻微，虽降低血压，但扩张子宫血管又可以维持正常血流量。

四、胎儿手术的麻醉方法

（一）孕妇的麻醉方法

胎儿手术的麻醉方法很多，由于不同类型的手术，手术时长、伤害性刺激程度有所差别，麻醉方法应根据孕妇及胎儿特有的生理、药理特点以及手术需求来选择。

1. 局部麻醉

用于微创手术，采用局麻药对手术预穿刺的部位进行局部浸润。局部麻醉的优点是母体意识清醒，安全性高。缺点是没有胎儿麻醉和镇痛，缺乏子宫松弛，胎儿活动可增加其被误伤的风险。

2. 基础麻醉

应用苯二氮䓬类、阿片类药物对孕妇进行镇静镇痛。优点是能够减轻孕妇的焦虑和疼痛，同时通过胎盘为胎儿提供镇静镇痛。缺点是母体气道缺乏保护，误吸和呼吸抑制风险增加，也不能使子宫松弛。

3. 区域神经阻滞

包括蛛网膜下腔阻滞、硬膜外阻滞和腰硬联合阻滞麻醉，可用于各种胎儿手术，但以微创胎儿手术为主。感觉平面通常需达到 T_6 以上的水平。

4. 气管插管全身麻醉

用于孕中期开放式胎儿手术和产时宫外治疗，可为孕妇和胎儿提供有效的麻醉和镇痛以及理想的子宫松弛。麻醉诱导采用快速诱导插管，有一定的困难气道的发生率。麻醉维持基本采用高浓度的吸入麻醉剂进行深度麻醉，以防止子宫收缩和胎盘剥离。

5. 区域神经阻滞联合全身麻醉

通常用于开放式手术。除具有区域神经阻滞和全身麻醉的优点，还能提供硬膜外术后镇痛。

（二）胎儿麻醉方法

胎儿对伤害性刺激具有一定的感知能力，孕中期以后的胎儿手术需考虑胎儿的麻醉和镇痛。胎儿麻醉的给药途径主要有 3 种。

1. 直接给药

（1）血管内注射能即刻获得血药浓度，给药量更精确，且避免了母体暴露于药物。可选择脐静脉、肝静脉或心内注射。

（2）肌内注射。胎儿肩部和臀部是常用的注射位点。直接给药方式可能会使未经麻醉的胎儿发生应激反应。血液从注射部位分流，延缓了药物的吸收。脐静脉注射有引起血管痉挛致胎儿乏氧的风险。心内注射常用于心脏治疗时可能出现的心律失常和心包填塞的治疗。

2. 母体途径

母体用药后，药物通过胎盘途径转运至胎儿。由于存在胎盘屏障，需要母体应用较大剂量的镇静或全麻药物。药物通过率与药物脂溶性、母体和胎儿血液 pH 值、药物离子化、蛋白结合率以及胎盘血供相关。大多数静脉麻醉药易通过胎盘，肌松药不能通过胎盘。胎儿对吸入性麻醉药的摄取延迟于母体，但仍可达到临床效果，因为胎儿 MAC 值低于母体。

3. 羊膜腔途径

羊膜腔给药是药物经皮肤、食管等途径吸收。大量的动物实验已证明，在妊娠羊膜腔注射舒芬太尼，胎儿体内能达到成人镇痛所需的浓度。

四、胎儿手术的麻醉管理

（一）术前评估及术前准备

胎儿手术涉及孕妇和胎儿两个个体，术前需产科、新生儿科、超声科多学科参与会诊，充分讨论胎儿病情，制订围术期治疗方案。首先，详细了解孕妇的病史、手术麻醉史、有无合并妊娠期疾病。体格检查重点关注孕妇脊柱、心肺功能、有无困难气道。实验室检查除血常规还应根据病史及体格检查增加相应的项目。

胎儿评估需借助超声、MRI 及超声心动图检查明确手术需要修复的异常及相邻器官的受累情况，了解胎心率基线水平、胎儿心血管功能、胎盘的位置及羊水量，评估胎儿体重计算给药量。

术前手术室温度设定为 26～27 ℃。确保备齐孕妇和胎儿的监测和复苏设备，无菌气管导管。为孕妇备好同血型红细胞，胎儿备抗原呈阴性的 O 型红细胞，尤其是可能失血量较多的开放性胎儿手术。按体重配好复苏药品，无菌保存。

（二）术中监测

胎儿手术的风险较高，需要对孕妇及胎儿两方面做好充分的监测。孕妇的监测包括心电图、血压、心率、血氧饱和度、体温等常规监测项目，除此之外，对于出血较多、循环不易维持稳定的开放式手术建议采取直接动脉压监测。全麻手术有必要监测麻醉深度，防止母体麻醉过深，影响子宫胎盘血流灌注。

常用胎儿监护方法包括胎心率监测、胎儿心电图及超声心动图、胎儿脉搏血氧监测、胎儿血气分析等。

1. 胎心率监测

胎心率（fetal heart rate，FHR）决定胎儿的心输出量，是评价胎儿状况的"金标准"。胎心率的影响因素较多，麻醉药物本身会改变胎心率基线、减少胎心变异。这些变化需与手术创伤及母体内环境改变引起的胎心变化相区分。常用麻醉诱导药丙泊酚可快速通过胎盘循环作用于胎儿，吸入性麻醉药同样可以通过胎盘。这些麻醉药均可使胎心基线和变异度下降。

多普勒超声用于胎心监测。在麻醉诱导前后由具备丰富经验的医师反复测量，明确 FHR 基线，术中通过 FHR 与基线的比较，确认胎儿在手术应激下处于稳定状态。一旦 FHR 小于 100，则提示胎儿窘迫，需要立即采取措施纠正。

多普勒超声除了用于检测胎心水平，也可用于监测脐带血流。胎儿手术中，一旦监测提示长时间的心动过缓或脐血流动力学的明显改变（如舒张期脐血流中断或出现逆向血流），需迅速采取措施解除对脐带或胎盘可能的压迫，改善母体循环状态以增加子宫灌注。

2. 胎儿心电图

研究证明，胎儿心电图中，P-R 间期和 R-R 间期的改变与胎儿或新生儿的结局相关。正常情况下，P-R 间期与胎儿心率呈负相关，当胎儿心率减慢时，P-R 间期相应延长；胎儿心率增快时，P-R 间期相应缩短。但酸中毒的胎儿则相反，P-R 间期和胎心率变化的关系由负相关变为正相关。这种关系可分为短期和长期两种，如传导指数在短期内间断成正相关，胎儿无不良后果。正传导指数持续超过 20 min 可增加胎儿患酸血症的风险。

3. 胎儿超声心动图

超声心动图是术中胎儿监测的重要手段，它为手术团队提供了包括胎儿心肌收缩性和胎儿血管内容量等重要信息。研究表明，开放式胎儿手术术中应用超声心动图监测不仅有利于早期发现心室收缩或充盈不足、心动过缓，指导及时有效的干预，而且能够对随后的复苏效果进行有效的评估。

4. 胎儿脉搏血氧测定

胎儿脉搏氧监测仪（fetal pulse oximetry，FPO）利用动脉搏动期间吸收光的变化定量测定血氧含量，反映外周灌注。在开放式胎儿手术或 EXIT 中，脉搏血氧定量法是评价胎儿情况的有效监测手段，它在监测血氧饱和度的同时还能反映胎心率的情况。

脉搏氧监测仪需与胎儿皮肤表面直接接触，当胎儿部分娩出后，将无菌血氧监测仪固定于胎儿手臂或掌弓，也可选择下肢。

胎儿生存环境中氧的含量很低，正常胎儿血氧饱和度的范围为 30% ~ 70%，一般 40% 以上能满足胎儿氧合需求，低于此可能发生心动过缓，要尽量改善母体的血流动力学情况，检查有无脐带扭转、痉挛或梗阻。当血氧低于 30%，预示着严重的缺氧和胎儿心力衰竭。

5. 胎儿血气

在开放式胎儿手术中，当出现难以解释的胎心变异消失或可疑胎儿窘迫时，可对胎儿头皮血取样进行血气分析。脐血管取样相对容易，但正常情况不建议采用，因为脐血管穿刺容易使脐带痉挛、血肿，影响脐带供血。正常的头皮血 pH ≥ 7.3。如果 pH < 7.2 提示胎儿缺氧，需要紧急的复苏治疗。长时间严重的缺氧，呼吸性酸中毒会转化为代谢性酸中毒，胎儿的能量代谢由需氧转化为无氧的糖酵解，使乳酸生成增加，pH 值进一步下降，使治疗更加复杂化。

值得注意的是，头皮血测定存在假阳性。血量不足，羊水污染，取样处胎儿头皮存在水肿等情况会导致结果偏离，需要予以排查。

（三）麻醉管理

1. 产时宫外治疗的麻醉管理

EXIT 的麻醉方式通常选择气管插管全身麻醉。与全麻剖宫产不同的是，EXIT 术中要达到一定的子宫松弛度，延缓胎盘剥离，并保证子宫胎盘灌注。

麻醉诱导前通常为产妇放置硬膜外导管以备术后行硬膜外镇痛。垫高产妇的右侧臀部或将手术台左倾 15 ~ 30° 使子宫左移，减轻增大的子宫对血管的压迫。产妇预吸氧后行快速诱导，防止出现反流误吸。诱导药物可选择丙泊酚加琥珀胆碱，阿片类药物可应用舒芬太尼或瑞芬太尼。麻醉诱导的同时应监测胎心率和脐血流，避免产妇血流动力学的波动影响胎盘灌注。

麻醉诱导后将吸入性麻醉剂的浓度保持在 1 MAC，调节呼吸参数使呼气末 CO_2 浓度维持在 28 ~ 32 mmHg，切皮后逐渐增大吸入麻醉剂的浓度，使子宫切开前呼吸末吸入麻醉剂的浓度达到 2 ~ 3 倍的 MAC。使用高浓度的吸入麻醉剂后子宫可以得到有效的松弛。七氟烷、异氟烷、地氟烷都已被应用于胎儿手术。三者中，地氟烷的血气分配系数最低，可迅速滴定浓度，停用后子宫收缩性恢复快。但无论哪种吸入麻醉药，吸入高浓度时均存在胎儿心血管抑制的风险。有研究认为高浓度吸入麻醉药可导致胎儿酸中毒。目前，一些医疗机构采用低浓度吸入麻醉药（1 ~ 1.5 MAC）复合异丙酚加瑞芬太尼静脉持续输注的方法，同时辅助使用宫缩抑制剂，也可达到有效的子宫松弛，且这种方法胎儿心动过缓、酸碱失衡的发生率更低。常用的宫缩抑制剂有硝酸甘油、阿托西班。硫酸镁属长效宫缩抑制剂，应避免使用，因为在胎儿干预结束娩出后，子宫的松弛状态需要逆转。

一旦子宫完全暴露，外科医生需通过视诊和触诊评估子宫张力。如果子宫松弛度仍不满意，可提高吸入麻醉药浓度（不超过 3 MAC）或静脉追加硝酸甘油。由于高浓度吸入麻醉剂具有肌松作用，产妇往往不需要额外的非去极化肌松剂。术中积极维持产妇血压的稳定，目标是基础值的 10% 以内或平均动脉压不低于 65 mmHg，必要时采用麻黄碱或去氧肾上腺素等血管活性药物升压。研究表明，去氧肾上腺素在稳定血压的同时能更好地维持胎儿酸碱平衡。

对于颈部或气道疾病的胎儿，在胎头和肩部娩出后立即建立人工气道以便术后呼吸支持和实施畸形矫正手术。其他类型矫形术的胎儿断脐前建立气道不是必须的，但在手术操作前建立人工气道备用，方便一旦发生胎盘剥离、胎儿乏氧时可迅速实施抢救。

EXIT 术中胎儿的热量散失较大，应尽量减少胎儿暴露；另外，减少胎儿暴露有利于维持宫腔的容量，减少脐带受压和胎盘剥离的可能。胎儿手术中，胎儿麻醉可部分通过母体胎盘途径获得，但为了更充分地抑制胎儿应激反应，通常在胎儿外露后肌内注射芬太尼进行补充镇痛，维库溴铵或泮库溴铵实现制动，肌注阿托品预防心动过缓。以上药物也可在子宫切开前通过超声引导给予。

EXIT 的胎儿手术过程短则几分钟（气管插管），长则几个小时（如纵隔肿物、严重的先天性心脏病），但多数可在 1 小时内完成。胎儿手术过程中需不断地评估以确保胎儿的安全，其中胎心率及血氧饱和度是监测的重点，上半部躯干暴露的胎儿可利用胎儿超声监测心室充盈和心肌收缩情况。

在胎儿手术完成断脐后，逐步降低吸入麻醉药浓度，可联合使用阿片类药物、异丙酚和笑气维持后续麻醉。停用宫缩抑制剂，预防性使用宫缩药物，如缩宫素、米索前列醇、甲基麦角新碱逆转子宫松弛状态，减少产妇出血。如预留了硬膜外导管，可通过导管给予镇痛药物。手术结束，待产妇完全清醒，肌松完全恢复时拔除气管导管。

2. 妊娠中期开放式手术的麻醉管理

妊娠中期开放式手术麻醉管理的原则与 EXIT 相同，即保持子宫松弛和延缓胎盘剥离，麻醉处理总体上与 EXIT 相似。然而两者又有所区别：开放式手术术后胎儿要放回子宫继续妊娠，因此子宫松弛要一直维持到术后阶段。此外，开放式手术术中胎儿和孕妇出血的风险更高，麻醉医师需做好应急准备。

麻醉方式采用气管内全身麻醉，快速诱导前开放多条外周静脉通路，包括输血通道。桡动脉穿刺置管监测直接动脉压。预置硬膜外导管和麻醉诱导的方法同 EXIT，术中将吸入麻醉剂浓度增至 2 MAC 以上，以获得足够的子宫松弛。或者采用静吸复合的方法维持麻醉，辅助硝酸甘油增加子宫松弛度。使用高浓度吸入麻醉药和硝酸甘油时，需应用血管活性药物维持母体血压，以保证足够的子宫胎盘灌注。由于使用宫缩抑制剂，母体有发生肺水肿的风险。除非失血过多，补液总量应当限制在 2 L 以内，以降低术后肺水肿的发生率。

当子宫切开，胎儿上肢和半胸显露后，利用液体加温仪将预热的等渗晶体液不断地注入子宫腔或利用羊水循环装置回输外溢的羊水，目的是防止宫内容量及温度骤变，导致子宫收缩和胎儿循环衰竭。胎儿麻醉通常于暴露的上臂肌内注射芬太尼、肌肉松弛剂和阿托品，目的是预防胎儿应激反应和迷走神经反应，并提供胎儿镇痛和抑制胎儿术中体动。开放式手术的过程中需要监测胎儿脉搏血氧饱和度和胎心率，子宫切开、胎儿手术部位暴露好后，应立即将脉搏血氧饱和度探头缠绕于胎儿手腕处，完成心电监测。术中胎儿出现心动过缓或直接出现血氧下降均是胎儿窘迫的标志，应及时予以纠正，穿刺脐血管行胎儿动脉血气分析可进一步指导治疗。有条件的情况下，使用无菌超声心动图探头监测胎儿心肌收缩性和胎儿血管内容量，更精确地指导输血补液治疗。

胎儿手术完成后，将胎儿重新放回宫内并关闭子宫。超声评估羊膜腔容量，容量不足用加温的等渗液补充。开始子宫缝合时，停用硝酸甘油和吸入麻醉药，并开始硬膜外镇痛，常规静脉输注硫酸镁 4~6 g，随后以 1~2 g/h 的泵速持续输注，以减少宫缩。手术结束后，充分拮抗肌松药残余药效，尤其硫酸镁有增强肌肉神经阻滞的作用，需确认孕妇神经功能完全恢复，意识完全清醒后再拔除气管导管。

术后管理的重点是孕妇和胎儿的疼痛管理，预防胎膜早破、感染和各种潜在的胎儿并发症如心力衰竭、颅内出血等。通常采用持续硬膜外泵输注低浓度的局部麻醉药联合阿片类药物来维持镇痛，预防早产。也可使用阿片类药物行静脉镇痛，但缺点是阿片类药物的血药浓度高，可能导致胎心率变异减少。宫缩抑制剂的使用有助于预防早产。术中输注的硫酸镁应持续至术后24 h或以上。可能还需要联合其他宫缩抑制剂如吲哚美辛或特布他林来抑制宫缩。使用吲哚美辛的患者需定期检查胎儿超声心动图，因为已知吲哚美辛有引起胎儿动脉导管提早闭合的风险。术后持续监测胎心率，对于可能出现的胎儿心力衰竭和宫内窘迫等严重并发症应制订好应急预案。

3. 胎儿微创手术的麻醉管理

胎儿微创手术创伤较小，大部分术式采用局麻或区域神经阻滞（蛛网膜下腔阻滞、硬膜外阻滞、腰硬联合阻滞麻醉）即可完成。微小手术如羊膜腔穿刺、脐带穿刺、宫内输血等通过腹壁局部浸润即可满足孕妇的麻醉。可以使用阿片类药物、苯二氮䓬类药物或小剂量异丙酚对孕妇进行镇痛和镇静，这类药物可通过胎盘使胎儿达到镇痛或制动。辅助此类药物需警惕出现深镇静造成呼吸抑制和胃内容物反流误吸的风险。当经皮手术需要多点穿刺或小切口操作、孕妇需要制动时，局部浸润和镇静难以达到满意的效果，此时区域神经阻滞是更为有利的麻醉方式。对于一些特殊类型手术，如主动脉扩张术，需要将针头穿入胎儿胸部，伤害性刺激较强，由于手术要求最大限度减少胎动，所以选择全身麻醉会更有优势。

由于无法直接接触胎儿，常用 Doppler 超声间接监测胎心率，经皮心脏治疗时通过胎儿超声（经母体腹壁）获取胎儿心室容量、心肌收缩力、脐血流等信息。术中孕妇应用镇静药物时，应密切监测胎心率的变化，直至药物完全代谢，避免由过度镇静造成胎儿心动过缓，宫内缺氧。术中应备好急救用按体重计算的阿托品和肾上腺素，以抢救胎儿窘迫。一旦经宫内复苏后胎儿窘迫仍持续存在，且胎龄达到宫外存活条件，产科医师应准备急诊剖宫产。麻醉医师做好必要时行紧急全身麻醉的准备。

胎儿微创手术需控制入液量。术后肺水肿多与手术使用大量的灌洗液有关，灌洗液大量吸收还可引起孕妇水中毒，术中应根据情况给予合适的补液量。胎儿镜等经皮侵入性操作术后往往会使用宫缩抑制剂，宫内输血和脐带穿刺后无需常规使用。使用了宫缩抑制剂的孕妇需要预防肺水肿的发生。

4. 胎儿复苏

胎儿手术期间可能出现紧急的胎儿宫内窘迫，原因可能为脐带受压、胎盘剥离、产妇低血压、缺氧、胎儿低血容量、低体温等，表现为胎心率下降、血氧饱和度降低。胎儿宫内窘迫可导致严重后果，应积极采取纠正措施。治疗措施包括母体吸入纯氧；通过液体治疗和血管活性药物提升母体平均动脉血压；同时调整胎儿位置，增加子宫容量以缓解脐带的压迫。如治疗无效或出现胎心率小于 100 次/分、$FSpO_2 < 30\%$，应立即行胎儿复苏，肌内注射或经静脉给与阿托品 0.02 mg/kg，肾上腺素 1 μg/kg，必要时以 100～150 次/分的频率行胸部按压。行开胸手术的胎儿，可直接给予心内注射。

（孙丹　赵平）

参考文献

［1］ SURESH MS. 施耐德产科麻醉学［M］. 5 版. 熊利泽, 董海龙, 路志红, 译. 北京: 科学出版社, 2018: 717-740.

［2］ 刘彩霞. 母胎医学临床诊疗及护理流程［M］. 北京: 人民卫生出版社, 2018: 745-754.

［3］ CHENTNUT DH. Chestnut's obstetric anesthesia principles and practice［M］. 6th ed. Holland: Elsevier, 2019: 132-150.

［4］ HOAGLAND MA, CHATTERJEE D. Anesthesia for fetal surgery［J］. Paediatr Anaesth, 2017, 27(4): 346-357.

［5］ KODALI BS, BHARADWAJ S. Foetal surgery: anaesthetic implications and strategic management［J］. Indian J Anaesth, 2018, 62(9): 717-723.

［6］ HOAGLAND MA, CHATTERJEE D. Anesthesia for fetal surgery［J］. Paediatr Anaesth, 2017, 27(4): 346-357.

［7］ RING LE, GINOSAR Y. Anesthesia for fetal surgery and fetal procedures［J］. Clin Perinatol, 2019, 46(4): 801-816.

第十七章
小儿疼痛治疗

痛觉传导系统包括 3 个主要成分：外周感觉神经、脊髓到脑干和丘脑的神经元网络，以及丘脑和大脑皮质的相互联系。胎儿外周皮肤感觉感受器在孕 7~15 周形成；孕 8 周脊髓对刺激产生脊反射，孕 19 周脊髓背根节神经元对伤害性刺激产生反射，孕 30 周脊髓内与疼痛相关的神经通路髓鞘完全形成；胎儿大脑新皮质在孕 8 周时开始发育，到 20 周已具有 10^9 个神经细胞，孕 20~24 周丘脑皮质神经束突触间建立联系，孕 29 周大脑皮质可以监测到有区别的躯体感觉诱发电位；孕 30 周大脑皮质可以监测到动态和静态睡眠脑电图。痛觉传导通路的解剖结构和功能随胎儿的发育不断成熟，通过对新生儿脑电图、脑代谢和行为学的研究已证实新生儿能够感受疼痛并产生相应的反应。因此即使是新生儿术中和术后也要采取必要的镇痛措施。

第一节　小儿疼痛评估

良好的疼痛评估是进行合理疼痛治疗的前提条件，由于疼痛是一种主观感受，受各种因素影响，很难对小儿进行准确测量，因此在选择疼痛评估工具时，应综合考虑患儿的年龄、发育阶段、临床条件、文化习惯以及评估者对工具的熟悉程度等因素。

小儿疼痛评估目前有 3 种方式：自我评估法、生物学评估法及行为学评估法。自我评估法由患儿自己描述和评估疼痛程度，包括使用语言表达和非语言表达方法，目前常用的有视觉模拟评分（visual analogue scale，VAS）、数字疼痛量表（numerical rating scale，NRS）和 Wong-Baker 脸谱疼痛评分。生物学评估法是根据患儿对疼痛的反应，包括心率增加、呼吸频率增快、血压升高、手掌出汗、氧饱和度下降、迷走神经张力降低和神经内分泌反应等进行评估，其中心率的变化是最简单和最适合的指标；但是，生理参数容易受到临床相关因素的影响，如败血症、应激反应、低氧血症、血容量不足、发热和小儿觉醒状态等；因此，单一的生理学指标改变不能恰当地评估小儿的疼痛。疼痛相关的行为学表现包括哭闹、面部表情改变、躯干和四肢运动、是否可安慰和睡眠状态等，但这也易受饥饿、恐惧和焦虑的影响。

值得注意的是，在观察术后疼痛对小儿行为的影响时，术前就应对小儿的健康状况做出正确的评价，只有在术前认真访视过患儿，才能在术后正确地判断患儿行为的改变。常用的行为学评估法有 CRIES（crying，requires oxygen，increased vital signs from baseline，expression，sleeplessness，CRIES）评分法、OPS（objective pain scale，OPS）评分法、CHEOPS（Children Hospital of Eastern Ontario pain scale，CHEOPS）评分法、FLACC（face，leg，activity，cry，consolability，FLACC）评分法等。

目前还没有任何一种疼痛评估方法适用于各年龄阶段小儿以及各种类别的疼痛，因此应综合考虑患儿行为学、生理学指标的变化和对疼痛的描述，才能更准确地评估疼痛。

一、新生儿常用疼痛评估方法

（一）PIPP（premature infant pain profile，PIPP）评分法

早产儿疼痛评估量表，通过患儿出生时的孕周、疼痛刺激前的行为状态（观察 > 15 s）、疼痛刺激后的心率增幅（观察持续 30 s）、氧饱和度降幅、皱眉、挤眼、鼻唇沟加深这 7 项对新生儿疼痛进行评分。其中每项又可根据程度分 4 级，分别记为 0 ~ 3 分，最高 21 分，最低 0 分。评分越高，需要镇痛治疗的指征越高（见表 17-1）。

表 17-1　PIPP 评分法

评分	0	1	2	3
孕期	≥36 周	32 ~ 35 周$^{+6}$	28 ~ 31 周$^{+6}$	< 28 周
行为状态（疼痛刺激前）	活跃，清醒，睁眼，面部活动	安静，清醒，睁眼，无面部活动	活跃，睡眠，闭眼，面部活动	安静，睡眠，睁眼，无面部活动
心率	增加 0 ~ 4 次/分	增加 5 ~ 14 次/分	增加 15 ~ 24 次/分	≥25 次/分
氧饱和度	降低 0 ~ 2.4%	降低 2.5 ~ 4.9%	降低 5.0% ~ 7.4%	降低 ≥7.4%
皱眉	无，占观察时间的 < 9%	最小值，占观察时间的 10% ~ 39%	中值，占观察时间的 40% ~ 69%	最大值，占观察时间的 ≥70%
挤眼	无，占观察时间的 < 9%	最小值，占观察时间的 10% ~ 39%	中值，占观察时间的 40% ~ 69%	最大值，占观察时间的 ≥70%
鼻唇沟加深	无，占观察时间的 < 9%	最小值，占观察时间的 10% ~ 39%	中值，占观察时间的 40% ~ 69%	最大值，占观察时间的 ≥70%

（二）CRIES 评分法

用于孕周 32 周以上新生儿术后疼痛评估，CRIES 是由哭闹（crying）、氧饱和度 > 95% 所需的氧浓度（required FiO₂ for SpO₂ > 95%）、生命体征升高（increased vital signs）、面部表情（expression）和失眠（sleeplessness）5 项英文的首字母合成的。各项的分值为 0~2 分，总分为 10 分。大于 3 分应进行镇痛治疗，4~6 分为中度疼痛，7~10 分为重度疼痛（见表 17-2）。

表 17-2　CRIES 评分法

评分	0分	1分	2分
哭泣	无	哭声大，可安慰	不易被安慰
维持 $SpO_2 > 95\%$ 所需 FiO_2	无	$FiO_2 < 30\%$	$FiO_2 > 30\%$
生命体征升高（与术前比较）	无	心率和血压较术前水平升高 $< 20\%$	心率和血压较术前水平升高 $> 20\%$
表情	正常	痛苦	非常痛苦/呻吟
睡眠困难	无	间断入睡	始终清醒

二、婴幼儿（2个月～3岁）常用疼痛评估方法

FLACC 疼痛评估法是该年龄段术后疼痛的首选评估方法，包括小儿面部表情（facial expression）、腿部动作（leg movement）、活动（activity）、哭闹（cry）、可抚慰性（consolability）5 项内容，每一项内容按 0~2 分评分，总评最低为 0 分，最高为 10 分，得分越高，不适和疼痛越明显（见表 17-3）。

表 17-3　FLACC 评分法

	0分	1分	2分
面部表情	微笑或无特殊表情	偶尔出现痛苦表情，皱眉或不愿交流	经常或持续出现下颌颤抖或紧咬
腿部动作	放松体位	不安，紧张，维持在不舒服的姿势	踢腿或腿部拖动
活动情况	静卧，活动自如	扭动翻来覆去	身体痉挛，成弓形，僵硬
哭闹	不哭（清醒/睡眠中）	呻吟，啜泣，偶尔诉痛	一直哭泣，尖叫，经常诉痛
可安慰性	满足，放松	抚摸拥抱和言语偶尔有效	很难被安慰

三、幼儿、学龄前儿童（3～6岁）常用疼痛评估方法

（一）CHEOPS 评分法

CHEOPS 评分法又称为东安大略儿童医院疼痛评分（Children's Hospital of Eastern Ontario Pain Scale，CHEOPS），主要适合于学龄前儿童（4~7 岁），医护人员通过小儿的行为反应来判断是否有疼痛及疼痛程度，包括面部表情、腿部运动、体位、是否哭闹、对疼痛的描述和触摸伤口情况等 6 项内容。每一项内容按 0~3 分评分，所得总分越高则疼痛越严重（见表 17-4）。

表 17-4 CHEOPS 评分法

评分	0分	1分	2分	3分
哭闹		无	呻吟、哽咽	尖叫
面部表情	微笑	镇静	痛苦扭曲	
对疼痛的描述	无痛苦	无抱怨、非疼痛	有疼痛或其他语言表达	
体位		松弛无反应	紧张颤抖	
触摸伤口		无特殊	抚摸、按压或局部紧张	
腿部运动		正常	踢腿或腿部僵直不动	

（二）OPS 评分法

OPS 评分法即客观疼痛评分法，有血压、哭闹程度、运动、烦躁情况及语言抱怨或体位 5 项内容，每一项内容按 0～2 分评分。如果各项分数之和大于或等于 6 分，就应该采取相应的镇痛措施（见表 17-5）。

表 17-5 OPS 评分法

评分	0分	1分	2分
血压升高	＜10% 术前	10%～20% 术前	20%～30% 术前
哭闹	无	哭闹-对安抚有反应	哭闹-对安抚无反应
运动	安静	不停地动	挣扎
烦躁	睡眠或安静	轻度烦躁	歇斯底里
语言或形体语言	睡眠或述无痛	轻度痛不能定位	中度痛能定位（指或说）

（三）Wong-Baker 脸谱疼痛评分法

用 6 种面部表情从微笑、悲伤至痛苦的哭泣来表达疼痛程度，患者从中选择一张最能表达其疼痛的脸谱。

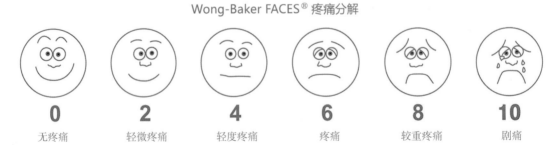

Wong-Baker FACES® 疼痛分解

0	2	4	6	8	10
无疼痛	轻微疼痛	轻度疼痛	疼痛	较重疼痛	剧痛

图 17-1　Wong-Baker 脸谱疼痛评分法

四、学龄期儿童（8～16岁）常用疼痛评估方法

（一）VAS法

采用一条10 cm长的直线，两端分别表示"无痛"（0 cm）和"想象中最剧烈的疼痛"（10 cm）。患儿根据其疼痛程度，在直线的相应部位做记号，然后测量从无痛端到记号之间的距离，测量的厘米数即为疼痛的评分。

（二）NRS法

以0（无痛）到10（极度疼痛）数字，代表不同水平的疼痛程度，患儿根据其疼痛程度，指出相对应的数字，4以下为轻度疼痛，4～7为中度疼痛，7以上为重度疼痛。

其他特殊的评分方法，如NCCPC-PV（non-communicating children pain checklist-postoperative version，NCCPC-PV）评分和改进的FLACC评分已被验证可用于有认知功能障碍的儿童。

（朱昌娥　童易如）

17

第二节　小儿急性疼痛治疗原则

一、术后镇痛方案

疼痛是伤害性刺激通过周围神经系统经由脊髓传递到大脑皮质而产生的一种复杂现象，并受情绪等多种因素影响。有效的疼痛治疗方案应根据疼痛的性质、联合应用不同作用机制的镇痛药物或不同的镇痛措施，通过多模式镇痛方式以获得最佳的镇痛效果，同时可将不良反应减至最小。对周围神经系统的镇痛方法可以选用局麻药、外周神经阻滞、非甾体类抗炎药（nonsteroidal anti-inflammatory drµgs，NSAIDs）、对乙酰氨基酚以及阿片类药物；对脊髓水平镇痛可以选用阿片类药、α_2-肾上腺素受体激动剂、骶管阻滞和硬膜外阻滞等药物和方法；对大脑皮质水平可用全身性阿片类药物和 α_2-肾上腺素受体激动剂等。轻度疼痛可选用 NSAIDs、对乙酰氨基酚以及水杨酸类等；中度疼痛可选用弱阿片类药物（羟考酮、氢可酮和可待因）合用前列腺素合成酶抑制剂；中重度疼痛选用强阿片类药物和区域神经阻滞。

术后镇痛方案是麻醉计划的重要组成部分，应在术前做好准备，有些方法如患者自控镇痛（patient controlled analgesia，PCA），在术前可传授给患儿或家长，以期取得最佳效果。镇痛方案的选择还需要综合考虑手术范围和过程、患儿的年龄和认知能力，以及患儿对治疗的反应。

二、术后镇痛与手术

手术类型通常是选择术后镇痛方法的重要因素，有些手术采用硬膜外或骶管阻滞麻醉，术后可以选择单次或者连续椎管内镇痛，根据手术性质选择局麻药中加或不加阿片类药物。全身麻醉患儿术后镇痛可以选择口服或静脉用药途径，可以复合外周神经阻滞。不论何种镇痛方法都应在患儿无痛状态下进行，在局麻药（阻滞麻醉）作用消失前或全身麻醉苏醒前开始镇痛操作，使镇痛效果达到最佳。

三、术后镇痛与年龄

早产儿也能感受疼痛，而且与年龄大的儿童相比疼痛的阈值更低。虽然早产儿或年龄较小足月儿使用阿片类药物并非禁忌，但由于易发生呼吸抑制，使用这类药物时应密切监测，对这类患儿可以使用周围神经阻滞或局麻，减少阿片类药物用量。可以选择对乙酰氨基酚，其在推荐剂量范围内使用时不良反应较少。婴幼儿阶段使用阿片类药物仍应非常谨慎并加强监测。

学龄前儿童主要是减轻其恐惧感。大多数认知完整的学龄前儿童能够理解自控镇痛的概念，让他们参与决策将有助于成功实施镇痛。区域阻滞技术适合于所有年龄组患儿，可以提高镇痛效果并降低不良反应的发生率。发育迟缓的儿童需要特别考虑他们的认知能力，但药物的药理作用与正常儿童比较并未改变。

（朱昌娥　童易如）

第三节　小儿急性疼痛治疗常用药物

一、非阿片类镇痛药

非阿片类镇痛药（non-opioid analgesics）可单独用于轻度疼痛的治疗，也可作为多模式镇痛重要的辅助药物治疗中重度疼痛以减少阿片类药物的用量。虽然大部分非阿片类镇痛药的镇痛效果为剂量依赖性，但由于封顶效应的限制，大剂量的药物并不能提供额外的镇痛效果。

（一）对乙酰氨基酚

对乙酰氨基酚（acetaminophen）是儿童常用的解热镇痛药，主要机制尚不完全清楚，可能通过阻断前列腺素的合成，减少 P 物质诱导的痛觉过敏，并通过调节脊髓内一氧化氮的产生来发挥镇痛作用。

有效镇痛和退热的血浆浓度为 $5 \sim 20 \, \mu g/ml$，儿童每日最大剂量不超过 75 mg/kg，$32 \sim 44$ 周（校正胎龄）新生儿和 $28 \sim 32$ 周早产儿需要减少剂量（分别为 60 mg/kg 和 40 mg/kg）。

口服给药的推荐剂量为每 4 h 给予 10 mg/kg 或每 6 h 给予 15 mg/kg，或每日剂量 60 mg/kg。对乙酰氨基酚在推荐剂量使用时是安全的，但是有报道称略高于安全剂量时可能导致肝损伤，这表明对乙酰氨基酚对一些儿童的治疗指数很窄。直肠给药吸收缓慢且不可预测，不同个体血浆浓度差异较大，$60 \sim 180$ min 后药物浓度达到峰值，目前经直肠给药推荐方法是 40 mg/kg 的负荷剂量，之后可每 6 h 给予 20 mg/kg，血清药物浓度为 $10 \sim 20 \, \mu g/ml$。

总之，对乙酰氨基酚可以减少阿片类药物的使用，不良反应很少，在适当剂量下的毒性风险也较低，推荐口服，直肠给药效果不确切。

（二）非甾体抗炎药

非甾体抗炎药（NSAIDs）是治疗轻至中度疼痛的有效药物，可单独或与阿片类药物合用，主要通过抑制环氧合酶（cyclooxygenase，COX）活性，从而抑制损伤部位前列腺素合成，降低炎症的级联反应。除外周作用外，非甾体类抗炎药还被证明可以直接通过阻断脊髓谷氨酸和 P 物质受体介导的痛觉过敏发挥作用。

人体内主要存在两种环氧合酶，COX-1 和 COX-2。COX-1 存在于脑、胃肠道、肾脏和血小板中并持续表达，具有胃黏膜保护、促使血小板聚集和维持肾脏灌注作用。COX-2 在炎症或组织损伤时表达，可加重疼痛和炎症反应。选择性 COX-2 抑制剂在获得镇痛效果的同时，可减少胃肠道损伤等不良反应。选择性 COX-2 抑制剂在成人中已有应用，但运用在小儿中尚缺乏相关数据，目前临床仍以非选择性 NSAIDs 为主，（见表 17-6）。

表 17-6　小儿常用非甾体抗炎药及剂量

药物	剂量(mg/kg)			间隔时间 (h)	日最大剂量 [mg/(kg·d)]	适用年龄
	口服	直肠给药	静脉			
布洛芬	5~10			6~8	30	>3个月
双氯芬酸	1	1		6~8	3	>6个月
萘普生	5~6			12	10	>24个月
塞来昔布	1.5~3			12	6	>12个月
酮咯酸	0.5			6~8	2	>12个月
酮洛芬	1			6	4	>12个月

胃肠道损害是 NSAIDs 最常见的不良反应，有消化系统溃疡病史的患儿慎用；NSAIDs 可影响血小板聚集，延长出血时间，有出血性疾病和接受抗凝治疗的患儿不建议使用；NSAIDs 可使白三烯增加，有加重哮喘的可能。

（三）氯胺酮

氯胺酮（ketamine）是 N-甲基-d-天门冬氨酸受体拮抗剂，在急慢性疼痛治疗方面越来越受到关注。其优势包括减少阿片类药物的用量，避免阿片类药物耐受，缓解阿片类药物诱导的痛觉过敏，在多模式镇痛中起协同镇痛作用。可以单独或与阿片类药物合用治疗急性疼痛，静脉用药常用剂量 0.5 mg/kg，也有报道用于骶管阻滞可以延长术后镇痛时间，且不增加术后谵妄的发生率，常用剂量 0.25~0.5 mg/kg。

（四）曲马多

曲马多（tramadol）是一种合成的镇痛药，与阿片受体结合，但其亲和力很弱，除作用于μ受体外，还能抑制神经元突触对 5-羟色胺和去甲肾上腺素的再摄取，从而发挥镇痛作用。与阿片类药物相比，其主要优点包括呼吸抑制、过度镇静、恶心和呕吐的发生率低，不会引起NSAIDs 常见的不良反应。临床主要用于对轻至中度疼痛的治疗，广泛适用于各年龄段儿童。可通过多种途径给药，包括口服、直肠给药、静脉注射（包括 PCA 装置）、骶管阻滞和局部浸润。口服后迅速吸收，2 h 达血药浓度峰值，消除半衰期 5~6 h。常用剂量口服 1~2 mg/kg；间隔 6 h 可再次给药。不良反应包括恶心、呕吐、瘙痒、皮疹、头晕以及诱发癫痫发作可能。

二、阿片类镇痛药

阿片类药物（opioids）仍是目前应用最广泛也是最强效的镇痛药物，通过与脑、脊髓和外周神经细胞的突触前和突触后特异性阿片受体结合发挥其作用。阿片类药物常用方法和剂量见**表 17-7**。

（一）吗啡

吗啡（morphine）是最常用的阿片类镇痛药物，可以通过口服、静脉、肌注、椎管内等途径给药。口服给药因为首过效应降低了生物利用度；静脉给药是最常用方式，注射后 20 min 产生最大效应，吗啡有效镇痛的血浆药物浓度为 12 ng/ml，但个体差异比较大，需逐步调整至有效剂量。新生儿和婴儿清除率低，6～12 个月婴儿清除率已接近成人。新生儿给药后作用时间明显延长。推荐剂量：口服 0.3 mg/kg，每 3～4 h 一次；单次注射：儿童 0.1 mg/kg，婴幼儿 0.05 mg/kg；持续输注：儿童 10～30 μg/（kg·h），婴幼儿 5～15 μg/（kg·h）；自控镇痛：负荷剂量 50 μg/kg，背景剂量 0～20 μg/（kg·h），单次冲击剂量 10～μg/kg，锁定时间 8～15 min，4 h 最大剂量 0.25～0.4 mg/kg。

（二）芬太尼

芬太尼（fentanyl）为强效镇痛药，镇痛效果为吗啡的 80～100 倍，起效快（5～10 min 达镇痛峰效应），半衰期 20～30 min，适用于治疗中度到重度疼痛，中枢呼吸抑制轻，血流动力学更稳定。新生儿芬太尼清除率低，给药后作用时间明显延长。芬太尼可通过经鼻、经皮、直肠、静脉和硬膜外等途径给药。0.5 μg/kg 的剂量滴鼻能提供一定的镇痛效果，单次静脉注射 0.5～1.0 μg/kg，患儿自控镇痛：负荷剂量 0.5 μg/kg，背景剂量 0.2～0.5 μg/（kg·h），单次冲击剂量 0.1～0.2 μg/kg，锁定时间 15 min，4 h 最大剂量 7～10 μg/（kg·h）。

（三）舒芬太尼

舒芬太尼（sufentanil）为强效镇痛药，强度是芬太尼的 5～10 倍，脂溶性高，易透过血脑屏障，患儿自控镇痛：负荷剂量 0.05 μg/kg，背景剂量 0.02～0.05 μg/（kg·h），单次冲击剂量 0.01～0.02 μg/kg，锁定时间 15 min。

表 17-7　阿片类药物常用方法和剂量

药物	半衰期	与吗啡效价比	口服剂量	静脉注射量	直肠剂量
吗啡	2～3 h		0.2～0.4 mg/kg q 4～6 h	单次用药 0.1 mg/kg，q 2～4 h 持续输注 0.03 mg/（kg·h）	0.2～0.4 mg/kg q 4～6 h
芬太尼	20～30 min	100	/	单次用药 0.5～1 μg/kg，q 30 min～2 h 持续输注 0.2～0.5 μg/（kg·h）	
舒芬太尼	20～30 min	1 000		单次用药 0.05～0.1 μg/kg，q 30 min～2 h 持续输注 0.02～0.05 μg/（kg·h）	
可待因	3～3.5 h	0.1	0.5～1.0 mg/kg，q 4～6 h		
美沙酮	12～24 h	1	0.1～0.2 mg/kg q 6～12 h	0.1 mg/kg，q 6～12 h	
氢可酮	2～3 h	1～1.5	0.1～0.2 mg/kg q 4～6 h		

药物	半衰期	与吗啡效价比	口服剂量	静脉注射量	直肠剂量
羟考酮	2～3 h	1～1.5	0.1～0.2 mg/kg 4～6 h		
氢吗啡酮	2～3 h	5～8	0.04～0.08 mg/kg q 4 h	单次用药0.02 mg/kg, q 2～4 h 持续输注0.006 mg/(kg·h)	0.04～0.08 mg/kg q 4 h
纳布啡	5 h	0.8～1	/	50～100 μg/kg q3～6 h	

（四）阿片类药物的不良反应与治疗

应用阿片类药物镇痛，不仅可以产生镇痛效应，可能会引发一系列不良反应。常见的不良反应包括呼吸抑制、过度镇静、恶心、呕吐、皮肤瘙痒、尿潴留、肠梗阻和便秘等。少见的不良反应有躁动、幻觉、癫痫发作和肌肉震颤等。呼吸抑制可以发生在使用任何一种阿片类药物镇痛的过程中，而且呈剂量相关性。低年龄、有严重系统性疾病以及目前正在使用苯二氮䓬类、巴比妥类、水合氯醛和吩噻嗪类等镇静剂的患儿发生率增高，虽然这些并存因素并非是使用阿片类药物的禁忌证，但对这类患儿使用阿片类药物镇痛时剂量应减半。使用纳洛酮治疗呼吸抑制，应注意纳洛酮半衰期比大多数阿片类药物的半衰期短，其间应加强监测。阿片类药物不良反应的治疗措施见表17-8。

表17-8　阿片类药物不良反应的治疗措施

不良反应	治疗
呼吸抑制	停用阿片类药物 必要时呼吸支持，面罩吸氧，辅助通气 纳洛酮：1 μg/kg, 1～2 min后可重复给药，累积最大量10 μg/kg 盐酸纳美芬注射液：0.25 μg/kg, 2～5 min后可重复给药，累积最大量0.6 μg/kg
便秘或肠梗阻	多模式镇痛减少阿片类药物用量 导泻剂 促进胃肠蠕动（甲氧氯普胺） 选择性外周阿片拮抗剂
恶心、呕吐	吩噻嗪（异丙嗪0.25 mg/kg, 最大剂量12.5 mg） 5-羟色胺受体拮抗剂：昂丹司琼（0.1 mg/kg, 最大剂量4 mg） 纳洛酮0.5 μg/kg静脉注射 甲氧氯普胺0.1～0.15 mg/kg, 静滴每6～8 h一次
尿潴留	临时导尿或留置导尿 降低阿片类药物浓度 纳洛酮0.5 μg/kg静脉注射
皮肤瘙痒	苯海拉明0.5 mg/kg, 最大剂量12.5 mg 纳布啡0.01 mg/kg静脉注射 纳洛酮0.5 μg/kg静脉注射 选择其他阿片类药物

（朱昌娥　童易如）

17

第四节　小儿术后镇痛方法和途径

一、表皮局麻

利多卡因-丙胺卡因乳膏其成分为 25 mg/g 利多卡因和 25 mg/g 丙胺卡因制成的混合物，用于儿童有创操作的局部麻醉，但过量使用有致儿童高铁血红蛋白血症的报道。小型和中型手术也可以采用切口皮下局部浸润麻醉以减少术后疼痛。

二、口服给药

轻中度疼痛的儿童可以口服 NSAIDs 或阿片类药物，定期口服阿片类药物可以保持恒定的血药浓度，氢可酮和羟考酮是最常用的两种口服阿片类药物，美沙酮是一种合成阿片类药物，在 1～18 岁的儿童中有很长的消除半衰期（平均 19 h），口服后具有较大的生物利用度（约 80%）。

三、持续静脉注射

持续静脉注射镇痛是治疗小儿术后中度至重度疼痛的重要方法，尤其对不能使用患者自控镇痛的婴幼儿以及有认知障碍的儿童更是如此。通过负荷剂量达到阿片类药物镇痛的血药浓度后，以恒定的输注速率维持较恒定的血药浓度。输注速率应根据患儿的年龄、并发症和临床情况仔细选择，以避免输注速率不当引起呼吸抑制等不良反应。输注阿片类药物应加强监测，定期评估镇静深度和呼吸频率，呼吸抑制的最初且重要临床症状是镇静深度改变，如出现呼吸抑制应先停止用药，如无好转可以使用纳洛酮或纳美芬治疗。

四、患者自控镇痛

（一）患者自控镇痛

患者自控镇痛（patient controlled analgesia，PCA）的最大优点是根据实际疼痛程度自行调节输注速度，以取得最低有效浓度，多数 7 岁以上儿童能够学会使用。术前应该让患儿和家长了解 PCA 是如何工作，并教会患儿如何使用 PCA 按钮，设定锁定时间和最大给药剂量，以保证镇痛安全。

是否使用持续基础输注（continuous basal infusion，CBI）存在争议，支持者认为使用 CBI 是为了维持阿片类药物的治疗血浆浓度，而且睡眠期间无法使用 PCA，单纯接受 PCA 的患儿可能会因痛醒需要更多剂量才能重新缓解疼痛。减少夜间疼痛觉醒，改善夜间睡眠质量，减少阿片类药物消耗，被认为是 CBI 的有利原因。反对者认为 CBI 持续输注可能导致药物蓄积尤其对镇静过度的儿童更是如此。一项针对腹部手术术后镇痛的研究表明，与单纯接受 PCA 治疗的患儿相比，PCA 联合 CBI 组儿童满意度更高，疼痛评分相似但改善了睡眠质量，两组均未出现呼吸抑制或过度镇静等不良事件。

护士或家长控制镇痛（nurse/caregiver-controlled analgesia，NCA）是指对于年幼或有认知障碍而不能自行有效使用 PCA 的患儿，可以由床边的护士或监护人帮助实施控制镇痛。有研究显示 NCA 可以取得满意的镇痛效果，不良反应的发生率并没有显著增加。通过明确的制度和流程，对临床医生和监护人给予充分的教育，以及合理化用药和缜密的监测，可以降低 NCA 和 PCA 的不良事件发生率。

（二）PCA 药物的选择

吗啡是 PCA 最常用的阿片类药物，吗啡的有效镇痛血药浓度为 12 ng/ml，输注速度为 10 ~ 30 μg/（kg·h）时相对应的血药浓度为 10 ~ 22 ng/ml，呼吸抑制的发生率在 2%（$PaCO_2$ > 50 mmHg）。小于 18 个月的婴幼儿血药浓度 > 20 ng/ml，呼吸抑制的发生率大约为 70%（$PaCO_2$ > 55 mmHg）。早产儿和新生儿吗啡的清除率和蛋白结合均减少，半衰期延长，新生儿以 5 μg/（kg·h）的输注速度可以达到 10 ng/ml 的血药浓度，而 1 ~ 3 岁幼儿要达到相同血药浓度需要 16 μg/（kg·h）的输注速度。

芬太尼镇痛效价是吗啡的 80 ~ 100 倍，而且起效迅速是儿童治疗重度疼痛的理想药物，芬太尼由肝脏代谢为无活性的代谢物并通过肾脏排出体外。虽然它的消除半衰期明显低于吗啡，但随着组织储存增加，输注期间半衰期呈指数增长。与吗啡一样，新生儿芬太尼的消除半衰期几乎是成人的两倍，与大年龄婴儿相比蓄积的风险更大。肝血流量的减少会进一步降低芬太尼的结合率。芬太尼可以引起胸壁僵硬，尽管胸壁僵硬通常发生在快速推注大剂量芬太尼之后，但婴儿在低剂量连续输注芬太尼后亦有报道。据报道，9% 的早产儿和足月新生儿在围术期或术后接受平均 4.9 μg/kg 芬太尼，可在 2 ~ 3 min 内出现胸壁僵直。婴儿和儿童持续输注芬太尼会产生耐受，维持理想镇痛效果需要不断增加剂量。研究发现输注芬太尼停药后出现戒断症状的时间比其他阿片类药物早而且频率更高。总量 1.5 mg/kg 持续输注超过 5 天，戒断症状的发生率超过 50%；总量 2.5 mg/kg 持续输注超过 9 天，戒断症状的发生率为 100%。因此需要 5 天或更长时间的输注芬太尼镇痛的患儿应缓慢减量（每 12 小时减量 10%）或改为其他静脉或口服阿片类药物。

PCA 常用推荐剂量见表 17-9。

表 17-9　PCA 常用推荐剂量

药物	负荷剂量（μg/kg）	单次冲击剂量（μg/kg）	锁定时间（min）	持续背景剂量［μg/（kg·h）］
吗啡	50	10	8 ~ 15	0 ~ 20
芬太尼	0.5	0.1 ~ 0.2	5 ~ 15	0.2 ~ 0.5
舒芬太尼	0.05	0.01 ~ 0.02	5 ~ 15	0.02 ~ 0.05

五、区域神经阻滞和镇痛

区域神经阻滞（regional blockade）是一种有效的术后镇痛方法，方法简便确切，一般不影响呼吸，可以减少阿片类药物的用量，尤其是对不能耐受较大剂量阿片类药物的儿童可以提供很好的镇痛作用，包括新生儿和早产儿的疼痛治疗。

区域阻滞的绝对禁忌证相对较少。如脊柱发育不良、骶骨发育异常等解剖结构异常；对有败血症的患儿不建议进行骶管或硬膜外置管镇痛，以免引起硬膜外腔感染；应避免在有感染的区域内进行神经阻滞；凝血功能障碍和血小板减少症是区域阻滞的禁忌证，但轻度异常患儿经治疗后仍可考虑选择区域阻滞镇痛。

小儿常用外周神经阻滞方法很多，根据手术需要决定阻滞的部位和方式。超声引导下可使神经丛和周围神经更容易被识别，从而提高阻滞效果并减少局麻药用量。下腹部和下肢的神经阻滞可以替代骶管阻滞完成术后镇痛，而且镇痛部位仅限于手术部位，镇痛持续时间长，是骶管阻滞的2倍，不存在尿潴留和运动阻滞等不良反应。长效局部麻醉药如布比卡因或罗哌卡因是最常用的局部麻醉药物。与布比卡因相比，罗哌卡因和左旋布比卡因具有相对较长的作用时间和对运动神经阻滞弱的双重优点。临床为增加镇痛作用时间，通常将肾上腺素（1:200 000）加入到布比卡因中使用，但是当进行手指和阴茎神经阻滞时，由于血管收缩可能引起缺血，局麻药内不应加肾上腺素。有文献报道，0.197%罗哌卡因中加入0.3 μg/kg右美托咪定可以使髂腹下和髂腹股沟神经阻滞的镇痛时间延长88%。

随着超声技术对神经的精确定位，越来越多的医师选择置管技术进行外周神经阻滞镇痛，外周神经置管持续镇痛效果好而且比较安全。在给予初始剂量后，可用0.125%布比卡因或0.2%罗哌卡因以0.1~0.2 ml/（kg·h）的速度输注。置管连续神经阻滞潜在并发症包括感染和神经损伤，但发生率较低。外周神经阻滞常用药物及剂量见表17-10。

表17-10　外周神经阻滞常用药物及剂量

药物	常用浓度（%）	常用剂量（ml/kg）	最大剂量（mg/kg）	起效时间（min）	作用维持时间(h)
利多卡因	0.5~1	0.1~1	7	5~15	0.75~2
布比卡因	0.125~0.25	0.1~1	2.5	15~30	2.5~6
左旋布比卡因	0.125~0.25	0.1~1	2.5	15~30	2.6~6
罗哌卡因	0.2~0.25	0.1~1	3	5~12	2.5~4

1.骶管阻滞镇痛

骶管阻滞是儿科麻醉区域阻滞中最常用的技术。操作简便，起效快，安全可靠。适用于下肢和下腹部镇痛。根据临床需要选择单次阻滞或导管连续阻滞。为克服单次骶管阻滞时间短等缺点，有报道通过骶管穿刺将导管置入硬膜外腔进行持续镇痛，并取得良好效果。其优点是定位和穿刺技术简单，缺点是导管末端易打折或扭曲，定位需 X 线检查，年长儿行高位置管困难，另外穿刺点接近肛门有细菌污染的可能。常用骶管用药方案见**表 17–11**。骶管阻滞平面的高低与局麻药容量有很大的关系，见**表 17–12**。

表 17–11　常用骶管用药方案

药物	单次用药	连续输注	最大剂量
布比卡因	0.125% ~ 0.175%，0.5 ~ 1 ml/kg	0.2 ~ 0.4 ml/(kg·h)	2.5 mg
左旋布比卡因	0.125% ~ 0.175%，0.5 ~ 1 ml/kg	0.2 ~ 0.4 ml/(kg·h)	2.5 mg
罗哌卡因	0.2%，1 ml/kg	0.2 mg/(kg·h)	3 mg

表 17–12　局麻药容量与骶管阻滞平面的关系

药物容量(ml/kg)	感觉神经平面	手术区域
0.5	骶神经根	包皮环切、下肢手术
1.0	$L_1 \sim T_{10}$	疝气修补术
1.0 ~ 1.25	$T_{10} \sim T_8$	睾丸下降固定术
1.25 ~ 1.5	$T_8 \sim T_6$（婴幼儿）	输尿管再植术

另外，为增加单次骶管阻滞镇痛时间，临床常利用辅助药物延长镇痛时间。

（1）肾上腺素：可以减慢局麻药吸收，增加镇痛时间。肾上腺素（1∶200 000）通常与利多卡因或布比卡因合用。与 0.125% 或 0.25% 罗哌卡因混用时明显增加其镇痛时间，与 0.5% 或 0.75% 罗哌卡因合用时没有效果。

（2）阿片类药物：椎管内单次注射吗啡可以提供较长的镇痛时间，单次剂量 0.03 ~ 0.05 mg/kg，连续输注剂量 0.005 mg/(kg·h)，如出现嗜睡或呼吸变浅，应停止输注。2 µg/kg 芬太尼与 0.25% 布比卡因合用可以延长镇痛时间，连续输注剂量为 0.1% 布比卡因或罗哌卡因含芬太尼 2 ~ 3 µg/ml，输注速度 0.2 ~ 0.4 ml/(kg·h)，椎管内给药的常见并发症包括皮肤瘙痒、尿潴留、恶心、呕吐、过度镇静和呼吸抑制。椎管内仅可使用无防腐剂的阿片类药物，因为含防腐剂的溶液可能会导致中枢神经损伤。

（3）氯胺酮：氯胺酮能增加布比卡因骶管阻滞镇痛时效，无严重不良反应发生。常用剂量 0.25 ~ 0.5 mg/kg，但必须使用无防腐剂的氯胺酮。

（4）可乐定：增加布比卡因和罗哌卡因骶管阻滞镇痛时间，与阿片类药物相比，恶心、瘙痒和尿潴留发生率低，剂量超过 1 µg/kg 时术后嗜睡或呼吸抑制发生率增加，尤其是新生儿，婴儿可乐定的清除率约为年龄较大儿童的三分之一。为减少呼吸抑制的风险，有学者建议可乐定剂量不超过 1 µg/kg。也有文章建议可乐定骶管注射不要用于小于 1 岁或体重低于 10 kg 的小儿。

（5）曲马多：局麻药中加入 2 mg/kg 曲马多可以延长疼痛时间，但也有学者认为镇痛是通过硬膜外静脉丛吸收作用于全身的结果。

（6）新斯的明：局麻药中加入 2 µg/kg 新斯的明可以明显延长镇痛时间，改善术后疼痛评分，其机制可能与抑制脊髓背角乙酰胆碱的分解或与阿片类受体有关。

（7）右旋美托咪定：α_2-肾上腺素能受体激动剂，与布比卡因或罗哌卡因合用于骶管阻滞可以增加镇痛时效，推荐剂量 0.5~1 μg/kg，使用后镇静程度加深，应加强监测。

2.硬膜外阻滞镇痛

小儿硬膜外单次药物注射和留置导管持续镇痛效果确切，适用于胸部、腹部和下肢手术术后重度疼痛治疗。硬膜外镇痛的药物和剂量取决于手术类型和部位、硬膜外导管尖端的位置以及患儿年龄和一般状况等相关因素。

理想的硬膜外导管尖端的位置是阻滞平面位于或稍高于手术切口区域。药物剂量按体重计算，所需填充硬膜外腔的溶液量随年龄增加而下降，因此年长儿所需容量比婴幼儿少。新生儿由于蛋白质结合率低等原因导致局麻药中毒的风险增加，有学者建议新生儿布比卡因输注的最大量为 0.2 mg/(kg·h)，输注时间不超过 48 h。硬膜外腔腰部比胸部宽，导管位于胸部时其输注剂量和速度要相应减少。

硬膜外单纯使用局麻药也可以达到良好的镇痛效果，但会引起低血压、尿潴留和运动神经阻滞等交感神经阻滞症状。应用低浓度局麻药复合低浓度阿片类药物，可以发挥两种药物的协同效应，减少局麻药和阿片类药物所引起的不良反应。临床常将 0.062 5%~0.125% 布比卡因或罗哌卡因复合 2 μg/ml 芬太尼，输注速度 0.2~0.4 ml/(kg·h)，芬太尼输注速度不超过 1 μg /(kg·h)。吗啡也常用于硬膜外镇痛，单次最大剂量为 0.03~0.5 mg/kg，根据需要 6~12 h 可以重复使用，或采用 5 μg /(kg·h)持续输注。对于早产儿、慢性呼吸衰竭儿童以及患有阻塞性睡眠呼吸暂停综合征的儿童应谨慎使用或减少硬膜外阿片类药物的剂量。

儿童自控硬膜外镇痛（patient controlled epidural analgesia，PCEA）通常采用在持续注药的基础上按需追加镇痛药物。采用这种模式，持续输注量通常提供绝大多数的镇痛作用，临床上绝大多数硬膜外留置导管术后镇痛都是在实施硬膜外阻滞后进行的，手术期间阻滞效果好术后都能取得满意的镇痛效果，而且 PCEA 首次剂量可以不用或少用，对于术后实施硬膜外置管镇痛的患儿需要给予首次剂量局麻药量。0.5~1 ml/kg 0.25% 布比卡因或 0.2%~0.25% 罗哌卡因以及 1% 利多卡因，利多卡因总量不超过 5 mg/kg，布比卡因和罗哌卡因不超过 2.5 mg/kg。PCEA 的锁定时间一般为 15~30 min。PCEA 常用推荐剂量见表 **17-13**。

阿片类药物应用于硬膜外镇痛也会引起呼吸抑制、恶心、呕吐、皮肤瘙痒及尿潴留等不良反应，应加强监测，处理方法参照表 **17-8**。

表 17-13　PCEA 常用推荐剂量

药物	剂量范围	浓度	持续剂量
局麻药			
布比卡因	0.2~0.4 mg/(kg·h)	0.0625%~0.1%	0.2~0.4 ml/h
左旋布比卡因	0.2~0.5 mg/(kg·h)	0.0625%~0.1%	0.2~0.4 ml/h
罗哌卡因	0.2~0.5 mg/(kg·h)	0.0625%~1.2%	0.2~0.4 ml/h
阿片类药物			

药物	剂量范围	浓度	持续剂量
吗啡	1～5 μg/(kg·h)		
芬太尼	0.3～1 μg/(kg·h)		
辅助药物			
可乐定	0.1～0.5 μg/(kg·h)		

六、多模式镇痛

疼痛是伤害性刺激通过周围神经系统经由脊髓传递到大脑皮质而产生的一种复杂现象，受情绪、环境、行为和之前的经历等多种因素影响。鉴于疼痛机制的复杂性，采用单一模式镇痛常不能达到理想效果。多模式镇痛（multimodal analgesia，MMA）是指针对疼痛传递路径上的不同部位，联合应用不同作用机制的镇痛药物或镇痛方法，发挥药物协同作用，减少不良反应，其中包括非药物治疗方法。

对于外周水平镇痛可以使用局部麻醉药、周围神经阻滞、非甾体类抗炎药、抗组胺药或阿片类药物；在脊髓水平，可以使用局部麻醉药、阿片类药物、α₂ 受体激动剂、NMDA 受体拮抗剂；对皮质水平可以使用阿片类药物、α₂ 受体激动剂以及抗惊厥药物等，见图 17-2。目前临床

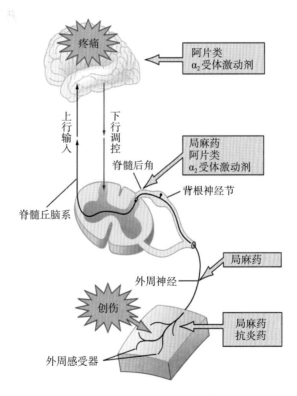

图 17-2　疼痛传导通路及多模式镇痛图示

已有报道联合应用神经阻滞 +PCA 以及口服布洛芬 + 切口持续冰敷 +NCA 等多模式镇痛方法，都取得了不错的效果。

术后疼痛治疗策略应该作为麻醉前计划的重要组成部分，选择镇痛方案需要考虑科手术的范围和要求、患儿的年龄和认知能力、既往治疗史、一般状况和是否有并发症等。充分做好术前沟通工作，包括同患儿监护人介绍镇痛方案、PCA 的使用方法以及注意事项等，做好术后随访和疼痛评估工作以及镇痛的护理工作。

（朱昌娥　童易如）

第五节　小儿慢性疼痛治疗

慢性疼痛是指持续或反复存在的疼痛，小儿慢性疼痛通常定义为持续至少 3 个月或 3 个月内发作至少 3 次的疼痛。慢性疼痛可以发生在局部，也可涉及多个部位，多发于学龄期，发病率女孩多于男孩。不同于急性疼痛通常有明确的病因，慢性疼痛可能由疾病、外伤或手术引起，或是慢性疾病的一部分，也可能无明显病因。慢性疼痛常严重影响小儿的生活和学习。

一、小儿常见的慢性疼痛

（一）头疼

头痛可以分为原发性和继发性头痛。原发性头痛包括偏头痛、紧张型头痛、丛集性头痛、癫痫和三叉神经痛。继发性头痛包括头颈部外伤、肌肉痉挛、脑血管疾病、内分泌紊乱、精神疾病、感染以及眼、耳、鼻、牙齿或口腔疾病所致的头痛。

偏头痛（特别是无先兆偏头痛）和紧张型头痛是小儿最常见的头痛类型。偏头痛的发病率为 2.7%～10%。4～7 岁儿童中男孩发病率高于女孩，7～11 岁男女发病率相同，11 岁以后女孩发病率是男孩的 3 倍。偏头痛和紧张型头痛与遗传因素有关，50%～77% 的偏头痛患者有家族史，尤其是在母亲家族。

治疗偏头痛和紧张型头痛首先要终止急性头痛，对于每月发作超过 2 次、发作严重以及对药物治疗不敏感的患儿采用预防性治疗。

（二）慢性腹痛

胃肠功能紊乱之前称作反复性腹痛，其发病率为 10%～15%，发病年龄以 5～15 岁多见，女孩略高于男孩，其原因可能为肠道神经系统和中枢神经系统之间的异常作用。

胃肠功能紊乱的治疗包括药物治疗、心理干预和健康教育，常需要持续治疗。有采取三环类抗抑郁药如阿米替林、去甲替林和多塞平以及抗惊厥药治疗胃肠功能紊乱相关疼痛的报道；抗酸药、抗痉挛药、平滑肌松弛药、泻药和止泻剂可用于对症治疗；中医中药治疗胃肠功能紊乱也有一定的疗效。

（三）肌肉骨骼疼痛

慢性肌肉骨骼疼痛包括青少年纤维肌痛症、生长痛、背痛等。青少年纤维肌痛症临床表现为肌肉骨骼系统多处疼痛与发僵，并在多个部位有压痛点。多发于女性，伴睡眠障碍、发僵和易于疲乏。治疗包括药物治疗和康复治疗，成人应用三环类抗抑郁药有一定疗效。生长痛主要表现为反复发作的双侧非关节下肢疼痛，常在夜间出现，肢体活动不受限。慢性背痛在小儿发病率并不高，但常对青少年的学习和生活造成影响。心理因素、长期反复的体育运动和缺少运动的生活方式是发生慢性背痛的危险因素。

（四）复杂性局部痛综合征

复杂性局部痛综合征（complex regional pain syndrome，CRPS）分为反射性交感神经萎缩症和灼性神经痛两型，即 CRPS Ⅰ型和 CRPS Ⅱ型，Ⅰ型无明确神经损伤，Ⅱ型有明确的神经损伤。小儿 CRPS 多发于下肢，常发生于小的损伤或创伤之后，疼痛持续且与创伤程度不相符。

CRPS 患儿通常伴随异常性疼痛或痛觉过敏，普遍存在自主神经功能紊乱症状，表现为血管收缩，产生皮肤苍白、发绀和发凉，或者是血管舒张，导致肢端发热、红斑，并常见明显的水肿和出汗异常（多汗或少汗）；常有运动障碍的特征，如震颤、肌张力障碍和虚弱，有时会丧失关节活动能力；指甲和头发的生长速度也会受到影响。

CRPS 的治疗目标是功能恢复，主要方法是物理治疗、心理治疗和药物治疗相结合，非甾体类抗炎药和阿片类药物主要用于短时间镇痛。对于局限的肢体 CRPS，可以用局麻药和辅助药物如可乐定、氯胺酮或酮咯酸等进行局部阻滞，也可以放置外周神经导管或椎旁神经导管进行持续阻滞。治疗后大多数患儿预后良好。

二、小儿慢性疼痛的诊断

诊断是治疗的前提，治疗效果取决于诊断的正确与否。通过详细了解病史，认真细致的体格检查以及相关的实验室和影像学检查，为明确诊断提供依据。

（一）详细询问病史

多数慢性非肿瘤性疼痛发生在青少年，他们已经能够较清楚地讲述有关病史，对于这个年龄的患儿要了解详细的病史首先要取得他们的信任，并尊重患儿的隐私，同时结合家长对病情的描述，做出正确判断。

慢性疼痛需要了解的病史包括：部位、持续时间、程度、性质、起病急缓、疼痛的演变及影响因素、疼痛的伴随症状、既往对疼痛的诊断治疗过程和结果以及是否有家族史。对疼痛程度的判断可以利用 0~10 的数字，数值越大代表越痛，根据患儿的描述来判断疼痛的程度；疼痛的性质有灼痛、锐痛、钝痛、酸痛、跳痛和刺痛等，了解疼痛性质可以帮助我们判断疼痛的组织来源，灼痛和刺痛可能由神经病变引起，跳痛多与血管有关。

（二）体格检查

包括患儿的表情、体位、姿势等一般状况，疼痛部位的查体以及相关运动功能和神经功能检查。

（三）实验室检查

有目的、系统地选择检验项目，如怀疑风湿病的患儿应检查抗溶血性链球菌 O、类风湿因子、C-反应蛋白、血沉和抗核抗体等。

（四）影像学检查

根据需要选择 X 线平片、CT 或 MRI 等检查。

三、小儿慢性疼痛的治疗

慢性疼痛的病因有时比较复杂，因此采用单一镇痛方式很难取得较好的疗效，多模式、多学科镇痛是治疗小儿慢性疼痛的理想方法。

（一）物理治疗

物理治疗是治疗慢性疼痛重要组成部分，疼痛会造成肌张力下降并影响机体功能，合理的物理治疗可以缓解疼痛、改善机体的适应能力、提高其他治疗方法的疗效。小儿常用的物理治疗方法包括：功能锻炼、水疗、热疗、按摩以及经皮电神经刺激等。

（二）心理治疗

疼痛不仅仅是一种物理现象，情绪、家庭和社会环境因素都会影响疼痛的感知和程度，焦虑、抑郁、环境压力以及家庭功能缺失等都会加重疼痛，合理的心理治疗有助于缓解减轻疼痛。心理疗法包括行为疗法、心理动力学疗法、支持疗法、暗示疗法和放松疗法等。

（三）中医中药治疗

针灸几乎可以治疗各种疼痛，治痛常用穴位有足三里、中脘、内关、公孙、脾俞、胃俞、合谷、曲池等。中医中药的贴药、敷药疗法和推拿等治疗方法，对疼痛的治疗都有明显的效果。

（四）药物治疗

治疗慢性疼痛的药物包括：非阿片类镇痛药（NSAIDs、对乙酰氨基酚）、阿片类镇痛药、抗惊厥药、抗抑郁药、骨骼肌松弛药、局麻药、NMDA 受体拮抗剂、α_2 受体激动剂和皮质类固醇激素等。药物干预小儿慢性疼痛虽然对有些疾病有一定疗效，但多数用药方式来源于成人治疗慢性疼痛的治疗经验，对小儿慢性疼痛治疗仍缺乏有效的临床研究。

（朱昌娥　童易如）

参考文献

[1] LEE SJ, RALSTON HJ, DREY EA, et al. Fetal pain: a systematic multidisciplinary review of the evidence [J]. JAMA, 2005, 294(8): 947-954.

[2] SIMONS SH, TIBBOEL D. Pain perception development and maturation[J]. Semin Fetal Neonatal Med, 2006, 11(4): 227-231.

[3] DRENDEL AL, KELLY BT, Ali S. Pain assessment for children: overcoming challenges and optimizing care[J]. Pediatr Emerg Care, 2011, 27(8): 773-781.

[4] VERGHESE ST, HANNALLAH RS. Acute pain management in children[J]. J Pain Res, 2010, 3: 105–123.

[5] TOBIAS, JOSEPH D. MD. Tobias. Acute pain management in infants, children and adolescents[J]. ASA Refresher Courses in Anesthesiology, 2010, 38(1): 97-105.

[6] JÖHR M. Regional anaesthesia in neonates, infants and children: an educational review[J]. Eur J Anaesthesiol, 2015, 32(5): 289-297.

[7] LUNDBLAD M, LÖNNQVIST PA. Adjunct analgesic drugs to local anaesthetics for neuroaxial blocks in children[J]. Curr Opin Anaesth, 2016, 29(5): 626-631.

[8] BIRMINGHAM PK, SURESH S, AMBROSY A, et al. Parent-assisted or nurse-assisted epidural analgesia: is this feasible in pediatric patients[J]. Paediatr Anaesth, 2009, 19(11): 1084-1089.

[9] KEHLET H, DAHL JB. The value of "multimodal" or "balanced analgesia" in postoperative pain treatment [J]. Anesth Analg, 1993, 77(5): 1049.

[10] VITTINGHOFF M, LÖNNQVIST PA, MOSSETTI V, et al. Postoperative pain management in children: Guidance from the pain committee of the European Society for Paediatric Anaesthesiology (ESPA Pain Management Ladder Initiative) [J]. Paediatr Anaesth, 2018, 28(6): 493-506.

名词索引

Y

Z